重症小児患者ケアガイドブック

- ●監修　道又元裕　杏林大学医学部付属病院 看護部 部長
- ●編集　三浦規雅　東京都立小児総合医療センター PICU

総合医学社

執筆者一覧

●監　修
道又　元裕　　杏林大学医学部付属病院 看護部長

●編　集
三浦　規雅　　東京都立小児総合医療センター/集中ケア認定看護師

●執　筆（執筆順）
新井　朋子　　東京都立小児総合医療センター/クリティカルケア認定看護師
三浦　規雅　　東京都立小児総合医療センター/集中ケア認定看護師
藤原　健太　　兵庫県立こども病院/小児救急看護認定看護師
辻尾有利子　　京都府立医科大学附属病院/急性・重症患者看護専門看護師
濵田　米紀　　兵庫県立こども病院/小児看護専門看護師
末吉　康子　　東京都立小児総合医療センター/皮膚・排泄ケア認定看護師
御代川滋子　　東京都立小児総合医療センター/感染管理認定看護師
坂本佳津子　　兵庫県立こども病院/集中ケア認定看護師
平塚　未来　　国立成育医療研究センター/副看護師長
原口　昌宏　　東京医療保健大学　東が丘看護学部/大学院看護学研究科/講師
中谷　扶美　　兵庫県立こども病院/小児看護専門看護師
池辺　諒　　　大阪母子医療センター/救急看護認定看護師

はじめに

　わが国の重症小児患者の治療・ケアを集中的・専門的に提供する小児集中治療室（Pediatric Intensive Care Unit，以下PICU）の設置は僅かながら漸増傾向にあるものの，いまだ施設数，機能面において極めて不十分であり，発展途上の状態といえます．いずれにせよ，その現実は，多くの小児の急性・重症患者は，全国の general ICU や救命センター ICU，はたまた HCU などの場で，非恒常的（散発的）に入院・加療を受けている場合が少なくありません．そこで日々奮闘する看護師の方々は，散発的に遭遇する小児の急性・重症患者とその看護ケアに関して，自らが有する知識と経験に関してやや不安を感じながら実践していることを耳にします．しかし，それは求められる理想に対して仮に不足があったとしても，今ある技量を最大限に発揮しながら実践を提供していることも述べておきたいと思います．

　これまでのそう遠くない昔の歴史を振り返ってみると，この不安を少しでも少なくするかもしれない小児の急性期にある重症患者の看護ケアを対象とした看護専門書の存在は散見される程度であり，また，その後の follow-up の目的で up-to-date されたものがとても少ないのが実感です．そのためか，かねてより日々の臨床実践に活用できる時勢にマッチした新しい急性期にある重症小児患者の看護ケアの専門書が多くの方々から要望がありました．

　そこで，PICU のみならず，散発的に重症小児患者を看護ケアする成人中心の ICU でも看護ケアの指針として活用できる根拠と実践的な内容を具体的に示した指南書刊行の企画にとりかかりました．企画，執筆者の采配に際しては集中ケア認定看護師であり，重症小児患者看護のスペシャリストである三浦規雅氏に全面的に協力頂きました．この場をお借りして心より感謝申し上げます．

　重症小児患者看護に精通した方々によって綴られた本書の主な構成は，「重症小児患者の受け入れ」「重症小児患者のフィジカルアセスメントとケア」「重症小児患者の基本的な管理とケア」「小児集中治療室で行われる特殊な治療とケア」

についての根拠と実践的な看護ケアが学べるように組み立てています．

　成人看護とは異なる小児看護の中の**特に急性期にある重症小児患者の看護ケアに焦点をあてて刊行した本書**が多くの看護師の方々に少しでも役立って頂けたらとても嬉しく思います．是非ともご賞味ください．

2018 年 10 月

道又　元裕

目　次

第 1 章　重症小児患者の受け入れ … 1

1. 重症小児患者の入室前に得るべき情報 （新井朋子） … 2
情報収集（SAMPLE）／成長発達段階／予防接種歴，感染症接触歴／家族歴，家族背景／入院前自立度評価

2. 重症小児患者の入室時評価 （三浦規雅） … 7
入室時の全身状態の把握／観察するポイントと迅速に介入するべきポイント

3. 小児の蘇生 （藤原健太） … 9
小児・乳児の定義／小児の心停止の特徴と小児の一次救命処置（pediatric basic life support：PBLS）／PBLSの手順と注意点／PALS（小児二次救命処置）／頻拍への緊急対応／徐脈への緊急対応／緊急処置：気道確保／緊急処置：骨髄針／緊急処置：電気的除細動とカルディオバージョン／気管挿管の介助方法／ECPR

第 2 章　重症小児患者のフィジカルアセスメントとケア … 33

1. 重症小児患者の呼吸評価とケア （辻尾有利子） … 34
小児の呼吸評価／小児の呼吸障害の種類とケア／呼吸障害のある子どもへのケア

2. 重症小児患者の循環評価とケア （三浦規雅） … 52
小児の循環評価／小児の循環障害の種類とケア

3. 重症小児患者の脳神経系の評価とケア （三浦規雅） … 74
小児の脳神経系の評価／小児の脳神経障害の種類とケア

4. 重症小児患者の消化器系の評価とケア （新井朋子） … 85
小児の消化管の特徴／消化器系のフィジカルアセスメント／消化器系の客観的指標のアセスメント／消化管の機能と障害／重症小児患者の消化器系の特徴／主に使用される薬剤／消化器系の障害とケア

第3章　重症小児患者の基本的な管理とケア……………………97

1. 小児の集中治療管理に必要な基本的ケア……………………………98
①安全確保（濱田米紀）…………………………………………98
重症小児患者のおかれている状況／重症小児患者の安全確保に関するケア

②皮膚障害予防とケア（末吉康子）………………………………104
褥瘡のリスクアセスメント／予防措置と観察／皮膚保護剤の種類と使い方／おむつかぶれ（おむつ皮膚炎）への対応／点滴漏れへの対応

③感染管理（御代川滋子）………………………………………113
標準予防策／経路別予防策／小児の免疫応答の特徴／入室前の感染性疾患の曝露歴の聴取と対応／デバイス関連感染対策／PICU等における院内感染対策

④栄養管理（新井朋子）…………………………………………119
小児集中治療室での栄養投与／重症小児患者の栄養の評価／重症小児患者の栄養投与／経腸栄養，経静脈栄養の管理方法／重症小児患者の生体反応と栄養管理／経腸栄養に用いられる，母乳，ミルク，経腸栄養剤／母乳，ミルク，経腸栄養剤の取り扱い方／経静脈栄養に用いられる製剤／経管栄養から経口摂取への移行

⑤体温管理（辻尾有利子）………………………………………137
小児の体温調節の特徴と評価方法／低体温への反応と保温方法／高体温への反応と冷却方法

⑥鎮痛・鎮静・せん妄（坂本佳津子）……………………………145
集中治療を受ける子どもへの鎮痛・鎮静の目的／鎮痛管理／鎮静管理／小児のせん妄

⑦体位とリハビリテーション（平塚未来）………………………163
ICU-AWとは／小児ICUでのリハビリテーションの実際

2. 小児の人工呼吸管理（三浦規雅）……………………………………172
侵襲的陽圧換気療法／気道の管理／人工呼吸管理／非侵襲的陽圧換気療法

3. 特殊なモニタリング……………………………………………………198

①頭蓋内圧（ICP）モニタリングとケアへの活用（三浦規雅）……………198
ICPモニタリングの意義と適応／ICPモニタリングの実際／ICPモニタリングの評価／ICPモニタリングのケアへの活用
②持続脳波モニタリングとケアへの活用（原口昌宏）……………………202
持続脳波モニタリングの適応／持続脳波モニタリングの実際／持続脳波モニタリングの評価／持続脳波モニタリングのケアへの活用
③腹腔内圧（IAP）モニタリングとケアへの活用（三浦規雅）……………210
IAPモニタリングの意義と適応／IAPモニタリングの実際／IAPモニタリングの評価／IAPモニタリングのケアへの活用

4. 重症小児患者とその家族へのケア……………………………………216
①子どもの成長発達と支援（中谷扶美）……………………………………216
子どもの成長発達と支援／重症小児患者の成長発達と支援
②家族ケア（原口昌宏）………………………………………………………224
重症小児患者の家族のニード／家族システム論と実際
③児童虐待問題（原口昌宏）…………………………………………………228
児童虐待のスクリーニング／児童虐待への対応／児童虐待を受けた被害児への対応／児童虐待を行った家族への対応
④終末期ケア（坂本佳津子）…………………………………………………236
終末期の迎え方／小児の脳死判定基準／終末期患者・家族へのケア／小児のエンゼルケア／きょうだい支援

第4章　小児集中治療室で行われる特殊な治療とケア………247

1. 低体温療法（三浦規雅）……………………………………………………248
低体温療法の目的と適応／低体温療法の実際／低体温療法中および復温時の観察とケア

2. 体外式ペースメーカ（坂本佳津子）………………………………………252
体外式ペースメーカの意義／ペースメーカの種類と適応／ペースメーカの機能とモード／体外式ペースメーカ装着中の看護のポイント

3. NO吸入療法（池辺 諒）···259
   NO吸入療法の目的／NO吸入療法の適応／NO吸入療法のメカニズム／NO吸入療法中の観察点／NO吸入における看護上の注意点

4. 高頻度振動換気（HFOV）（新井朋子）·······································264
   HFOVの目的／HFOVの適応／HFOVのメカニズム／HFOVのガス交換の機序／患者の観察ポイント／看護上の注意点

5. 急性血液浄化療法（三浦規雅）··270
   急性血液浄化の仕組みと種類／急性血液浄化療法の適応／バスキュラーアクセスとカテーテル／回路・機器の観察とモニタリング／患者観察とケア

6. ECMO（三浦規雅）···279
   回路の基本構成／ECMOの適応／VA ECMOとVV ECMO／ローラーポンプと遠心ポンプ／ECMO回路・機器の観察とモニタリング／患者観察とケア／ウィーニングと離脱

索 引···287

カバーイラスト：Nadiinko, kotikoti, ankomando, Yulia M/Shutterstock.com
本文イラスト：日本グラフィックス

●謹告：本書の記載事項に関しましては，出版にあたる時点において最新の情報に基づくよう，監修者，編集者，執筆者ならびに出版社では最善の努力を払っておりますが，医学・医療の進歩により，治療法，医薬品，検査など本書の発行後に変更された場合，それに伴う不測の事故に対して，監修者，編集者，執筆者ならびに出版社はその責任を負いかねますのでご了承ください。また，検査の基準値は測定法などにより異なることもありますので，各施設での数値をご確認ください。

第1章
重症小児患者の受け入れ

1. 重症小児患者の入室前に得るべき情報
2. 重症小児患者の入室時評価
3. 小児の蘇生

第1章　重症小児患者の受け入れ

1. 重症小児患者の入室前に得るべき情報

ここをおさえよう！
- ☑ 重症小児患者は状態変化が急激であるため，短時間で効率的な情報収集が必要である．
- ☑ 入室前の小児の成長発達の情報を得ることは，疾病や治療による合併症の発見や回復の目標の指標にもなる．

1　情報収集（SAMPLE）

- 入室前の小児の必要な情報を収集し，問題をできるだけ的確に捉えケアに活かす必要があります．
- また，重症小児患者は状態の変化が急速であり，適切な治療やケアを行うために迅速で効率的に情報を収集します．そこで，焦点をしぼった病歴を収集するため以下のSAMPLE（表1）に沿って聴取します．

表1　SAMPLE

項　目	内　容
Signs and Symptoms（症状）	・どのような症状が ・いつから ・どのくらいの時間続いているのか ・今も続いているのか ・持続的か間欠的か ・痛みはあるのか，部位，程度（スケールで評価） ・以前も同じようなことがあったか
Allergies（アレルギー）	・薬剤 ・食べ物 ・環境因子（花粉，ハウスダスト） ・製品（ラテックスなど）に関する病歴はないか
Medications（薬剤）	・現在服用している薬剤（医療機関からの処方，市販薬） ・薬剤名，投与量，投与経路，回数，服用目的 ・最後に服用した量と時間
Past medical history（既往歴）	・今回の主訴で他の医療機関に受診しているか ・今までに罹患した疾患，現在も治療中かどうか ・入院歴，手術歴はあるか，先天性の疾患など ・出生時病歴（未熟児，呼吸サポートを要したなど） ・予防接種歴
Last meal（最後の食事）	・最後の経口摂取の時間，内容，量 ・乳児の場合，母乳か人工乳 ・哺乳状況に変化はあったか
Event（受診理由）	・いつから始まったのか ・受傷機転 ・今回のことに対して家族が行った介入の有無

（宮坂勝之：日本版PALSスタディガイド改訂版．エルゼビア・ジャパン，p53, 2013より改変）

2 成長発達段階

- 小児の成長発達に個人差があり，薬剤投与量やデバイス選択のためにも入院時の身長・体重計測が必要です．ただし，状態が不安定で体重測定が困難であれば直近の体重を養育者に確認します．
- さらに，重症小児患者は，治療により鎮静薬を投与されることが多く，入院前の精神機能や発達状況を把握することは疾患，治療による影響から脳機能障害の発見の指標となります．
- 発達の目安（表2），言語・社会性の発達の目安（表3）を示します．あくまでも目安であり，個人差があることを理解しておく必要があります．

表2 1歳までの発達の目安

年齢	粗大運動	微細運動
0か月 1か月 2か月	新生児〜1か月：引き起こしに対して，頭部後屈，上肢は伸展か軽度屈曲．体幹を保持しても頭部保持不可． 2か月：引き起こしで頭部を挙上しようとし，肘関節が軽度屈曲．	新生児〜2か月くらい：手は軽く握っている．把握反射あり．
3か月 4か月	両肘で体を支えて胸部が床から持ち上がる．腋窩支持にて両下肢で体重を支える．支え坐位で頭部を垂直位に保持可能となる（首が座る時期）．	物を掴ませると小指側から示指で把握する尺側把握から手掌全体で把握する全体把握に移行．視覚的に捉えたものに手を伸ばす，手を口に入れるなど協調的な運動ができる．
5か月 6か月	両手で支えて頭部垂直位，体幹を伸展させた坐位が可能．徐々に上肢を伸展し，手で前方支持する自力坐位が短時間可能．支えがあれば立位で膝の屈伸が可能．	腹臥位，坐位で片手を出せる．掴んだものを離すことが可能となり，他方への持ち替えができる．母指と他指での橈側把握ができる．
7か月 8か月 9か月	おもちゃや足を手で持ち口に入れられるなどの目―口―上肢の協調的な運動ができる．支持なく坐位が可能．自力で腹臥位から坐位が可能となる．つかまり立ち可能．	前方だけでなく，側方，後方へも手を伸ばす動作と上肢の運動を強調し，物を投げることができる．
10か月 11か月 1歳	四つん這いから膝を伸展し，高這いが可能となる．独り立ちが可能．	

表3 言語・社会性の発達の目安

月齢	言語	社会性
2か月〜	喃語(「あー」「うー」など)	人があやす顔を見て笑ったり、声を出して反応をする
6か月	喃語が盛んになる	進んで人との接触を求めるようになる(「いないいないばあ」などの遊びを喜ぶ)
1歳	「ママ」「パパ」などの1語文	良い、嫌いなど首を振って意思表示する
1歳半	言葉の数が増える	簡単な命令を理解し、行動できるようになる
2歳	「パパかいしゃ」などの2語文	自我意識の芽生え、行動を制限すると言葉で上手に表現できないため、否定的な態度を示す(第1反抗期)

(益守かづき:子どもの形態的,機能的,心理・社会的発達と家族."小児看護学,第4版"筒井真優美 編.日総研出版,p41, 44, 2006より引用)

3 予防接種歴,感染症接触歴

- 重症小児患者が新たな感染症を併発するとさらに状態が悪化し,多臓器障害・不全へ陥り生命の危険に及びます.このため,外部からの飛沫感染,接触感染による病原菌をもち込ませない必要があります.
- 小児の特徴として,セルフケアが獲得できていないため,他者の接触機会が多く,さまざまな病原菌に曝露される機会が多いことが挙げられます.
- 小児が伝染性の感染症に罹患,または発症する可能性がある場合,他児を守るために隔離する必要があります.隔離が必要な主な感染症,症状を示します(表4).このため入室前に感染症の罹患,接触歴,予防接種歴の情報は重要です(表5).予防接種スケジュール表を示します(図1).

表4 隔離が必要となる感染症,症状

接触・飛沫感染	空気感染
インフルエンザ、RSウイルス、ヒトメタニューモウイルス、百日咳、流行性耳下腺炎、アデノウイルス、ノロウイルス、ロタウイルス、クロストリジウム・ディフィシル	麻疹、水痘、結核

表5 入室時の感染に関する情報として聞いておきたいこと

①入院患者の予防接種状況
②新たに入院する患者の予防接種状況と入院前に感染症をもつ人との接触の機会の有無(家族,保育園,学校など)
③面会者の感染症状の有無や感染症に罹患した人との接触の機会の有無など Sick Contact を確認する

4 家族歴,家族背景(表6,図1)

表6 収集すべき家族歴,家族背景

家族歴	家族の遺伝的素因、遺伝疾患の有無、家族の伝染性疾患罹患の有無
家族背景	家族と小児のかかわり、両親の子育ての状況などの療育環境、家族が生活している場所や居住環境、地域とのつながりなど小児の育つ環境

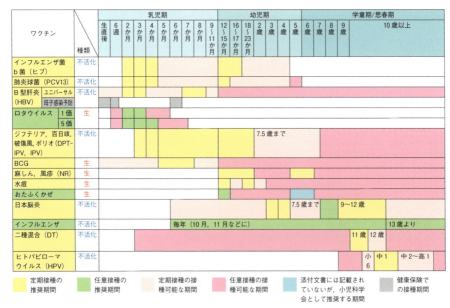

図1 日本小児科学会が推奨する予防接種スケジュール（2016年10月1日版）

（日本小児科学会ホームページより引用）

5 入院前自立度評価

- 入院前の小児の精神機能やADLを把握することで，病状悪化の早期発見となる可能性があり重要な情報です．
- 移動，移動補助，移乗，食事動作，更衣，入浴，排泄状況などの生活動作について，自立できているのか介助が必要なのかなどの情報を収集します．
- また，重症小児患者は，入院前の生活を取り戻すことが目標です．評価指標として，予後評価スケールPCPC（表7），POPC（表8）があり，客観的な指標として共有することができます．

表7 小児の脳の能力に関する分類尺度
（Pediatric Cerebral Performance Category：PCPC）

スコア	分類	説明
1	正常	年齢相応の脳機能，発達的に妥当な就学年齢の小児
2	軽度の障害	年齢相応の学年に就学しているが，年齢に適していない軽度の神経学的欠損の可能性
3	中等度の障害	年齢相応の日常生活を送る活動はできるが，脳機能の低下があり通常の学校には通えず，特別教育教室で授業を受ける
4	重度の障害	脳機能の障害があるため，日常生活を送るのに他人のサポートが必要
5	昏睡または植物状態	無意識，脳の反応がない
6	死亡	

(Fiser DH, et al：Relationship of pediatric overall performance category and pediatric cerebral performance category scores at pediatric intensive care unit discharge with outcome measures collected at hospital discharge and 1- and 6-month follow-up assessments. Crit Care Med 28(7)：2616-2620, 2000 より著者が翻訳して引用)

表8 小児の全体的な能力の分類尺度
(Pediatric Overall Performance Category：POPC)

スコア	分類		説明
1	正常	PCPC1	日常生活を正常に送ることが可能．年齢にふさわしい正常な活動
2	軽度の障害	PCPC2	軽度の身体的制限あるが日常生活を送ることができる
3	中等度の障害	PCPC3	中等度の身体的な障害がある．日常生活は一人で送れているが，競い合う活動に参加できない
4	重度の障害	PCPC4	日常生活を送るために他人のサポートが必要
5	昏睡または植物状態	PCPC5	
6	死亡	PCPC6	

(Fiser DH, et al：Relationship of pediatric overall performance category and pediatric cerebral performance category scores at pediatric intensive care unit discharge with outcome measures collected at hospital discharge and 1- and 6-month follow-up assessments. Crit Care Med 28(7)：2616-2620, 2000 より著者が翻訳して引用)

先輩からのアドバイス

●重症小児患者は，生命を脅かされる状態にあります．病歴だけでなく，生活環境を含め入室前の情報を収集することで，その後の治療やケアに役立てることが重要です．

文献

1) 栗原まな 監：小児リハビリテーションポケットマニュアル．診断と治療社，pp8-10，2011
2) 中野綾美 編：小児看護学①小児の発達と看護（ナーシング・グラフィカ）．メディカ出版，2014
2) 五十嵐隆 監訳：一目でわかる小児科学，第2版．メディカル・サイエンス・インターナショナル，2008

（新井朋子）

第1章 重症小児患者の受け入れ

2. 重症小児患者の入室時評価

ここをおさえよう！

- ☑ まずモニタを装着し，全身を順序よく迅速に評価し，生命を脅かす状況に対しては速やかに介入する．
- ☑ 経時的な変化を見逃さないためにも，評価は繰り返し行う．
- ☑ 表情や反応，顔色や呼吸状態など，養育者からの「普段と違う」という情報を考慮する．

1 入室時の全身状態の把握

● モニタを装着したら，①気道，②呼吸，③循環，④神経学的評価，⑤全身観察というように順序よく観察を進めていきます（図1）．

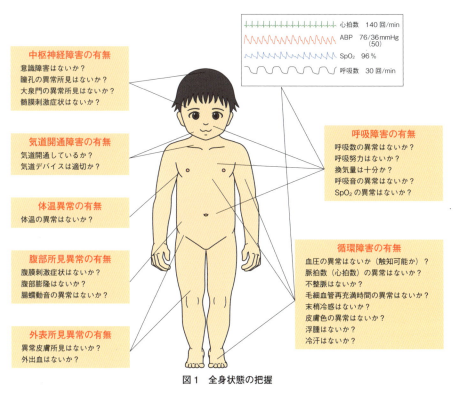

中枢神経障害の有無
意識障害はないか？
瞳孔の異常所見はないか？
大泉門の異常所見はないか？
髄膜刺激症状はないか？

気道開通障害の有無
気道開通しているか？
気道デバイスは適切か？

体温異常の有無
体温の異常はないか？

腹部所見異常の有無
腹膜刺激症状はないか？
腹部膨隆はないか？
腸蠕動音の異常はないか？

外表所見異常の有無
異常皮膚所見はないか？
外出血はないか？

心拍数 140回/min
ABP 76/36mmHg (50)
SpO_2 96 %
呼吸数 30回/min

呼吸障害の有無
呼吸数の異常はないか？
呼吸努力はないか？
換気量は十分か？
呼吸音の異常はないか？
SpO_2 の異常はないか？

循環障害の有無
血圧の異常はないか（触知可能か）？
脈拍数（心拍数）の異常はないか？
不整脈はないか？
毛細血管再充満時間の異常はないか？
末梢冷感はないか？
皮膚色の異常はないか？
浮腫はないか？
冷汗はないか？

図1 全身状態の把握

2 観察するポイントと迅速に介入するべきポイント

● 観察により生命を脅かす状況や早急に対応するべき状況を認識したら，速やかに介入します（表1）.

表1 観察するポイントと迅速に介入するべきポイント

観察順序	見逃してはいけない状態	行動および対応
①気　道	気道閉塞	気道確保 体位調整 吸引
②呼　吸	無呼吸 徐呼吸 低酸素血症 著明な呼吸努力	徒手的換気補助 酸素投与 吸引
③循　環	脈拍触知不能 高度の頻脈・徐脈 致死性不整脈 低血圧	BLS PALS 輸液蘇生
④神経学的評価	意識消失 意識レベルの低下 けいれん	徒手的補助換気 てんかん重積治療
⑤全身観察	重度の低体温症 重度の高体温症 活動性出血 敗血症性の点状出血や紫斑 感染性の皮膚所見	保温 冷却 止血 敗血症性ショック治療 感染伝播対策

（American Heart Association：PALS プロバイダーマニュアル AHA ガイドライン 2010 準拠．シナジー，p25，2013 を参照して作成）

文　献
1) 宮坂勝之：日本版 PALS スタディガイド，改訂版．エルゼビア・ジャパン，2013
2) American Heart Association：PALS プロバイダーマニュアル AHA ガイドライン 2010 準拠．シナジー，2013

（三浦規雅）

第1章 重症小児患者の受け入れ

3. 小児の蘇生

ここをおさえよう！

- ☑ 成人と同様、小児においても「救命の連鎖」は、①心停止の予防、②早期認識と通報、③一次救命処置（心肺停止とAED）、④二次救命処置と心拍再開後の集中治療の4つの要素から成り立っており、心停止に直結する呼吸不全とショックを早期に認識し、質の高い心肺蘇生法（cardiopulmonary resuscitation：CPR）の重要性が強調されている。
- ☑ 小児の心停止の原因としては、呼吸原性心停止が多いため、できるだけ速やかに気道確保と人工呼吸を開始することが重要である。
- ☑ 脈拍数60回/min未満で循環が悪い（皮膚の蒼白、チアノーゼなど）場合、酸素投与や人工呼吸で改善しなければCPRを開始する。
- ☑ CPRは胸骨圧迫から開始し、救助者が1人の場合は30：2、救助者が2人以上の場合は15：2で胸骨圧迫と人工呼吸を行う。

1 小児・乳児の定義

- 小児の定義についてはさまざまありますが、ここではJRC（日本版）蘇生ガイドライン2015（以下、G2015）に基づき、1歳未満を乳児とし、1歳から思春期までを小児とします。

2 小児の心停止の特徴と小児の一次救命処置（pediatric basic life support：PBLS）

- 小児の心停止の原因としては、呼吸状態悪化や呼吸停止に引き続く心停止（呼吸原性心停止）が多いため、心停止に直結する呼吸不全とショックに早期に気づいて、速やかに対応することが救命率改善に欠かせません。
- 医療従事者が小児・乳児に対して蘇生を行う場合は、小児の二次救命処置（pediatric advanced life support：PALS）を端緒として、小児の特性も一部加味された成人と共通のBLSアルゴリズム（G2015）に従い、対応します（図1）[1]。

3 PBLSの手順と注意点

1. 反応の確認と応援要請

- 小児の場合は、肩をやさしくたたきながら大きな声で呼びかけ反応の確認をし、乳児の場合は足底を刺激して反応を確認します（図2）。
- 反応がなければ大声で周囲に知らせ、応援要請と必要資器材（救急カートやマニュアル型除細動器、AEDなど）の手配を依頼します。

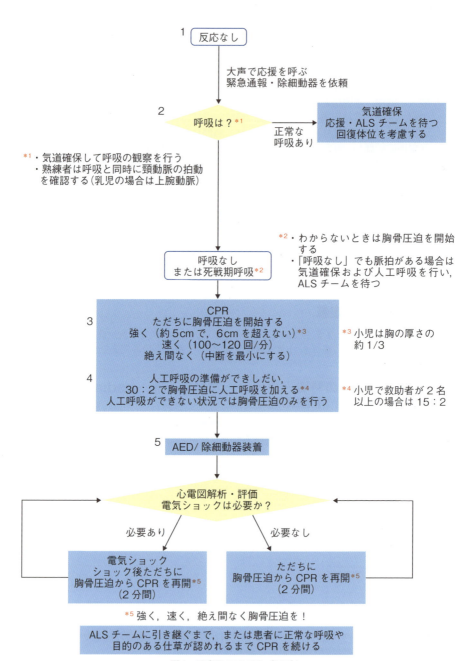

図1 医療用 BLS アルゴリズム
(日本蘇生協議会 監:JRC 蘇生ガイドライン2015. 医学書院, p184, 2016 より転載)

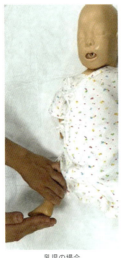 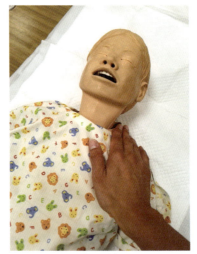

乳児の場合　　　　　　　　　小児の場合

図2　年齢に応じた反応の確認方法

2．心停止の判断

①気道確保
- 反応がない場合は心停止の判断に先駆け，まずは気道確保を行います．小児は頭部・舌が大きく，頸部が短いため，仰臥位では気道閉塞しやすいことが理由です（図3）．気道確保は，頭部後屈あご先挙上法を用い，頸椎損傷が疑われる場合は下顎挙上法を用います（図4，5）．

②呼吸の確認
- 気道確保を行った後，10秒以内に呼吸の観察（胸腹部の動き）を行います．
- 呼吸がない，または死戦期呼吸や呼吸しているかがわからない場合は心停止と判断し，CPRを開始します（図6）．

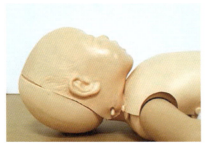 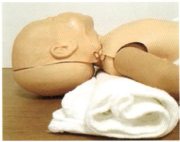

反応のない小児を仰向けにすると首が前屈し，気道閉塞しやすい（左）
そのため，肩枕を用いて気道確保をすることが有用（右）

図3　小児の気道確保時のポジション

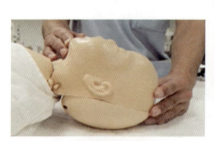
図4 頭部後屈あご先挙上法

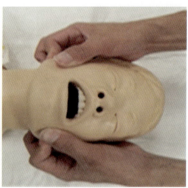
図5 下顎挙上法

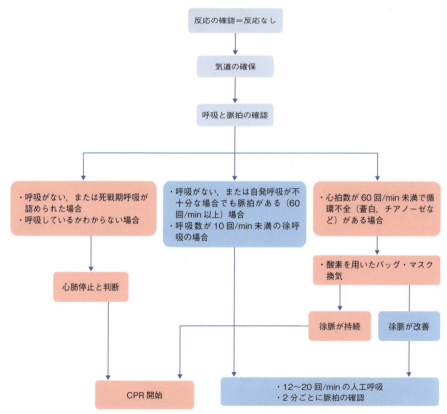
図6 呼吸・脈拍の確認と対処行動
(日本救急医療財団心肺蘇生法委員会 監：救急蘇生法の指針2015（医療従事者用），改訂第5版．へるす出版，pp128-131，2016を参照して作成)

3. 循環の確認

- 熟練者は10秒以内に呼吸の観察と同時に脈拍の確認（小児の場合：頸動脈もしくは大腿動脈，乳児の場合：上腕動脈）を行います．脈拍の確認のためにCPRの開始が遅れないように注意し，心停止の判断・対応をします（図7）[2]．

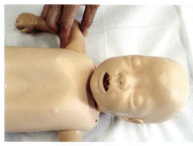

上腕動脈触知（乳児の場合）　　　　　頸動脈触知（小児の場合）

図7　脈拍触知の部位

4. CPRの開始

- 心停止と判断すれば，圧迫部位を確認し，ただちに胸骨圧迫を開始します．胸骨圧迫と人工呼吸は，傷病者の年齢，救助者の人数に応じて行います（表1）．

表1　成人，小児，乳児に対するBLSの主な要素			
対象	成人	小児	乳児（1歳未満）
胸骨圧迫の速さ	100〜120回/minのテンポ		
胸骨圧迫の深さ	約5cm（6cmは超えない）		胸の厚さの1/3
胸骨圧迫施行時のポイント	胸骨圧迫の中断は最小限にする（中断は10秒未満） 圧迫間に胸壁を完全に元の位置に戻す 剣状突起や肋骨，腹部の圧迫を避ける		
胸骨圧迫をする部位	胸骨の下半分		両乳頭を結ぶ線より少し足側（尾側）
胸骨圧迫する方法	片手もしくは両手		救助者が1人の場合 →2本指圧迫法（図8） 救助者が2人の場合 →胸郭包み込み両母指圧迫法（図9）
人工呼吸のポイント	1回の換気に約1秒かけて行う 送気する量（1回換気量）は胸が軽く上がる程度		
胸骨圧迫と人工呼吸の比率	30：2 （救助者の人数にかかわらず）	30：2（救助者が1人の場合） 15：2（救助者が2人以上の場合）	
高度な気道確保が行われた場合（気管挿管など）	胸骨圧迫中も人工呼吸を中断せずに実施する（非同期） 6秒ごとに1回（10回/min）の人工呼吸		

（日本救急医療財団心肺蘇生法委員会 監：救急蘇生法の指針2015（医療従事者用），改訂第5版，へるす出版，pp21-29, pp131-135, 2016を参照して作成）

5. 胸骨圧迫

●胸骨圧迫は，強く（胸の厚さの約1/3），速く（100〜120回/min），絶え間なく（中断を最小にする）行うことが強調されています．
①小児の場合
●剣状突起や肋骨，腹部を圧迫しないように注意し，片手もしくは両手で胸骨の下半分を圧迫します．
②乳児の場合
●両乳頭を結ぶ線より少し足側（尾側）を目安とし，剣状突起や肋骨，腹部を圧迫しないように注意し，圧迫します．
●救助者が1人の場合は2本指圧迫法で行い，救助者が2人以上の場合は胸郭包み込み両母指圧迫法で圧迫します（図8, 9）．

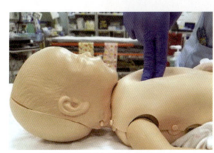

胸の真ん中に指2本を当て，胸骨圧迫する
図8　2本指圧迫法

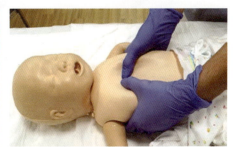

胸に手を当て，指を広げて胸郭を包み込み，母指を胸の真ん中に当て，胸骨圧迫する
図9　胸郭包み込み両母指圧迫法

6. 人工呼吸

●小児の心停止は，呼吸原性心停止が多いため，人工呼吸の準備ができ次第，早期に人工呼吸を実施します．
●人工呼吸は1回の換気に約1秒とし，1回換気量の目安は胸が軽く上がる程度で行います．このとき過換気は避けるように注意します（図10）．特に胃膨満は避けなければならないポイントです．

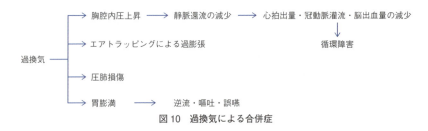

図10　過換気による合併症

- 年齢，体格に合わせて適切な大きさのマスクを選択し，EC クランプ法でマスクと顔を密着させます（図11，12）．

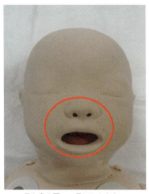

目と鼻を覆い，目にかからない

図11 マスクの選択

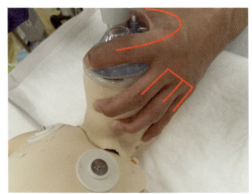

母指と示指でマスクを保持し，それ以外の指で下顎を挙上し，頸部正中を圧迫しない

図12 EC クランプ法

7．胸骨圧迫と人工呼吸の比率

- 胸骨圧迫と人工呼吸の比率は，1人で行う場合は 30：2 で行い，医療者 2 人以上で小児に行う場合は 15：2 の比率で行います．
- 2 人以上で CPR を行う場合，約 2 分ごとに胸骨圧迫を交代するよう考慮し，交代による中断は 5 秒以内にとどめるよう速やかに交代するよう注意します．

8．AED（マニュアル型除細動器の AED モードを含む）

- AED 使用の場合は，CPR を継続しながら電源を入れ，音声メッセージに従って使用します．
- CPR は，ALS を行うことができる救助者に引き継ぐ，もしくは患者が正常な呼吸や目的のある仕草が認められるまで継続します．
- 乳児の場合は，可能な限りマニュアル型除細動器を使用し，なければ小児用パッド/モード（AED），それもなければ成人用パッド/モード（AED）を用います．

①電極パッドの選択と貼付
- 電極パッドは，パッド同士が重ならないように貼付し，傷病者の年齢に応じて電極パッド/モードを選択します（図13，14，表 2）．

②心電図の解析と評価
（1）電気ショックが必要な場合
- マニュアル型除細動器を用いる場合は，VF/無脈性 VT であれば電気ショックを行います．電気ショックを実施したら，ただちに胸骨圧迫から CPR を開始し，以後，2 分ごとに心電図波形の確認と電気ショックを繰り返します．

（2）電気ショックが必要でない場合

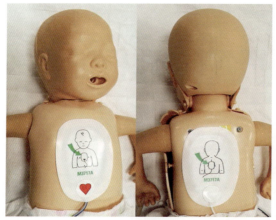

体格の小さな子ども　　　　　　　　体格の大きな子ども

図13　小児での電極パッド装着部

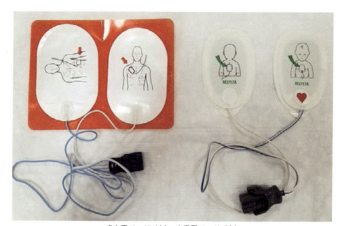

成人用パッド（左），小児用パッド（右）

図14　電極パッドの種類

表2　小児に使用するAEDの一覧	
年　齢	電極パッド/モードの選択
就学児（6歳以上）	成人用パッド/モード
乳児を含む未就学児 （およそ6歳未満）	①小児用パッド/モード ②成人用パッド/モード

- マニュアル型除細動器を用いる場合は，自己心拍再開（return of spontaneous circulation：ROSC）の可能性があるQRS波形が認められれば脈拍の確認を行い，脈拍を触知すればROSC後のモニタリングと管理を開始します．
- 無脈性電気活動（PEA）や心静止であれば，ただちに胸骨圧迫からCPRを再開し，以後

2分ごとに心電図波形の確認を行います.

4 PALS（小児二次救命処置）

- PALSは，心停止に対する治療の一部に含まれており，生理学的情報とBLSへの反応のモニタリングに基づく質の高いCPR，致死的不整脈の認識と介入，ならびに薬剤や機械的補助による循環の適正化から成り立っています（図15）[1]．
- PALSは成人の心停止アルゴリズムと共通ですが，薬剤投与量や抗不整脈薬の選択，電気

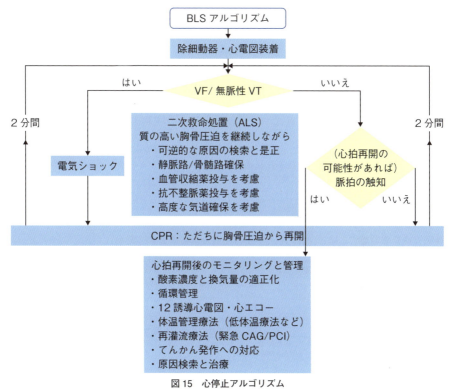

図15 心停止アルゴリズム
（日本蘇生協議会 監：JRC蘇生ガイドライン2015. 医学書院, p193, 2016より転載）

表3 心停止を起こす原因リスト	
6H'	5T'
循環血液量減少（Hypovolemia）	緊張性気胸（Tension pneumothorax）
低酸素血症（Hypoxia）	心タンポナーデ（Tamponade, cardiac）
水素イオン（Hydrogen ion）（アシドーシス）	毒物（Toxins）
低血糖（Hypoglycemia）	血栓症（冠動脈または肺動脈）（Thrombosis）
低体温（Hypothermia）	外傷（Trauma）
低/高カリウム血症（Hypo/Hyperkalemia）	

ショックのエネルギー量などに相違があります．
- 小児の心停止では，呼吸不全やショックが先行する無脈性電気活動（PEA）/心静止が多いといわれています．
- 質の高い CPR を継続しながら，心停止を引き起こす原因リスト「6 つの H と 5 つの T（6H5T）」の検索と是正することが重要になります（**表 3**）．

1．薬剤投与と電気ショック

① PEA/心静止の場合
- リズムチェック後，速やかにアドレナリンを投与します．小児では，体重に応じてアドレナリンの投与量が異なり，0.01 mg/kg を骨髄路もしくは静脈路から 3〜5 分間隔で投与します．

② VF/無脈性 VT の場合
- VF/無脈性 VT の場合，小児では，体重に応じて出力を変える必要があり，除細動エネルギー量は 4 J/kg となります．
- 初回の電気ショック後から約 2 分間の CPR を実施後，再度リズムチェックを行います．VF/無脈性 VT が持続していれば，再度電気ショック（4 J/kg）を行い，速やかにアドレナリン（0.01 mg/kg）を投与します．
- 難治性 VF/無脈性 VT の場合（電気ショックやアドレナリンに反応しない場合，あるいは再発を繰り返す場合）は，抗不整脈薬（アミオダロンもしくはリドカイン）の投与を考慮します．

2．高度な気道確保

- 気管挿管を実施する場合には，いくつかの注意点があります（**表 4**）．

表 4　CPR 中に気管挿管する際の注意点	
胸骨圧迫施行時のポイント	胸骨圧迫の中断が 10 秒を超えないように配慮する
気管チューブ先端の確認方法	波形表示のある呼気 CO_2 モニタもしくは比色式 CO_2 検知器
高度な気道確保が行われた場合の CPR（気管挿管など）	胸骨圧迫中も人工呼吸を中断せずに実施する（非同期）6 秒ごとに 1 回（10 回/min）の人工呼吸

（日本救急医療財団心肺蘇生法委員会 監：救急蘇生法の指針 2015（医療従事者用）．改訂第 5 版，へるす出版，pp141-142，2016 を参照して作成）

5　頻拍への緊急対応（図 16）

- 小児は成人と異なり自覚症状の訴えが乏しいため，低血圧やショック症状の有無などに基づいて，血行動態の安定性を区分します．
- 必要に応じて気道確保と高濃度酸素などによる呼吸補助を行いながら心電図モニタリングを開始し，QRS 幅が 0.08 秒以下であれば，洞性頻拍か上室頻拍の可能性が高いため，12 誘導心電図において心電図を評価します（**表 5**）．
- 同期電気ショックを必要とする場合は意識があることが多いため，可能な限り鎮静してから実施します．初回エネルギー量は 0.5〜1 J/kg とし，初回ショックが無効な場合は 2.0 J/kg に上げてショックを行います．

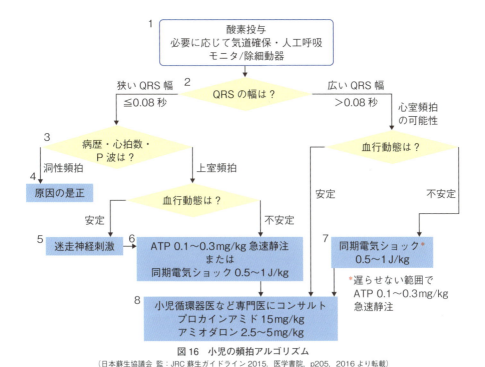

図16 小児の頻拍アルゴリズム
(日本蘇生協議会 監：JRC 蘇生ガイドライン2015. 医学書院, p205, 2016 より転載)

表5 洞性頻拍と上室頻拍の特徴

	洞性頻拍	上室頻拍
12誘導心電図	・P波の異常がない ・PR間隔が一定	・P波が確認できない ・P波の異常がある
心拍数	・心拍数が固定されていない 乳児：220回/min 未満 小児：180回/min 未満	・心拍数の変動がない 乳児：220回/min 以上 小児：180回/min 以上

(日本救急医療財団心肺蘇生法委員会 監：救急蘇生法の指針2015 (医療従事者用). 改訂第5版, へるす出版, p155, 2016 を参照して作成)

1. 抗不整脈薬の投与方法と注意点

① ATP（アデノシン三リン酸）
● 血行動態が安定しており，迷走神経刺激に反応がない場合や，血行動態が不安定でも静脈路が確保されている場合は，心拍モニタリング下に ATP を投与します．
● ATP は半減期が短いため，ATP 投与後ただちに生理食塩水で後押しする（2シリンジテクニック）方法で投与します．

② プロカインアミド，アミオダロン
● 血行動態が不安定で，2回目の同期電気ショックで効果が得られない場合や，頻拍が短時間で再発する場合には，3回目の同期電気ショックを行う前に，抗不整脈薬（プロカイン

アミドまたはアミオダロン）を考慮します．
- プロカインアミドまたはアミオダロンを投与する場合は，QT時間の延長と血圧低下に注意しながら投与します．

6 徐脈への緊急対応（図17）[1]

- 小児の徐脈の原因は低酸素や換気不全が多いため，酸素投与と気道確保，酸素を用いたバッグ・マスク換気を初期治療として開始します．
- 適切な酸素化と換気にもかかわらず心拍数60回/min未満で，かつ循環不全（顔面蒼白やチアノーゼなど）の徴候がある場合はCPRを開始し，心拍数60回/min未満が持続する場合は，アドレナリン（0.01 mg/kg）を投与します．
- 無脈性電気活動（PEA）もしくは心静止に進展した場合は，心停止のアルゴリズムに移行し，原因検索を含めた救急蘇生を行います．
- 心疾患に伴うIII度（完全）房室ブロックや洞機能不全による徐脈で，換気，酸素投与，胸骨圧迫や薬剤投与に反応しない場合は，専門医にコンサルトしたうえで，経皮ペーシングを考慮します．

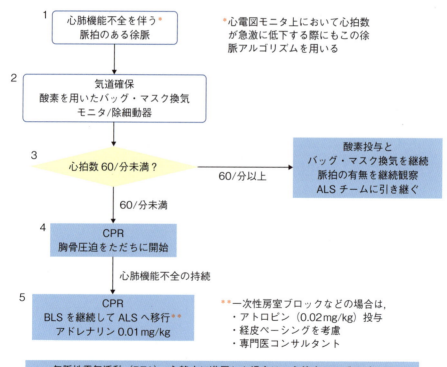

図17 小児の徐脈アルゴリズム
（日本蘇生協議会 監：JRC蘇生ガイドライン2015．医学書院，p203，2016より転載）

7　緊急処置：気道確保

1. 気道確保の方法

- 体位確保や徒手的な気道確保（頭部後屈あご先挙上や下顎挙上など）が困難な場合は，補助器具を用います．本稿では前述・後述の徒手的気道確保，気管挿管を除いた気道管理法を示します．

① エアウェイ

(1) 経口エアウェイ
- 意識がなく，咳嗽・咽頭反射がない患者に対して気道確保を行う際に使用します．挿入長は口角から下顎角までの長さを目安にサイズを選択します（図18）．
- 意識の有無は問わず，咳嗽・咽頭反射のある患者に使用すると嘔吐を誘発するため，使用できません．

［挿入方法］
　①エアウェイの湾曲を舌に沿わせるようにして挿入します．
　②聴診を行い，児の呼吸様式やモニタ数値を確認し，エアウェイが効果的であるか確認します．

(2) 経鼻エアウェイ
- 意識のある患者，咳嗽・咽頭反射がある患者に対して気道確保を行う際に使用します．挿入長は鼻翼から耳朶までの長さを目安とし，患者の鼻腔の大きさに合った太さのものを選択します（図19）．既製品がない場合は気管チューブで代用することも可能です．
- 頭蓋底損傷や鼻骨骨折が疑われる患者は使用できません．また，大きなアデノイドがある場合（挿入時にアデノイドを損傷する可能性があるため）は相対的禁忌です．

［挿入方法］
　①経鼻エアウェイに潤滑剤を塗布し，鼻腔からゆっくり挿入します．
　②聴診を行い，児の呼吸様式やモニタ数値を確認し，エアウェイが効果的であるか確認します．

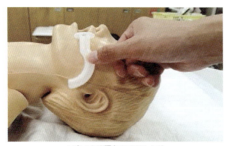

口角から下顎角までのサイズ
図18　経口エアウェイ

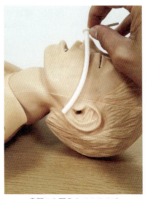

鼻翼から耳朶までのサイズ
図19　経鼻エアウェイ

2. 高度な気道確保器具

①声門上気道デバイス（supraglottic device：SGD）
- SGDはチューブと楕円形のマスクで構成され，喉頭を覆うように密着させることで気道確保する器具であり，気管挿管困難時などの代替器具として使用します．代表的な器具としてはラリンジアルマスク（laryngeal mask airway：LMA）がありますが，それ以外にも挿管に特化した器具などもあり，それらを総称してSGDと呼びます．
- SGDはデバイスの種類と体重に応じてサイズを変える必要があるため，さまざまなサイズのSGDを揃える必要があります．
- 禁忌としては，①嘔吐，誤嚥の可能性がある場合（フルストマックなど），②換気に高い気道内圧が必要な場合（高気道抵抗，低肺コンプライアンス能など）などでは原則として使用しません．

②外科的気道確保（輪状甲状膜（靭帯）穿刺・切開）
- 輪状甲状膜穿刺は，輪状甲状膜に太い留置針を穿刺して，換気あるいは酸素化を保つ緊急処置です．気管挿管，SGD，マスクによる徒手換気など，他の方法で気道確保ができない場合に用います．
- 輪状甲状膜穿刺は小児でも可能で，市販化されたキットもあります（図20）．
- 12歳以下の小児は輪状甲状膜が狭く，気道は輪状軟骨レベルで最も狭くなり構造的に脆いため，輪状甲状膜切開は禁忌です．

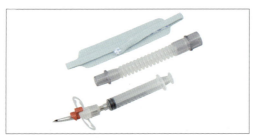

図20　輪状甲状膜穿刺キット（クイックトラック）
（画像提供：スミスメディカル・ジャパン）

8　緊急処置：骨髄針

1. 骨髄針とは

- 緊急時に静脈路が迅速に確保できない場合，骨髄針の穿刺による骨髄輸液路確保を行います（表6）．
- 骨髄針は静脈内投与可能な薬剤はすべて投与でき，採取した骨髄血は血算以外の血液検査に使用することができます．
- 使用期間は最大24時間を原則とし，循環が回復すれば中心静脈路や末梢静脈路などを確保し，早期に抜針します．

表6　骨髄針の適応と注意点	
適応	・ショック状態や心停止時など静脈路確保が困難な場合 ・静脈路確保に時間を要する場合など
禁忌	・易骨折性のある骨系統疾患（骨形成不全症，骨粗鬆症など） ・穿刺部の皮膚感染 ・穿刺骨に骨折がある場合や骨髄穿刺を一度失敗した骨など
合併症	・出血，骨折，感染（骨髄炎），コンパートメント症候群など

2. 必要物品

①準備物品（図21）

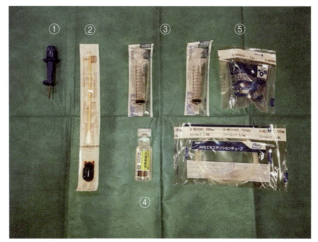

①骨髄針，②ポビドンヨード溶液，③採血用シリンジ（10ccシリンジ），④生理食塩水，⑤輸液チューブセット（10ccシリンジ，三方活栓，エクステンションチューブ）

図21　準備する物品

②骨髄針の種類（図22）

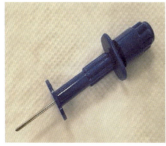

手動式骨髄針

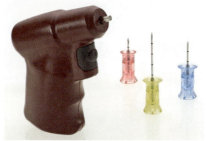

電動式骨髄針（Arrow EZ-IO）
（画像提供：テレフレックスメディカルジャパン）

図22　骨髄針の種類

3. 骨髄針の介助手順（図23）

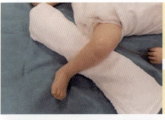

①体位確保
- 下肢を軽度外転・外旋し，膝を軽度屈曲させる．
  * 膝の下にバスタオルなどを置き，脚を固定するとより安定性が増す．

②消　毒
- ポビドンヨード溶液を用いて穿刺部位を広範囲に消毒する．

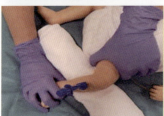

③穿　刺
- 骨髄針を用いて穿刺（第一選択としては脛骨結節の2cm内側で平坦な部分の中央）する．
  * 穿刺部位の裏側に手を回さないように注意．

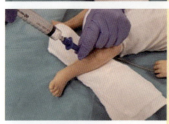

④穿刺後の確認
- 直接骨髄針にシリンジを接続・吸引し，骨髄血が引けるか確認する（上），もしくは生理食塩水を注入し，抵抗や腫脹・漏れがないか確認する（下）．

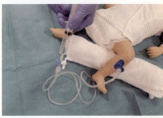

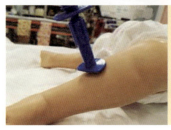

⑤固　定
- 骨髄内に挿入されていれば，基本的には固定は不要．
- 固定する場合は清潔ガーゼを用いる．
  * 刺入部の液漏れや腫脹がないか5〜10分ごとに観察．

図23　骨髄針の手順

9 緊急処置：電気的除細動とカルディオバージョン

1. 電気的除細動，カルディオバージョンとは

- 電気的除細動とは，心室の収縮に関係なく心臓に一気に直流通電させることで，心臓全体を脱分極（リセット）させることにより細動を停止させる直流通電法です（表7）．
- 同期電気ショック（カルディオバージョン）とは，心房が異常な興奮状態にある頻拍性不整脈に対して心室の収縮に合わせて（QRSと同期させて）通電する直流通電法です（表8）．
- T波の頂点付近で通電が行われると「R on T」によってVFに移行することがある（相対的不応期）ため，必ず心電図と同期させ，絶対的不応期（刺激を受けても安全）にあるR波に同期しているか確認します．

表7 電気的除細動の特徴

心電図との同期	適応	出力エネルギー
なし	・心室細動（VF） ・無脈性心室頻拍（無脈性VT）	4 J/kg

表8 カルディオバージョンの特徴

心電図との同期	適応	出力エネルギー
あり	・上室性頻拍（SVT） ・心室性頻拍 ・心房細動，心房粗動	初回：0.5～1 J/kg 2回目以降：2 J/kg

2. 電極パドルの選択と当て方

- 10 kg未満（1歳未満）の場合は「乳児用パドル」，10 kg以上（1歳以上）の場合は「成人用パドル」を使用します（図24）．
- 「STERNUM」と書いてあるパドルを胸骨右縁，「APEX」と書いてあるパドルを左腋窩線に固定します．ただし，体格の小さい子どもの場合は，胸の中央と背部に固定します．

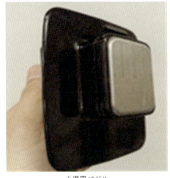
小児用パドル
（1歳未満もしくは体重10 kg未満）

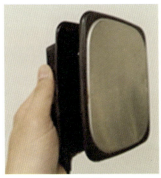
成人用パドル
（1歳以上もしくは体重10 kg以上）

図24 電極パドルの種類と適応

3. 電気的除細動の手順（図25）

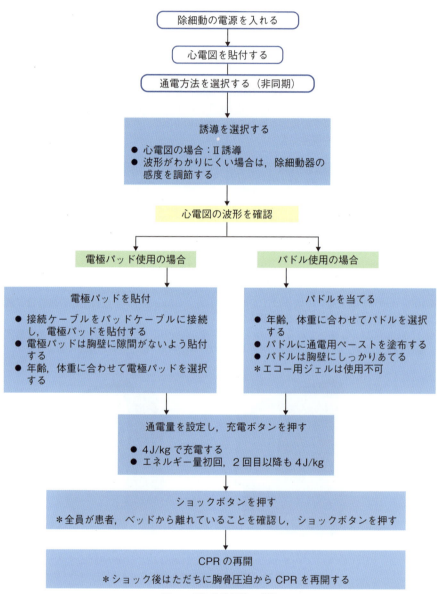

図25　電気的除細動の手順

4. カルディオバージョンの手順（図26）

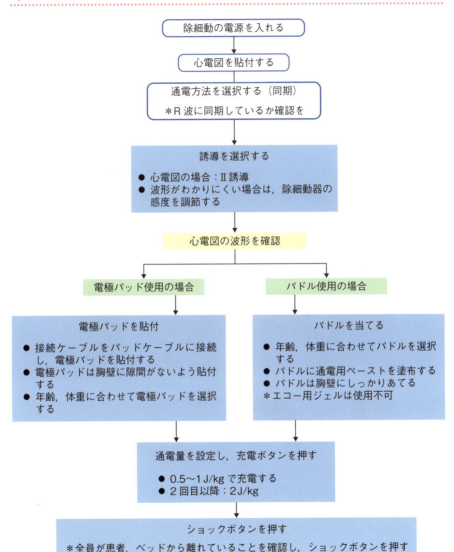

図26　カルディオバージョンの手順

10　気管挿管の介助方法

1．気管挿管の必要物品と薬剤準備

● 気管挿管は緊急で行われることが多いため，日頃から緊急時の挿管に対応できるように準備しておくことが重要です．
● 小児は年齢による体格の差が大きいため，児の体重に応じて適切なサイズの用具の準備，および薬剤の準備が必要になります（図27，表9）[3]．そのため，急変のリスクの高い入院患者の場合は，緊急時使用薬剤の投与量や気管挿管時の必要物品のサイズをあらかじめ表示したシートなどを準備しておくことも有用です．

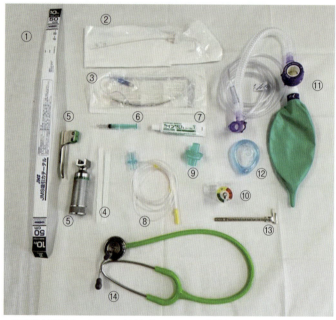

①口鼻腔内吸引カテーテル（10Fr以上），②スタイレット，③気管チューブ（使用予定のサイズ，前後のサイズも含めて計3本），④ブレード，⑤喉頭鏡，⑥カフ用注射器，⑦潤滑剤，⑧CO_2モニタ，⑨人工鼻，⑩マノメーター，⑪ジャクソンリース，⑫マスク，⑬ノギス（挿入長を計測するため），⑭聴診器

図27　気管挿管時の必要物品

表9 児の気道確保に用いられる代表的な薬剤

薬剤	投与経路・投与量	作用発現	作用時間
前投薬			
アトロピン	静注：0.01〜0.02mg/kg（最少量：0.1mg/kg，最大量：1mg）	2〜4分	>30分
リドカイン	静注：1〜2mg/kg	1〜2分	10〜20分
フェンタニル	静注：1〜4μg/kg	1〜2分	30〜60分
鎮静薬			
ミダゾラム（ドルミカム®）	静注：0.05〜0.3mg/kg（最大量：4mg）	3〜5分	1〜2時間
チオペンタール（ラボナール®）	静注：2〜5mg/kg	10〜20秒	5〜10分
ケタミン（ケタラール®）	静注：1〜2mg/kg 筋注：3〜5mg/kg	1〜2分	30〜60分
プロポフォール	静注：2〜3mg/kg	<30秒	3〜5分
筋弛緩薬			
サクシニルコリン（スキサメトニウム®）	乳児：静注2mg/kg 小児：1〜1.5mg/kg	30〜60秒	3〜5分
ロクロニウム（エスラックス®）	静注：0.6〜1.2mg/kg	60〜90秒	30〜60分
ベクロニウム（マスキュラックス®）	静注：0.1〜0.2mg/kg	90〜120秒	30〜60分

（阿部世紀：気道確保時の鎮静・鎮痛．小児内科45(1)：26-27，2013より引用）

2．気管挿管前の物品点検と準備

①ベッドサイドの準備
- 介助者が介助の際，術操作部位から目を離さなくてよいように，手元に必要物品（吸引，徒手吸引，気管挿管物品など）を準備します．
- 術者が児の頭側に立てるようベッドボードを外し，術者が操作しやすいよう，ベッドを水平にし，高さを腰の位置にくるよう調整します．

②物品の準備
- 喉頭鏡のランプが点灯し，十分に明るいことを確認します（図28）．
- カフ付き気管チューブを使用する場合，カフに破損がないか確認します（図29）．
- スタイレットを使用する場合は，気管にスタイレットを挿入し，Jの字型に曲げます．このとき，気管チューブの先端からスタイレットが出ないように，1〜2cm引っ込めるようにします（図30）．

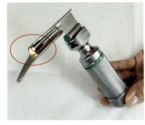

図28 喉頭鏡の点灯の確認

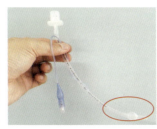

図29 気管チューブのカフ確認

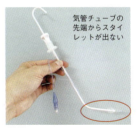

図30 スタイレットのセット

③気管挿管の介助方法（図31）

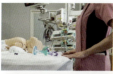
①ベッドの高さ調整
● ベッドボードを外し，ベッドは水平にし，高さは医師の腰の位置にくるよう調整する．

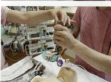
②喉頭鏡を渡す
● 喉頭鏡を医師の左手に渡す．
● 喉頭鏡を渡す際は，ブレードの先端が下側（足側）に向くように渡す．
● 医師の指示に従い，右手に口鼻腔内吸引カテーテルを渡し吸引する．

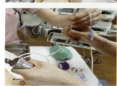
③気管チューブを渡す
● 医師は声門から目を離さないため，スムーズに気管チューブを挿入できるよう，チューブの向きやチューブの手渡す位置（気管チューブの真ん中より少し上側）に注意する．
● 呼吸・循環状態の悪化がないか，モニタの観察および具体的な数値を伝える．

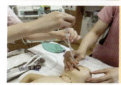
④スタイレットの抜去
● 気管チューブが声門に入れば，医師の指示のもと，気管チューブが抜けないように把持しながらスタイレットを抜く．

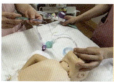
⑤徒手換気とカフへの空気注入
● 気管チューブが適切な深さまで挿入できれば，呼気 CO_2 モニタもしくは比色式 CO_2 検知器と換気バッグを連結し，徒手換気を行う．
● カフ付き気管チューブを使用した場合，リークしない最小限にカフを膨らませる．

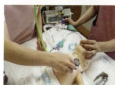
⑥気管チューブの位置確認
● 医師に聴診器を渡し，介助者が5点聴診（左右の前胸部，左右の腋窩中線，心窩部）できるよう介助する．
● 医師・介助者とともに，①左右対称の胸郭挙上，②気管チューブ内の結露の有無，③呼気 CO_2 モニタの波形抽出もしくは比色式 CO_2 検知器の変色を確認する．

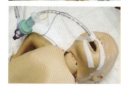
⑦気管チューブの固定
● 気管チューブの深さを医師・介助者とともに確認し，気管チューブを固定する．
● カフ付き気管チューブを使用した場合，カフ圧計を用いてカフ圧を確認する．
● 必要に応じてバイトブロックを挿入し，固定する．
● 胸部X線画像にて気管チューブの位置を確認し，必要に応じて固定位置を変更する．

図31　気管挿管の介助方法

11　ECPR

- 心停止の治療として ECMO（extracorporeal membrane oxygenation）が用いられた場合に，ECPR（extracorporeal CPR）と呼ばれています．
- 成人領域においては，ECPR の適応基準と除外基準はありますが厳格ではなく，実施の決定には施設ごとに適応基準，対象となる症例を選んで実施されているのが現状です．
- 小児領域においては，小児で心移植の適応がある場合や回復が望める心停止に至った際に，ECMO は，酸素化や循環を維持するために一時的な治療手段として有効であるというエビデンスが増えています[2]が，成人領域と同様，厳格な適応基準はなく，施設ごとに適応基準と除外基準を決めて実施しているのが現状です．
- 小児の ECPR の適応としては，専門家・医療資源・医療体制の面で ECMO 管理を適正化できる環境下においては，院内心停止に陥った心疾患患者に対して ECPR を考慮してもよい[2]とされています．
- 小児では，心停止から ECPR 導入までの時間や CPR 時間がより短いことが生存率を改善する可能性があるため，ECPR を迅速に導入するためのプロトコールを整備し，質の高い CPR を行いながら 30〜90 分以内の導入を目指すことが望ましい[2]といわれています．

文　献

1) 日本蘇生協議会 監：JRC 蘇生ガイドライン 2015. 医学書院, p184, p193, p203, p205, 2016
2) 日本救急医療財団心肺蘇生法委員会 監：救急蘇生法の指針 2015（医療従事者用），改訂第 5 版. へるす出版, pp22-24, pp128-134, pp140-142, p155, p162, 2016
3) 阿部世紀：気道確保時の鎮静・鎮痛. 小児内科 45(1)：26-27, 2013

（藤原健太）

第2章

重症小児患者のフィジカルアセスメントとケア

1. 重症小児患者の呼吸評価とケア
2. 重症小児患者の循環評価とケア
3. 重症小児患者の脳神経系の評価とケア
4. 重症小児患者の消化器系の評価とケア

第2章 重症小児患者のフィジカルアセスメントとケア

1. 重症小児患者の呼吸評価とケア

> **ここをおさえよう！**
> - ☑ 小児は，解剖生理学的特徴から，気道閉塞や低酸素血症，呼吸筋疲労をきたしやすく，急速に呼吸不全から心停止に陥る．
> - ☑ 小児の呼吸障害のアセスメントでは，呼吸数，呼吸様式，呼吸音，全身色を評価し，重症度（呼吸窮迫・呼吸不全）とタイプ（上気道狭窄・下気道狭窄・肺実質障害・呼吸調節障害）を見極める必要がある．
> - ☑ 呼吸窮迫・呼吸不全への移行を回避するために，小児においては，特に，安静による酸素消費量や呼吸仕事量の軽減が重要となる．

1 小児の呼吸評価

1. 小児の呼吸の特徴

①解剖生理学的特徴
- 小児は，その解剖生理学的特徴（表1）から，気道閉塞や低酸素血症，呼吸筋疲労をきたしやすく，容易に呼吸不全に陥ります．また，自ら症状を訴えることができない場合が多いため，これらの特徴を理解したうえで，呼吸状態を評価することが重要です．

2. 呼吸の評価

①呼吸数
- 小児においては，年齢によって正常呼吸数は異なりますが（表2），年齢を問わず60回/min以上の頻呼吸は異常です．成人では，呼吸が苦しくなれば，深呼吸で代償するのに対し，小児では，肋骨・横隔膜が水平位にあるため深呼吸での代償が難しく，呼吸回数を増やすことで代償します．
- 小児の1回換気量は成人と同じですが，酸素消費量が多く，機能的残気量が少ない（表3）というアンバランスから，おのずと呼吸回数は多くなります．呼吸数は，頻呼吸，徐呼吸，無呼吸（表4）を評価します．
- 分時換気量（MV）＝1回換気量（TV）×呼吸数（RR）で表され，1回換気量の低下（呼吸器疲労，肺コンプライアンスの低下，死腔の増加，低酸素など）を代償する場合や，分時換気量の増加が必要な場合（感染・術後・外傷・熱傷などによる体内の二酸化炭素産生が多い状態，代謝性アシドーシスの代償など）に，呼吸数が増加すると考えられます．

②呼吸様式
- 呼吸様式の変化は，肺コンプライアンスの低下（肺炎，肺水腫など）や気道抵抗の上昇（分泌物の貯留，細気管支炎，気管支喘息など）に伴い生じます．
- 小児では，肋間筋を有効に使うことができず，胸郭コンプライアンスが高い（胸郭が柔らかい）ため，さまざまな呼吸様式（図4，表5）の変化を呈するので，細やかな観察と評価が必要です．

表1 小児の解剖生理学的特徴

頭部	・後頭部が大きく，仰臥位では頸部が前屈するため，上気道閉塞をきたしやすい（図1）．

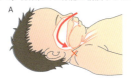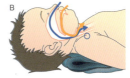

図1 乳幼児における気道閉塞

鼻・咽頭	・口腔内で舌の占める割合が大きく，舌根沈下から上気道閉塞をきたしやすい（特に，2歳までは舌が完全に口腔内を占有する）． ・生後6か月未満は，鼻呼吸に依存しているため，鼻閉（分泌物貯留，粘膜浮腫，経鼻胃管の留置など）は，気道閉塞の原因になる．
喉頭・気管	・喉頭は，成人では第4頸椎～第7頸椎（C4～C7）の高さに位置するが，小児では高位（頭側）で，前方に位置する． ・喉頭の形状が漏斗状で，最狭部が輪状軟骨レベルにある．そのため，気管チューブによる声門下の粘膜損傷を起こしやすい（図2）． ・喉頭蓋が長くU字型であり，声門を閉塞しやすい． ・気管が細く，短い．また，気道が過敏であることからも，炎症や分泌物により，著しく気道抵抗が上昇する． ・成人では，右主気管支の角度が25～30度と直線的であり右肺に異物や気管チューブが入りやすい．3歳くらいまでは，右主気管支の角度は約55度と成人に比し左右差が少ないが，それでも挿入した気管チューブは右肺に入りやすい．

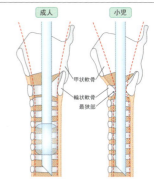

図2 成人と乳幼児の喉頭の違い

胸・肺	・横隔膜が主たる呼吸筋で，横隔膜運動の阻害（大きな肝臓や胃部膨満など）が呼吸に大きく影響する． ・横隔膜が水平位（成人は斜め）であり，胸腔陰圧を発生させにくい． ・胸郭コンプライアンスが高いため，陥没呼吸をきたし，有効な胸腔陰圧を発生させにくい． ・成人に比べて，肋骨が水平位であり，胸郭運動の効率が悪い（図3）．

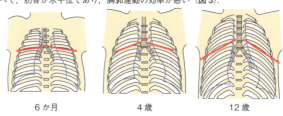

図3 胸郭発育に伴う肋骨位置の変化

	・肋骨筋や呼吸補助筋の発達が未熟であり，代償機能が期待できない． ・Ⅰ型線維（持久性のある筋肉）の割合が少ないため，呼吸筋疲労をきたしやすい． ・肺胞数が少なく，肺胞容積や表面積も少なく未発達である． ・肺胞や細気道レベルでの，側副換気路（Kohn孔やLambert管）の発達が悪く，肺胞が虚脱しやすい． ・出生週数が早いほど，サーファクタントが欠乏しやすく，肺胞の虚脱を招きやすい（また，肺うっ血，肺水腫など，肺胞への蛋白漏出があると，サーファクタント機能は抑制される）． ・酸素消費量が成人の2～3倍であり，酸素需要が大きい． ・機能的残気量（FRC）が小さいため，酸素貯蔵量が少なく，肺胞も虚脱しやすい．
呼吸中枢	・乳児は，呼吸調節システムが未熟であり，薬剤や低体温などで，呼吸中枢が抑制されやすい．

(Slota MC: Core Curriculum for pediatric critical care nursing (second edition). Saunders, 2006. American Heart Association: PALSプロバイダーマニュアル AHAガイドライン2010準拠．シナジー，2009を参照して作成)

表2　年齢別の正常呼吸数

年齢	正常（回/min）
乳児（1〜12か月）	30〜53
幼児（1〜3歳）	22〜37
就学前（4〜5歳）	20〜28
学童（6〜12歳）	18〜25
青少年（13〜18歳）	12〜20

（American Heart Association：PALS プロバイダーマニュアルAHAガイドライン2015準拠．シナジー，p39，2018より引用）

表3　小児と成人における酸素消費量とFRCの違い

	1回換気量	酸素消費量	機能的残気量（FRC）
小児（新生児）	6〜8mL/kg	3〜4mL/kg/min	27mL/kg
成人	6〜8mL/kg	6〜8mL/kg/min	41mL/kg

表4　頻呼吸，徐呼吸，無呼吸の定義と原因

	定義	注意	原因
頻呼吸	呼吸数が年齢相応の正常値より多い場合	乳児では呼吸窮迫の最初の徴候であることが多い 頻呼吸はストレスに対する反応の場合もある	高熱，疼痛，貧血，チアノーゼ性先天性心疾患，敗血症（重篤な感染症），主要な原因が呼吸器系ではない場合，脱水
徐呼吸	呼吸数が年齢相応の正常値より遅い場合		呼吸筋疲労，呼吸調節中枢に影響する中枢神経系の損傷や障害，重度の低酸素症，重度のショック，低体温，呼吸応答を抑制する薬剤，筋力低下を起こす筋疾患
無呼吸	呼吸が止まった状態で，15秒以上継続した場合	無呼吸は中枢性（呼吸努力を行っていない状態）と閉塞性（換気が妨げられている状態）に分類され，低酸素症や高炭酸ガス血症，あるいはその両方を引き起こす可能性がある	脳または脊髄の異常，あるいは抑制，呼吸努力はあるが気流がない（気流が一部または完全に遮断されている）

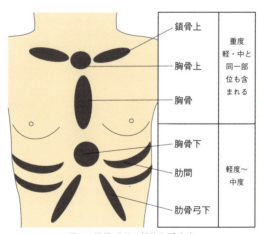

図4　陥没呼吸の部位と重症度

③呼吸音
●呼吸音は，気管音，気管支肺胞音，肺胞音を確認し，副雑音の有無と種類を評価します（表6）．また，左右対称に聴取し，左右差の有無を確認すると同時に，背部からの聴診も行います（図5からも背部の大部分が下葉であることがわかります）．

表5 呼吸努力のサイン

呼吸様式	呼吸努力のサイン
陥没呼吸	鎖骨上，胸骨上，胸骨，胸骨下，肋間，肋骨弓下などに陥没呼吸がみられる（図4）
シーソー呼吸	吸気時に横隔膜が上がり，呼気時に下がる上気道閉塞や肺コンプライアンス低下
呼吸補助筋使用	胸鎖乳突筋，斜角筋，僧帽筋などの緊張
鼻翼呼吸	気道の抵抗を減少させるために，呼吸時に鼻孔が広がる
呻吟	声門による呼気流速へのブレーキであり，機能的残気量（FRC）の維持に役立つ

表6 副雑音の分類

分類	音の特徴	考えられる原因
stridor ストライダー	主気管支で吸気に聞こえる狭窄音	上気道閉塞
wheeze ウィーズ	「ヒューヒュー」という笛様音 高調性，連続性	気管支喘息，気管内異物
rhonchi ロンカイ	「ゴロゴロ」といういびきのような音 低調性，連続性	痰の貯留，太い気管支の狭窄
coarse crackles コースクラックル	「ブクブク，ブツブツ」という低めの音 粗い水泡音，断続性 吸気相早期に聴取	肺水腫，肺炎など
fine crackles ファインクラックル	「パリパリ」という細かい破裂音 細かい捻髪音，断続性 吸気相後期に聴取	肺胞の伸展性低下 間質性肺炎，肺気腫 肺線維症など

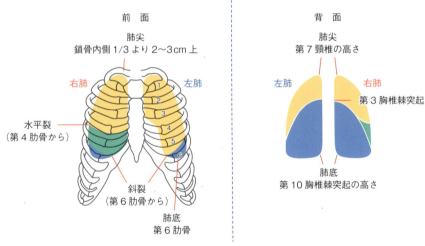

図5 前面・背面から見た肺

④胸部単純X線画像
- 胸部単純X線画像では，肺容積（過膨張，虚脱など），肺野透過性，肺血管陰影のほかに，チューブやドレーン位置なども確認します．確認部位と病態について，図6に示します．
- 「シルエットサイン陽性」とは，同程度の陰影をもつものが隣接して存在した場合に，本来見えるはずの境界線が不明瞭になる現象のことです．肺のどの区域が異常をきたしているかを評価するのに役立ちます．

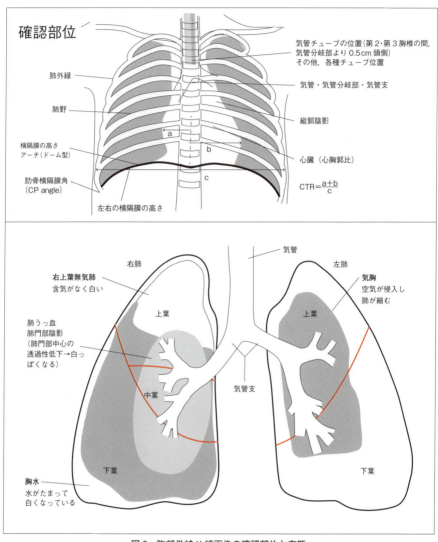

図6 胸部単純X線画像の確認部位と病態

⑤血液ガス分析

- 動脈血の血液ガス分析では，換気と酸素化，酸塩基平衡，嫌気性代謝などから呼吸の評価を行います（**表7**）．しかし，一時点のみの値では，小児の状態変化を知ることができないので，臨床的な症状の変化とともに経時的に評価します．
- 一般的に，静脈血による酸素化の評価は難しいですが，pHは動脈血の血液ガス分析値と相関します．また，小児の循環がよい場合は，静脈血PCO_2と動脈血PCO_2との差は4～6mmHg以内といわれています（循環が悪い場合は，差が拡大する）．

- 酸塩基平衡の簡単な評価方法について図7に示します.
- 正常な細胞は，酸素を使用して好気性代謝を行っていますが，酸素供給が不足すると，酸素を使用しない嫌気性代謝へと移行し，乳酸（Lactate）が産生されます．血中乳酸値（Lactate）の正常値は 2.0 mmol/L 未満で，4.0 mmol/L 以上は危険値とされています．

表7 正常動脈血ガス値（37℃）

	新生児	乳児	幼児	成人
pH	7.37	7.40	7.39	7.40
PaO₂ (mmHg)	70	90	96	100
PaCO₂ (mmHg)	33	34	37	40
BE (mEq/L)	−6.0	−3.0	−2.0	0.0
HCO₃ (mEq/L)	20	20	22	24

（志馬伸朗, 他：小児 ICU マニュアル, 改訂第6版. 永井書店, p139, 2012 より引用）

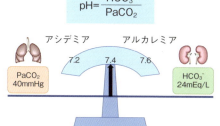

- Step1 pH はアシデミアかアルカレミアか
  pH＜7.4 である状態が酸性（アシデミア）
  pH＞7.4 である状態がアルカリ性（アルカレミア）
- Step2 pH の変化は CO_2 によるものか，HCO_3^- によるものか
  pH は，酸性物質である CO_2 とアルカリ性である HCO_3^- のバランスによって決定される．pH の変化は，$PaCO_2$（呼吸性）によるものか，HCO_3^-（代謝性）によるものか．
- Step3 代謝反応は働いているか
  呼吸性障害には代謝性の代償が，代謝性障害には呼吸性の代償が働く．例えば，$PaCO_2$ が上昇し，呼吸性のアシドーシスをきたした場合，生体は HCO_3^- を上昇させて pH を元に戻そうとする．この代償反応が破綻すると生命の危機へとつながる．

図7 酸塩基平衡の簡単な評価

⑥酸素化の指標

(1) SpO₂（saturation of pulse-oximetory oxygen：経皮的酸素飽和度）

- 肺から取り込まれた酸素は，血液中のヘモグロビンと結合して，酸化ヘモグロビンとなり，全身に運ばれます．この酸化ヘモグロビンの割合，つまり「動脈血のヘモグロビンの何%が酸素と結合しているか」を酸素飽和度といいます．
- SpO₂（経皮的酸素飽和度）は，パルスオキシメータによって得られる酸素飽和度の値であり，SaO₂（動脈血酸素飽和度）は動脈血の血液ガス分析によって得られる酸素飽和度の値です．
- パルスオキシメータは，赤色光と赤外光の2種類の光を用いて，酸化ヘモグロビン（赤色光をよく通す）と還元ヘモグロビン（赤外光をよく通す）の吸光度の違いを利用して，酸素飽和度を測定しています．そのため，正確な測定には，指や手足などの組織を挟んで発光部と受光部が対光するようにプローブを装着する必要があります（図8，表8）．

表8 SpO₂測定時の注意点

- 装着部位の組織に厚みがありすぎると，脈動成分が検出しにくくなり，測定値に誤差が生じる場合がある．
- 乳幼児で，指へのプローブ装着が困難な場合は，足の甲や手の甲に装着することも可能．
- 動脈の脈波を利用して測定しているために，循環の影響を受けやすい．
- 末梢循環不全がある場合は感度が悪くなり，測定部位が心臓から遠いほど，反応時間が遅くなる．
- プローブ装着による圧迫や熱傷による皮膚損傷の危険性がある（頻繁に確認が必要）．
- 体動や振動，周囲の光（照明や光線療法など）によって測定値が不安定になることが多い．

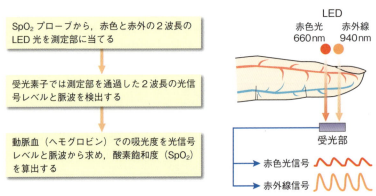

図8 パルスオキシメータの測定原理
（日本光電工業株式会社資料より作成）

(2) 酸素飽和度と酸素解離曲線

- 酸素飽和度は，酸素とヘモグロビンとの結びつきの割合を示したものですが，この結びつきの割合は，動脈血酸素分圧（PaO_2）に依存します．酸素飽和度と酸素分圧は相関関係にあり（**図9**），酸素分圧が高くなれば，酸素飽和度は上昇し，酸素分圧が低くなれば酸素飽和度は低下します．
- 酸素解離曲線を理解しておくと，パルスオキシメータにより SpO_2 を把握できれば，動脈血酸素分圧（PaO_2）を推測することができます．

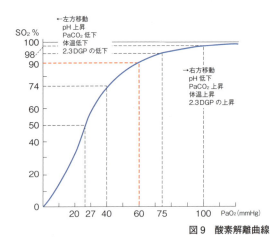

SO_2（%）	PaO_2（mmHg）
98	100
90	60
74	40
50	27

酸素解離曲線は，pH，$PaCO_2$，体温，2.3DPGの影響により，左右に移動する．このとき，基準となるのが，SO_2 50%のときの PaO_2 である（P_{50} という）．$P_{50}>27$ mmHg であれば右方移動（ヘモグロビンから酸素が離れやすい），$P_{50}<27$ mmHg であれば左方移動（ヘモグロビンが酸素と結合しやすい）となる．
SpO_2 100%管理の危険性：PaO_2 が100 mmHg でも300 mmHg でも SpO_2 は100%を示す．つまり，PaO_2 が300 mmHg から100 mmHg に急激に悪化していることを見逃してしまう危険性がある．

図9 酸素解離曲線

(3) PaO_2：動脈血酸素分圧

- PaO_2 の正常値は**表7**に示す通りで，酸素化の指標として頻用されます．
- しかし，PaO_2 は，F_IO_2 によって変化するため，P/F ratio（酸素化係数）（**表9**），肺胞気-動脈血酸素分圧較差（A-aDO_2），Oxygen index（OI）などの指標があります．

表9　酸素化の指標

指標／計算式	正常値
P/Fratio（酸素化係数）：PF比 計算式：PF比＝PaO_2/F_IO_2	正常値は300以上で，ARDSの診断基準（表10，11）にも用いられる．
肺胞気－動脈血酸素分圧較差（A-aDO_2） 計算式：A-aDO_2（mmHg）＝P_AO_2－PaO_2 ＝（760－47）×F_IO_2－（$PaCO_2$/R）－PaO_2 R：呼吸商0.8　100%酸素吸入時には1.0	正常値は10mmHg以下（F_IO_2＝1.0では60〜70mmHg）で，肺胞レベルのガス交換の指標であり，数値が大きいほどガス交換障害の程度が大きくなる
Oxygen index（OI） 計算式：OI＝（平均気道内圧×F_IO_2×100）/PaO_2	正常値はなく，酸素化能が悪ければ値が大きくなり，改善すれば小さくなる

表10　ARDS診断基準と重症度分類（Berlin基準）

発症時期	侵襲や呼吸器症状（急性/増悪）から1週間以内		
肺水腫の原因	胸水，肺虚脱（肺葉/肺全体），結節ではすべてを説明できない両側性陰影		
胸部画像 （心不全・溢水の除外）	心不全，輸液過剰ではすべて説明できない呼吸不全 危険因子がない場合，静水圧性肺水腫除外のため心エコーなどによる客観的評価が必要		
PaO_2/F_IO_2 （酸素化能，mmHg）	重症度	軽症	中等症	重症
		200＜PaO_2/F_IO_2≦300 （PEEP，CPAP≧5cmH_2O）	100＜PaO_2/F_IO_2≦200 （PEEP≧5cmH_2O）	PaO_2/F_IO_2＜100 （PEEP≧5cmH_2O）

(The ARDS Definition Task Force：Acute Respiratory Distress Syndrome The Berlin Definition. JAMA. 307(23)：2526-2533, 2012 より引用)

表11　小児ARDS診断基準（参考）

年齢	周産期の肺疾患患者を除く				
発症時期	侵襲から1週間以内				
肺水腫の原因	心不全，輸液過剰ではすべて説明できない呼吸不全				
胸部画像	急性の肺実質病変に一致する新たな浸潤影				
酸素化	非侵襲的人工呼吸		侵襲的人工呼吸		
	PARDS（重症度分類なし） フルフェイスマスク2相性換気もしくは CPAP≧5cmH_2O P/F≦300 OSI≧12.3 S/F≦264		軽症	中等症	重症
			4≦OI＜8 5≦OSI＜7.5	8≦OI＜16 7.5≦OSI＜12.3	OI≧16
特別な状況					
チアノーゼ性心疾患	上記の基準の発症時期，肺水腫の原因，胸部画像を伴い，心疾患では説明のつかない急激な酸素化がある				
慢性肺疾患	上記の基準の発症時期，肺水腫の原因を伴い，胸部画像で新たな浸潤影を認め，上記の酸素化に該当するベースラインからの急激な酸素化の悪化				
左室機能不全	発症時期，肺水腫の原因を伴い，胸部画像で新たな浸潤影を認め，左心室機能不全では説明できない急激な酸素化の悪化				

・PaO_2が測定できる場合はそれを使用し，測定できない場合はSpO_2≦97%を維持するようにF_IO_2を下げてOSIもしくはS/Fを計算する．
・慢性肺疾患で呼吸器を使用している場合やチアノーゼ性心疾患において，OIやOSIによるARDSの重症度分類を適応すべきではない．
・OI＝（平均気道内圧×F_IO_2×100）/PaO_2　　OSI＝（平均気道内圧×F_IO_2×100）/SpO_2

(The Pediatric Acute Lung Injury Consensus Conference Group：Pediatric Acute Respiratory Distress Syndrome：Consensus Recommendations From the Pediatric Acute Lung Injury Consensus Conference. Pediatric Critical Care Medicine. 16(5)：428-439, 2015 より引用)

⑦低酸素血症の原因（図10）

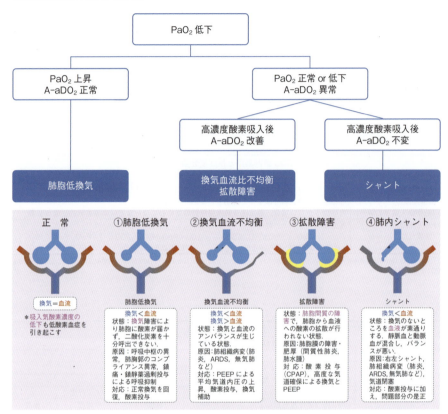

図10　低酸素血症の鑑別と原因

⑧換気の指標
(1) $PaCO_2$（表12）
- $PaCO_2$ は，$0.863 \times VCO_2$（二酸化炭素産生量）/VA（肺胞換気量）で表され，①二酸化炭素産生量，②1回換気量，③死腔容積，④呼吸数で規定されています．

表12　$PaCO_2$ 上昇・低下の要因	
$PaCO_2$ 上昇	$PaCO_2$ 低下
肺胞換気量の低下（低換気） 死腔の増大 体温上昇・不穏・シバリングなどによる二酸化炭素量の増加	肺胞換気量の増加（過換気） 低体温などによる代謝抑制

- 換気の目標は，$PaCO_2$ を正常化することではありません．pHが保たれていれば，$PaCO_2$ の上昇を許容する場合もあるので，目標値を確認する必要があります．
- また，$PaCO_2$ の上昇は，肺血管を収縮させますが，脳では脳血管を拡張させてしまい，脳灌流量の増加につながるため，注意が必要です．

(2) $ETCO_2$（end tidal carbon dioxide：呼気終末二酸化炭素分圧）

- ETCO$_2$ は，気道内で計測された呼気中に含まれる二酸化炭素濃度のことであり，カプノメータにより非侵襲的に，連続的にモニタリングすることができます．
- 通常，ETCO$_2$ と PaCO$_2$ の差は，3～5mmHg の範囲で相関していますが，ETCO$_2$ と PaCO$_2$ の値に差がある場合，死腔の増大やシャントの増大が考えられます．

(3) tcpCO$_2$（経皮的二酸化炭素分圧）
- 経皮的 CO$_2$ ガスモニタは，皮下の毛細血管から拡散してくる炭酸ガス分圧を測定することで動脈血 CO$_2$（PaCO$_2$）を推定する装置で，非侵襲的に，連続的に，CO$_2$ の測定が可能です．また，tcpCO$_2$ と PaCO$_2$ には高い相関性があります（特に新生児では近似する）．
- 測定時には，経皮電極装着後，tcpCO$_2$ が安定するまで3～7分を要します．また，光線療法に用いる紫外線光，血管収縮（末梢循環不全），皮膚の厚さ，浮腫，低体温，加熱温度（42～45℃が最適測定温度），不適切な較正や装着により，測定値に影響を及ぼすことがあります．

⑨呼吸仕事量と呼吸筋疲労
- 呼吸仕事量の増大は，主に肺胸郭コンプライアンスの低下と気道抵抗の上昇により起こり，換気量の変化や呼吸数の変化，呼吸様式の変化として現れます（図11）．
- 小児の細い気道では，分泌物や浮腫，気管収縮などの気道径の狭小以外にも，興奮や啼泣などによる気流の乱流によっても気道抵抗が上昇し（図12），呼吸仕事量が増加します．
- 肺コンプライアンスの低い（肺が硬い）小児では，肺胞を膨張させるためにより高い努力が必要となります．コンプライアンスを低下させる肺外の要因は，気胸や胸水などで，肺内の要因は，肺炎やARDSなどがあります．逆に，胸郭のコンプライアンスは高い（軟らかい）ために，陥没呼吸を呈します．
- 小児では，横隔膜が主たる呼吸筋ですが，腹部膨満などにより容易に横隔膜運動が妨げられます．また，未熟な肋骨筋や呼吸補助筋により換気効率が低く，代償機能が期待できません．そのため，呼吸仕事量の増加を代償しにくい状況にあります．
- また，呼吸筋疲労に強いⅠ型線維の割合も少なく，呼吸仕事量の増加を代償できない場合，容易に呼吸筋疲労をきたし，換気不全に陥ります．

⑩チアノーゼ（表13）
- チアノーゼとは，皮膚や粘膜が青紫色の状態をいい，毛細血管中の還元ヘモグロビンが 5g/dL を超えると出現します．貧血の場合には現れにくく，逆に赤血球増多の場合には現れやすくなります．
- チアノーゼは，中枢性，末梢性，ヘモグロビンの異常による血液性に大別されます．
- チアノーゼの出現部位や中枢性，末梢性，血液性の分類を評価し，原因への介入と同時に，

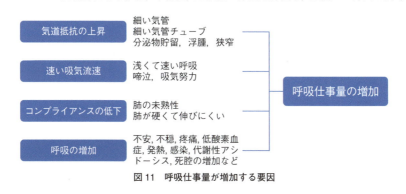

図11　呼吸仕事量が増加する要因

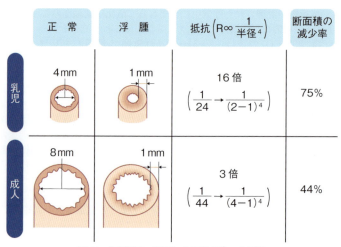

図12 気道狭窄（浮腫）と気道抵抗への影響
(Coté CJ, et al：The pediatric airway. A practice of Anesthesia for infants and children, 2nd ed, WB Sanders, pp55-83, 1993 を参照して作成)

必要に応じて酸素投与，換気補助，安静や保温などを考慮します．

表13　チアノーゼの分類		
種類	特徴	原因
中枢性チアノーゼ	酸素飽和度が低下し，全身に出現する	呼吸機能障害，先天性心疾患などによる右左シャント，高地環境などの肺胞内酸素分圧低下など
末梢性チアノーゼ	動脈血酸素飽和度の低下はなく，毛細血管内血流速度の低下から，組織への酸素移行の増大により，口唇や四肢末梢に出現する	心拍出量が低下し，末梢循環血液量が低下する低心拍出量症候群，末梢血管の攣縮，血液粘稠度の増加する赤血球増多症などで毛細管内血流速度が低下した場合など

2　小児の呼吸障害の種類とケア

1．呼吸障害の重症度：呼吸窮迫と呼吸不全（表14）

表14　呼吸窮迫と呼吸不全		
	呼吸窮迫	呼吸不全
特徴	呼吸仕事量が増加する 酸素化，換気は維持している	酸素化，換気，またはその両方が維持できない
症状	・頻呼吸 ・頻脈 ・呼吸努力の増加（鼻翼呼吸，陥没呼吸） ・異常な呼吸音（吸気性喘鳴，呼気性喘鳴，呻吟など） ・蒼白，皮膚冷感 ・意識状態の変化	・著しい頻呼吸（早期）→徐呼吸・無呼吸（晩期） ・頻脈（早期）→徐脈（晩期） ・呼吸努力の増加，減少，または消失 ・チアノーゼ ・肺末梢部への気流の低下，消失 ・昏迷，昏睡

(American Heart Association：PALS プロバイダーマニュアル AHA ガイドライン2015準拠．シナジー，p122, 2018 を参照して作成)

2. 呼吸障害のタイプ（表 15）

表 15 呼吸障害のタイプ

タイプ	上気道閉塞	下気道閉塞	肺実質病変	呼吸調節障害
呼吸音	吸気時喘鳴（stridor）	呼気時喘鳴（wheeze）	水泡音（coarse crackles） 捻髪音（fine crackles）	減弱
症状	頻呼吸 努力呼吸（陥没呼吸） 呼吸音の減弱 いびき（例：声門上狭窄） 嗄声（例：声門の閉鎖不全） 犬吠様咳嗽（例：声門下狭窄） よだれ（例：喉頭蓋炎、嚥下障害）	頻呼吸 努力呼吸（陥没呼吸） 呼気延長 咳嗽	頻呼吸 頻脈 努力呼吸（陥没呼吸） 呻吟（内因性PEEP） 低酸素血症（酸素投与で改善しない） チアノーゼ	変動する呼吸数 変動する努力呼吸 浅い呼吸（しばしば、低酸素血症や高炭酸ガス血症に至る） 中枢性無呼吸
病態	クループ、扁桃肥大、急性喉頭蓋炎、声門下狭窄、アナフィラキシー、上気道異物、舌根沈下など	気管支喘息 急性細気管支炎 気管支狭窄	肺炎 肺水腫（心原・非心原性） ARDS など	中枢神経病変 脳幹病変 中毒や過量投与
実践例	安楽な体位、安静、酸素投与、異物の除去、分泌物の除去（吸引） アナフィラキシー：アドレナリン投与、気管支拡張薬の吸入 クループ：ステロイドの投与、アドレナリン吸入など 急性喉頭蓋炎：高度な気道確保を考慮 気管軟化症：CPAP などの呼吸補助	酸素投与 分泌物の除去（吸引） 気管支喘息：β₂刺激薬の吸入、ステロイドの投与 細気管支炎：分泌物の除去、NPPV などの呼吸補助	酸素投与、分泌物の除去（吸引） 安静、体温管理 必要に応じて換気補助（CPAP、NPPV、PEEP付加の機械的人工呼吸、肺保護を意識した人工呼吸管理など）	気道の開通、十分な酸素化と換気を確認 必要時に応じて人工呼吸管理

(American Heart Association：PALS プロバイダーマニュアル AHA ガイドライン 2015 準拠．シナジー，pp123-145，2018 を参照して作成)

3 呼吸障害のある子どもへのケア

1．安静保持

- 小児は，機能的残気量が少なく酸素の貯蔵が少ない反面，エネルギー消費量や酸素消費量は成人の2〜3倍と多く，容易に酸素の需要と供給のアンバランスをきたします．
- 特に，酸素消費量は，睡眠時には−5％と減少するのに対し，軽度の興奮で＋20％，かなり動くときで＋40％，大暴れのときで＋60〜＋80％と著しく増加します．呼吸仕事量を軽減し，呼吸不全への移行を回避するために，安静保持により酸素消費量を減らす必要があります．
- また，小児の細い気道では，興奮や啼泣などによる気流の乱流によっても気道抵抗が上昇し，呼吸仕事量が増加するため，安静保持が重要となります．
- 身体的苦痛のみならず，精神的苦痛，社会的苦痛をアセスメントし，適切な鎮痛・鎮静管理（詳細は「鎮痛・鎮静・せん妄」の項を参照）と同時に，安楽な体位，ポジショニング，気分転換，環境調整，コミュニケーションの促進，家族との分離の回避など，非薬物的介入による安楽性を促進し，安静を保持する必要があります．

2. 酸素療法

- 酸素療法は，呼吸窮迫や呼吸不全，循環不全，代謝亢進状態（発熱，けいれん，外傷など）において，低酸素血症による自覚（他覚）症状を改善し，組織の酸素化を維持する目的で実施します．
- 吸入酸素濃度は60%以下が望ましく，特に在胎36週未満では，未熟児網膜症の予防のため，F_IO_2 は PaO_2 50〜70 mmHg を目安に管理することが望ましいといわれています．特に，2歳以下の小児に対する経鼻酸素流量と吸入気酸素濃度について，表16 に示します．
- 酸素療法では，酸素流量や使用する器具により F_IO_2 が異なります（表17）．小児では，不適切な装着や頻呼吸，不安定な1回換気量により，必ずしも成人と同じ効果があるとは限らず，SpO_2 のモニタリングなどで評価することが重要です．また，協力が得られにくく，装着が困難となる場合も多いので，使用する器具の選択や固定方法を工夫する必要があります．

表16 体重別酸素投与量の目安（mL/min）

F_IO_2	<1.5kg	1.5kg	3kg	5kg	10kg
0.3	25	75	135	225	450
0.4	75	150	225	375	750
0.5	100	200	450	750	1,500
0.6	125	no data	675	1,125	2,250
WHO の推奨（F_IO_2 45%に相当）			500	500	1,000

（志馬伸朗，他：小児 ICU マニュアル，改訂第6版．永井書店，p79，2012 より引用）

表17 酸素流量と吸入酸素濃度の目安

	種類と特徴	酸素流量（L/min）	酸素濃度（%）成人での目安
低流量システム	経鼻カニューラ・乳幼児では最大流量は 2L/min までが望ましい．・鼻呼吸をしていることが必須である．	1 2 3 4	24 28 32 36
	酸素マスク・炭酸ガス再呼吸を回避するために，最低流量は 6L/min とする．	5〜6 6〜7 7〜8	40 50 60
高流量システム	リザーバーマスク・流入した酸素がリザーバー内に貯留し，吸気時に高濃度の酸素を吸入できる．	6 7 8 9 10	60 70 80 90 99
	ベンチュリーマスク・ベンチュリー効果を利用して，一定濃度の酸素を投与する．・ダイリューターの種類を変更して F_IO_2 を調節する．	4 4〜6 6〜8 8〜10 8〜12 12	24 28 31 35 40 50

（志馬伸朗，他：小児 ICU マニュアル，改訂第6版．永井書店，p80，2012 を参照して作成）

① HFNC（high flow nasal cannula）
- HFNC（図13）は，酸素ブレンダーを使用することで，加温加湿された酸素を特殊な鼻

カニューラを介して，高流量で投与する酸素療法です．小児では，一般的に，2L/min/kgの流量で使用されています．
- 小児では，明確な適応疾患や開始・中止基準はありませんが，人工呼吸離脱後の呼吸補助やNPPVでの同調性不良やマスクフィッテングが悪い場合，呼吸窮迫・呼吸不全など，さまざまな場合に使用されています．
- また，小児では，高肺血流における低濃度酸素吸入療法（吸入気に窒素（N_2）などを混合して吸入気酸素濃度を空気濃度以下に減少させることで肺血管抵抗を上昇させ，肺血流を減じる治療法）や，肺血管抵抗を低下させる一酸化窒素（NO）吸入療法などの場合にも使用されます．
- HFNCのメリットとデメリットについては表18に示します．
- HFNCの使用により，気管挿管や再挿管を回避することができる小児もいますが，重要なのは，開始後の呼吸状態の評価とモニタリングであり，呼吸状態の悪化を見逃さないようにしなくてはなりません．

表18　HFNCのメリットとデメリット

メリット	デメリット
・鼻カニューラから酸素を投与でき，不快感が少ない． ・装着したまま（酸素を投与したまま）会話や食事が可能である． ・カニューラサイズが多く，早期産児から成人まで使用できる． ・安定した酸素吸入濃度を供給できる． ・解剖学的死腔（鼻腔，喉頭，咽頭部）の二酸化炭素が洗い流される（二酸化炭素の再呼吸が減少する）． ・高流量の酸素を吹き込むことで，軽度のPEEP効果が期待できる． ・呼吸仕事量の軽減が期待できる． ・加温加湿により，粘膜線毛クリアランスを維持できる．	・鼻から栄養チューブなどが挿入されていると鼻カニューラのプロング部分が鼻腔に挿入しにくい． ・鼻孔，鼻下，頬部にスキントラブルが発生する場合がある． ・アラーム機能がなく，異常の早期発見が遅れる場合がある． ・高流量・高濃度の酸素を投与していても，外見から重症度が軽く見えてしまう． ・流量で呼吸を補助するため，下気道にかかる圧が一定しない． ・適応症例について，明確な知見が少ない．

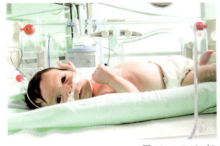
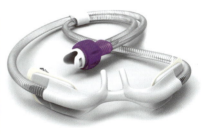

図13　HFNC（Optiflow™ junior2）
（画像提供：Fisher & Paykel HEALTHCARE）

②酸素療法の副作用と弊害
- 酸素投与には，CO_2ナルコーシスや酸素中毒，吸収性無気肺などの副作用や弊害があります．
- 高濃度酸素投与では，活性酸素による肺胞上皮細胞や血管上皮細胞への傷害により「肺傷害」を引き起こし，肺胞レベルで吸収されない窒素が少なくなることから，吸収性の無気

肺が生じることが知られています.
- 先天性心疾患における肺血流増加型疾患（酸素投与により肺血管抵抗が低下し肺血流増加,肺うっ血をきたす疾患）や動脈管依存性疾患（酸素投与による動脈管収縮により体循環もしくは肺循環不全をきたす疾患）では,酸素投与は望ましくなく,投与には慎重にならなければなりません.

3. 吸入療法

- エアゾールの粒子径によって薬剤の沈着部位が異なるため,治療目的や病変部位に応じて粒子の大きさを考慮する必要があります（図14）.
- 吸入療法は,薬剤をエアゾール粒子やドライパウダーの形で気道に直接吸入させるため,経口投与に比較して,少ない投与量で,効果発現は早く,薬理作用が高いという特徴があります.また,体循環を経由しないため,副作用の出現を抑制できるという利点があります.
- しかし,小児では,気道径が細い,1回有効換気量が少ない,深吸気や息止めができないなどの問題があり,施行方法によっては効果がないばかりか病態を悪化させてしまう可能性があるため,器具の選択や施行方法,説明内容などへの工夫が必要です.
- 人工呼吸中に使用する場合には,呼吸器回路の吸気側に専用のスペーサーを組み込んで使用します（ネブライザーもしくはMDI）.人工呼吸中は,エアゾール粒子が呼吸器回路や気管チューブ内に沈着するため,経口による吸入時より吸入薬の用量を増量するなどの検討が必要です.
- また,呼吸器回路内の水滴に吸入薬が吸着する可能性があるため,結露を除去しておく必

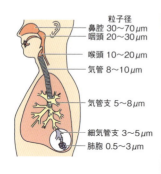

種類	特徴	薬剤例
ネブライザー	● ジェットネブライザー ・圧縮空気によるジェット気流から粒子を発生させる ・粒子のサイズは1〜15μmと不揃い ・時間をかけてゆっくり吸入する ・ほとんどの薬剤に使用可能 ● 超音波ネブライザー ・超音波振動により水に分子運動を起こさせて粒子を発生させる ・均一な密度の高い粒子が得られる ・粒子のサイズは1〜5μmであり肺胞まで到達可能	β_2刺激薬 去痰薬 抗アレルギー薬 ステロイド薬 滅菌蒸留水・生理食塩水
MDI（metered dose inhaler） 加圧噴霧式定量吸入器	・高圧に充填されたガスが噴出され急激に気化することでエアゾールを発生させる ・スペーサーの使用が推奨される ・吸入動作との協調,深呼吸と息こらえが必要 ・粒子サイズは3〜8μmであり気管支から細気管支まで可能	β_2刺激薬 ステロイド薬 抗コリン薬
DPI（dry powder inhaler） ドライパウダー定量噴霧器	・呼気動作により起こるプロペラの回転により薬剤の微粉末を吸入する ・呼吸の同調性は不要であるが,速い速度で吸入する必要がある ・粒子径は6μm以下である	β_2刺激薬 ステロイド薬 抗コリン薬
SMI（soft mist inhaler） ソフトミスト定量吸入器	・噴射ガスを使用せずに粒子を細かい霧（ミスト）として噴出させる ・噴射速度が遅いため1回の噴射時間が長く,これまでのMDIやDPIに比較して肺内沈着率が高い ・粒子径が0.5μmと4.5μmをピークとする二峰性の分布を示すため,中枢気道と末梢気道の両者に沈着する	気管支拡張薬

図14 エアゾール粒子径による沈着部位の相違と吸入療法の特徴

要があります．人工鼻を使用している場合は，吸入薬によりフィルターが目詰まりするため，吸入時には人工鼻を外し，吸入後に人工鼻を再装着する必要があります．

4. 体位変換と体位ドレナージ（詳細は「体位とリハビリテーション」の項を参照）

- 体位変換の目的は，臥床安静や不動・人工呼吸管理などに伴う合併症の予防や治療，日常生活に必要な体位への援助，安楽の保持など多岐に渡ります．
- 呼吸器系では，水平仰臥位に比べ高頭位は，横隔膜が低下し機能的残気量（FRC）が増加するため，酸素化の向上に有用です．また，肺野は上位でより肺胞や気管支が開きやすく，下位では血流が多くなるため，障害側の肺区域を高位とした体位は，無気肺の改善や換気血流不均衡の是正，分泌物のドレナージ効果が期待できます．さらに，30～45度の高頭位は，誤嚥や人工呼吸器関連肺炎（VAP）の予防に重要といわれています．
- 小児にやさしい排痰体位（体位ドレナージ法）を図15に示します．効果的な気道クリアランスには，この重力による体位ドレナージと，分泌物の粘性の調整，吸気と呼気の速度（咳嗽の誘発）が重要となります．
- 腹臥位療法：近年，成人領域ではARDSにおける腹臥位療法により生命予後が改善することが報告されています．小児領域でも，酸素化の改善は認めますが，計画外抜管を含めたチューブ位置の異常や褥瘡発生の問題から，安全な施行に向けて努力が必要とされています．小児では，成人よりも比較的容易に腹臥位療法を実施できますが，リスクベネフィットを考慮して，安全に実施する必要があります．

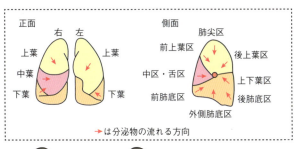

仰臥位で30度起こす
（肺尖区）

側臥位で30度起こす
（片側肺尖区）

仰臥位
（前上葉区・前肺底区）

後方へ45度傾けた側臥位
（中区・舌区）

側臥位
（外側肺底区・片肺全体）

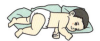
前方へ45度傾けた側臥位
（後上葉区・上下葉区・後肺底区）

腹臥位
（上下葉区・後肺底区）

図15　小児にやさしい排痰体位

気道分泌物の確認
- 努力呼吸（頻呼吸，喘鳴，陥没呼吸，鼻翼呼吸，呼吸補助筋の使用など）の増強
- 視覚的に分泌物が確認できる
- 分泌物の存在を示唆する副雑音聴取
- バッキング，湿性咳嗽
- 呼吸に伴う胸部の振動触知
- 誤嚥した場合
- 低酸素血症
- 人工呼吸器の測定値やグラフィックの変化
  量規定モード時の気道内圧上昇
  圧規定モード時の換気量低下
  フローボリューム曲線でのノコギリ歯状の波形
  注）必ずしもこのような客観的指標があるとは限らない

吸引の準備
- 小児（もしくは家族）への説明
- 感染防止策
- 吸引前の酸素化
  気管吸引操作では，気管内の酸素も吸引されるため，低酸素血症を生じやすい．病状に応じて，徒手的蘇生バッグや人工呼吸器の酸素濃度を上げる
- 吸引前の過換気，過膨張
  気管吸引では，分泌物の吸引と合わせて気道内のガスも吸引されるため，低酸素血症や無気肺を生じるおそれがある．病状に応じて，蘇生バッグや人工呼吸器にて通常換気量より多い換気量を送り過膨張させる

吸引の実施
- モニタリング（顔色，表情，全身色，心電図，SpO_2，血圧など）
- 鼻腔・口腔の吸引，カフ上吸引
- 気管吸引カテーテルの選択：乳児では気管チューブの内径の70％未満，小児では50％未満のもの
- 気管吸引のチューブ挿入の深さ：気管チューブの先端（気管分岐部の手前）
- 気管吸引の圧：新生児では80〜100mmHg，成人では150mmHg（20kPa）以内が推奨されているが，200mmHg（26kPa）でも安全にできる可能性を示唆する報告もある（小児における適正圧は明らかではない）
- 気管吸引の時間：成人では10分以内が推奨されているが，小児では10秒以内で可能な限り短時間で終了する
- 分泌物の性状・量などの確認

吸引の評価
- 呼吸数，呼吸様式，胸郭の動き，皮膚の色，表情，振動や胸郭の拡張性，副雑音の有無
- 循環動態：脈拍数，血圧，心電図
- ガス交換所見：経皮的酸素飽和度，動脈血液ガス値
- 気道内分泌物：色，量，粘性，におい，出血の有無の確認
- 主観的不快感：疼痛や呼吸苦など
- 咳嗽力
- 人工呼吸器装着時：気道抵抗（最高気道内圧（PIP）の低下，PIPとプラトー圧の差の減少），圧設定換気モードの際の換気量増加
- 頭蓋内圧（ICP）（必要があれば）

合併症の確認
- 鼻腔，気管支粘膜などの損傷
- 低酸素症・低酸素血症
- 不整脈，徐脈，血圧変動，心停止
- 呼吸停止
- 咳嗽の誘発が多くなり疲労
- 嘔吐
- 上気道のスパスム
- 不快感・疼痛
- 院内感染
- 無気肺
- 頭部疾患（頭蓋内圧の上昇，脳内出血，脳浮腫増悪）

図16 気管吸引の手順とポイント

（日本呼吸療法医学会気管吸引ガイドライン改訂ワーキンググループ：気管吸引ガイドライン2013. 人工呼吸 30(1)：75-91, 2013を参照して作成）

5. 吸引

- 吸引の目的は，気道の開通性を維持することで，呼吸仕事量・呼吸困難感を軽減し，肺胞でのガス交換を維持・改善することです．

①鼻腔・口腔吸引（表19）
- 解剖生理学的特徴から，鼻腔・口腔ともに狭く，生後6か月未満では鼻呼吸への依存があるため，成人よりも鼻腔・口腔吸引による気道の開通性の維持が重要となります．しかし，鼻腔・口腔粘膜が柔らかいため損傷しやすく，低酸素血症に陥りやすい，嘔吐しやすいなどの危険性もあるため，愛護的かつ確実な手技が求められます．
- 小児の鼻腔・口腔吸引における吸気圧は，100〜200 mmHgや300 mmHgとする文献もありますが，高い吸引圧では粘膜損傷を起こす危険性が高く注意が必要です．

表19 鼻腔・口腔吸引の目安

	口鼻腔吸引時のカテーテルのサイズ（Fr）	吸引圧の目安（mmHg）	吸引圧の目安（kPa）	挿入の長さ	1回の吸引時間
新生児	5〜8	100	13	鼻孔から耳朶	10秒以内
乳幼児	7〜10	100〜200	13〜26	鼻孔から耳朶	10秒以内
学童	10〜12	100〜200	13〜26	鼻孔から耳朶	10秒以内

②気管吸引
- 気管吸引とは，「人工気道を含む気道からカテーテルを用いて機械的に分泌物を除去するための準備，手技の実施，実施後の観察，アセスメントと感染管理を含む一連の流れのこと」と定義されています（気管吸引ガイドライン2013より）．
- 気管吸引には，大別して開放式と閉鎖式の2つの方法がありますが，酸素化と肺容量維持においては閉鎖式吸引が優れているといわれています．新生児や乳児，および高酸素濃度や呼気終末陽圧（PEEP）を要する場合には，閉鎖式吸引が望ましいですが，呼吸状態やコスト，感染防止，手技の習熟度などから適切な方法を選択する必要があります．
- 小児の気管吸引の手順とポイントについて図16に示します．

文 献

1) Slota MC ed：Core Curriculum for pediatric critical care nursing, 2nd edition. Saunders, 2006
2) American Heart Association：PALSプロバイダーマニュアル AHAガイドライン2015準拠．シナジー，2018
3) 志馬伸朗，他：小児ICUマニュアル，改訂第6版．永井書店，2012
4) 日本呼吸療法医学会気管吸引ガイドライン改訂ワーキンググループ：気管吸引ガイドライン2013. 人工呼吸30(1)：75-91, 2013

（辻尾有利子）

第2章 重症小児患者のフィジカルアセスメントとケア

2. 重症小児患者の循環評価とケア

ここをおさえよう！

- ☑ 小児は基礎代謝量や体組成に占める水分の割合が大きく，水分出納はダイナミックなものとなる．
- ☑ 小児は，心拍出量の低下に対して末梢血管収縮や心拍数増加により代償するが，その幅は狭いため，代償機構が破綻すると急速に臓器障害・心停止に進む．
- ☑ 循環障害では，酸素需要を最小限に抑えるケアが求められる．

1 小児の循環評価

1. 循環要素

● 循環の主な目的は，全身の組織へ酸素を供給し，細胞代謝を維持，その副産物を除去することです．全身への酸素供給量は，血液への酸素の取り込みとその血液を全身に送り出す心拍出量で決まります．心拍出量は，1回拍出量と心拍数により決まり，1回拍出量は，心収縮力，前負荷，後負荷の要素で決まります（図1）．

2. 心拍数／心電図

● 小児は，エネルギー代謝量が活発で体重あたりの酸素消費量は大きくなります．そのため，体重あたりの心拍出量もおおよそ新生児200 mL/kg，乳幼児150 mL/kg，学童期100 mL/

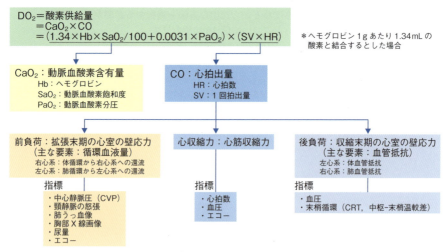

図1 酸素供給量からみた循環の各要素

kgであり，成人70mL/kgと比べると多くなります．その一方で，成人と比べて1回拍出量は少ないため，安静時でも心拍数は多くなります（表1）．

表1 循環血液量と心拍出量

年齢	循環血液量 (mL/kg)	心拍出量 (L/min)	1回拍出量 (mL)	心係数 (L/min/m²)
生後〜1か月	80〜85	0.7〜0.8	5	
1〜12か月	75〜80	0.8〜1.5	5〜13	
1〜5歳	70〜75	1.5〜3.0	13〜31	3.5〜4.5
5〜10歳		3.0〜4.0	31〜50	
10〜15歳		4.0〜6.0	50〜85	

(Hazinski MF：Nursing Care of the Critically Ill Child, 3rd Edition. Elsevier, p111, 2013より引用)

● また，小児の心筋特性として収縮組織は少なく，支持組織が多いことから，心拍出量の増加は心拍数と拡張期充満圧（前負荷）に依存しています（表2）．

表2 小児の心拍数

年齢	覚醒時 (beats/min)	入眠時 (beats/min)
生後〜1か月	100〜205	90〜160
1〜12か月	100〜180	90〜160
1〜2歳	98〜140	80〜120
3〜5歳	80〜120	65〜100
6〜12歳	60〜120	58〜90
12〜15歳	60〜120	50〜90

(Hazinski MF：Nursing Care of the Critically Ill Child, 3rd Edition. Elsevier, p3, 2013より引用)

● 循環障害に対する代償反応として生じる頻脈ですが，小児は安静時の心拍数そのものが多いために上げ幅は狭く，また頻脈の持続は心拍出量の低下や冠動脈血流の減少につながります．血圧が正常域であっても頻脈が持続しているのであれば循環不全を疑って原因検索を行います（表3，図2）．
● 一方で，徐脈は低酸素血症や循環不全の結果として生じ，重篤な状態を示しています（表3，図3）．

表3 頻脈と徐脈の主な原因

	頻脈	徐脈
気道	気道閉塞	気道閉塞
呼吸	低酸素，低換気，分泌物の貯留，呼吸器との同調性不良	高度の低酸素，過換気，無呼吸，息こらえ
循環	頻脈性不整脈，代償性ショック，低血圧性ショック	徐脈性不整脈，高血圧，心筋虚血
神経学的評価	けいれん，交感神経刺激，疼痛・不快刺激，薬物の影響	意識レベル低下，迷走神経刺激，頭蓋内圧亢進，薬物の影響
全身観察	高体温，低カリウム血症，甲状腺機能亢進，感染症，血糖異常，貧血，薬剤の影響	低体温，高カリウム血症，甲状腺機能低下，薬剤の影響

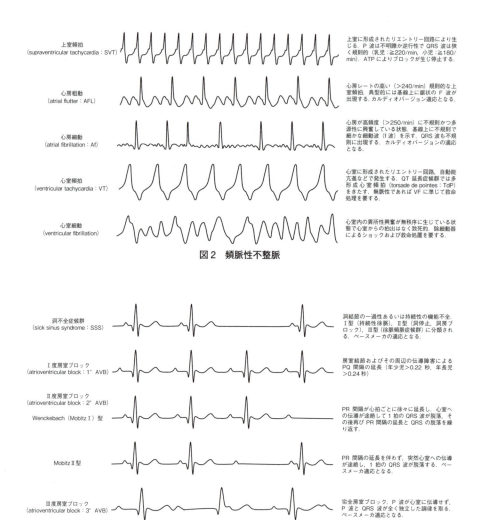

図2 頻脈性不整脈

図3 徐脈性不整脈

● 小児の心電図の正常値は，年齢によって異なります．心臓の位置や胸郭変形によっても影響を受けます．また，先天性心奇形を有している場合は，特異的な心電図変化を示すものもあります（図4，表4）．

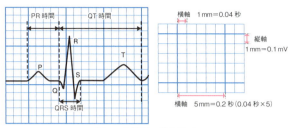

図4 心電図の基本波形

表4 心電図の正常値		
	小児	成人
P	0.08秒以内, 0.25mV以下	0.1秒以内, 0.25mV以下
PR	0.07〜0.18秒	0.12〜0.20秒
QRS	0.09秒以下	0.10秒以下
T	0.5mV以下	0.5mV以下
QTc時間*	0.44秒以下	0.35〜0.44秒

*Bazettの補正式：$QTc = QT/\sqrt{PR}$

3. 動脈圧

- 動脈圧（arterial blood pressure：ABP）は、収縮期と拡張期の血圧からなります。収縮期血圧は、心拍出量とそれを押し出す心収縮力、それに対する血管抵抗により決まります。拡張期血圧は、大動脈の収縮により血液を末梢に送り出す力と血管抵抗により決まります（図5）。
- 収縮期血圧は、心収縮力や後負荷の指標として、拡張期血圧は、冠動脈灌流の維持に、平均血圧は、臓器灌流の指標として重要です（表5）。

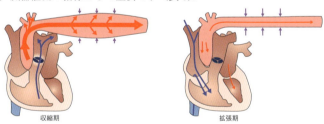

図5 動脈圧の機序

表5 小児の血圧の目安			
年齢	収縮期血圧*,** (mmHg)	収縮期血圧下限** (mmHg)	平均動脈圧*,** (mmHg)
新生児（1日）	60〜76	50	48〜57
新生児（4日）	67〜84	60	45〜60
1〜12か月	72〜104	70	50〜62
1〜10歳	65＋年齢×2（5〜50 percentile）	70＋年齢×2	40＋年齢×1.5（5〜50 percentile）
10〜15歳	85＋年齢×2（≧50 percentile）	90	55＋年齢×1.5（≧50 percentile）

(*Haque IU, et al：Analysis of evidence for the lower limit of systolic and mean arterial pressure in children. Pediatr Crit Care Med 8(2)：138-44, 2007, **American Heart Association：Pediatric advanced life support provider manual, 2011 より引用)

- 観血的動脈圧モニタでは，収縮期圧，拡張期圧，平均血圧が数値で示されますが，その波形も循環評価に有用です．波形の立ち上がり角度（dp/dt）は心収縮性を示し，dicrotic wave は体血管抵抗性を示します．また，波形下面積は1回拍出量を反映します（**図6**）．

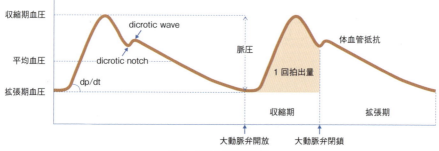

図6　正常な動脈圧波形

- 敗血症性ショック時では，波形の立ち上がり角度は鈍く，dicrotic notch は不明瞭になり，dicrotic wave は消失します．また，波形下面積も減少します（**図7**）．

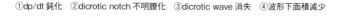

①dp/dt 鈍化　②dicrotic notch 不明瞭化　③dicrotic wave 消失　④波形下面積減少

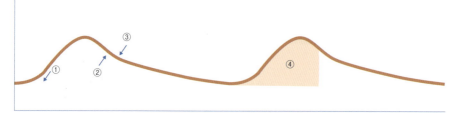

図7　敗血症性ショック時の動脈圧波形

- 陽圧呼吸下では，吸気時に1回拍出量が増加し，呼気時に1回拍出量が減少します．循環血液量が減少している状態ではこの呼吸性変動がより明瞭となります（**図8**）．

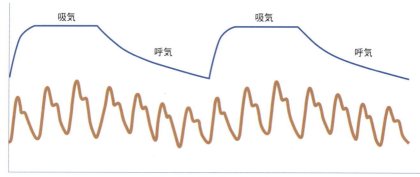

図8　陽圧呼吸時の呼吸性変動

4. 中心静脈圧

● 中心静脈圧（central venous pressure：CVP）は，右房に近接した胸部大静脈血圧を示し，基準値は4〜8mmHgです．右室拡張末期圧（RVEDP）と等しいとされ，前負荷の指標として重要です．しかし，CVPは心拍出量低下や静脈コンプライアンス低下のほか，体位（重力）や呼吸（胸腔内圧変化）などさまざまな要因で変化するため，数値そのものよりも経時的変化と臨床所見を合わせた評価が重要となります（図9）．

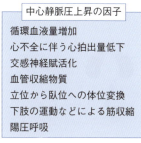
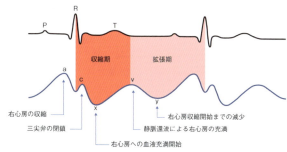

図9　中心静脈圧上昇の因子と正常な中心静脈圧波形

5. 混合静脈血酸素飽和度・中心静脈血酸素飽和度

● 混合静脈血酸素飽和度（$S\bar{v}O_2$）は，肺動脈血での酸素飽和度であり，酸素供給量（動脈血酸素飽和度，心拍出量，ヘモグロビン）と酸素消費量で規定されます．酸素需給バランスを反映し，酸素供給量が不足，もしくは酸素消費量が増加すると低値を示します．酸素供給量の増加や酸素消費量の減少では高値を示します（図10）．

● 中心静脈血酸素飽和度（$ScvO_2$）は，混合静脈血酸素飽和度とよく相関しているため，混合静脈血酸素飽和度と同様に扱われます．しかし，カテーテルの先端位置によって数％の誤差を生じることを理解しておく必要があります．

$$S\bar{v}O_2 = SaO_2 - (VO_2/1.34 \times Hb \times CO \times 10)$$

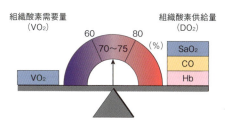

$S\bar{v}O_2$低値の主な原因
　SaO_2低下：低酸素血症
　Hb低下：貧血，出血
　CO低下：ショック
　VO_2増加：発熱，疼痛，シバリング，けいれん

$S\bar{v}O_2$高値の主な原因
　酸素供給量増加：高酸素血症
　酸素需要量減少：低体温，麻酔，筋弛緩
　酸素利用障害：敗血症

図10　混合静脈血酸素飽和度

● 酸素需給バランスが保たれず，組織へ十分な酸素が供給されない場合，組織は嫌気性代謝によりエネルギー産生を行うため血清乳酸値が上昇します（基準値：2.0mmol/L未満）．混合静脈血酸素飽和度が高くとも，乳酸値が上昇している場合は酸素需給バランスが崩れていることを意味します（図11）．

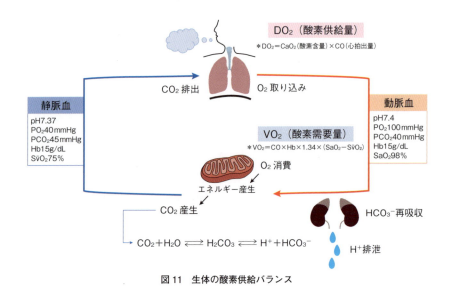

図11 生体の酸素供給バランス

6. 小児の水分出納と脱水所見

- 小児の体重に対する体液量は多く,特に細胞外液の量は成人に比べて多くなっています.基礎代謝量が大きく必要水分量が多い一方で,尿量や不感蒸泄量も多いため,体重に対する水分出納はダイナミックで,水分摂取量不足や体液喪失により容易に脱水に陥ります(表6〜8).
- 脱水に陥ると,臓器血流が減少し,進行すると低血圧をきたします.典型的な臨床所見を呈します(図12).

表6 小児の体液組成

年齢	体液量 (%体重)	細胞内液 (%体重)	細胞外液 (%体重)
新生児	80	40	40
乳児	70	40	30
幼児	65	40	25
学童・思春期	60	40	20

表7 小児の尿量と不感蒸泄

年齢	尿量 (mL/kg/day)	不感蒸泄量 (mL/kg/day)
新生児	4	30
乳児	3	50
幼児	2	40
学童・思春期	1	30

表8 小児の必要水分量

	1日必要水分量 (mL/kg)	輸液量簡易式 (mL/kg/h)
生後72時間まで	60〜100	—
乳児	100〜150	—
体重10kg以下	100	4
体重10〜20kg	1,000+50×(体重−10)	40+2×(体重−10)
体重20kg以上	1,500+20×(体重−20)	60+1×(体重−20)

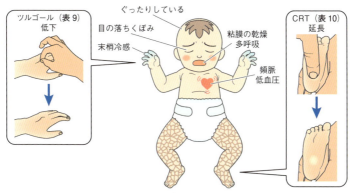

図12 脱水の典型的な臨床所見

表9 ツルゴールの評価	
皮膚が元に戻るまでの経過時間	予測される水分量減少割合
2秒未満	<5%
2〜3秒未満	5〜8%
3〜4秒未満	9〜10%
4秒以上	>10%

(Henry MS, et al：Mosby's guide to physical examination 5th edition. Mosby, 2003 を参照して作成)

表10 毛細血管再充満時間（CRT）の評価		
色調が元に戻るまでの時間	示唆する状態	
2秒未満	正常	
3〜5秒未満	延長	循環の悪化，室温の低下
5秒以上	著しい延長	ショック状態

(宮坂勝之訳 編著：日本版PALSスタディガイド，改訂版．エルゼビア・ジャパン，p34，2013 を参照して作成)

2 小児の循環障害の種類とケア

1．心不全

- 心不全とは，心臓の器質的あるいは機能的異常によりポンプ機能が低下し，代償機構が破綻した結果，主要臓器への灌流不全や肺・静脈系のうっ血をきたし，その結果としての症状が現れている状態です（図13）．
- 左心機能障害（左心不全）では臓器灌流低下や肺うっ血による症状が現れ，右心機能障害（右心不全）では体静脈系うっ血による症状が現れます．左心不全の進行は右心系後負荷を増大させ右心不全を生じ，両心不全に至ります．
- 心不全による心拍出量の低下に対して，レニン・アンジオテンシン・アルドステロン系（RAA系）亢進や交感神経亢進といった代償機構が働くことにより，心拍出量や血圧が維持されます（図14）．しかし，これらの代償機構は心筋に対しては負荷の増強となるため，やがて心不全の増悪に至ります．
- 心不全の血行動態指標に基づく分類としてForrester分類がありますが，肺動脈カテーテルを留置する必要があります．Nohria-Stevenson分類は，臨床所見から低灌流所見とうっ血所見の有無を判断し，病態を把握することができます（図15）．

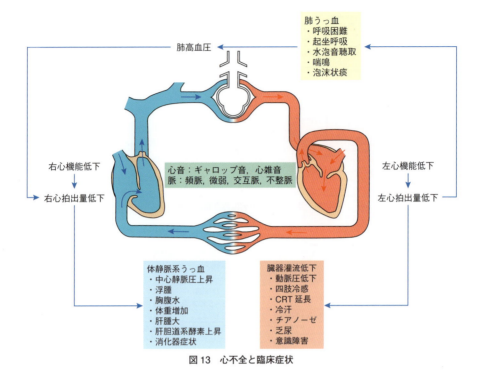

図 13　心不全と臨床症状

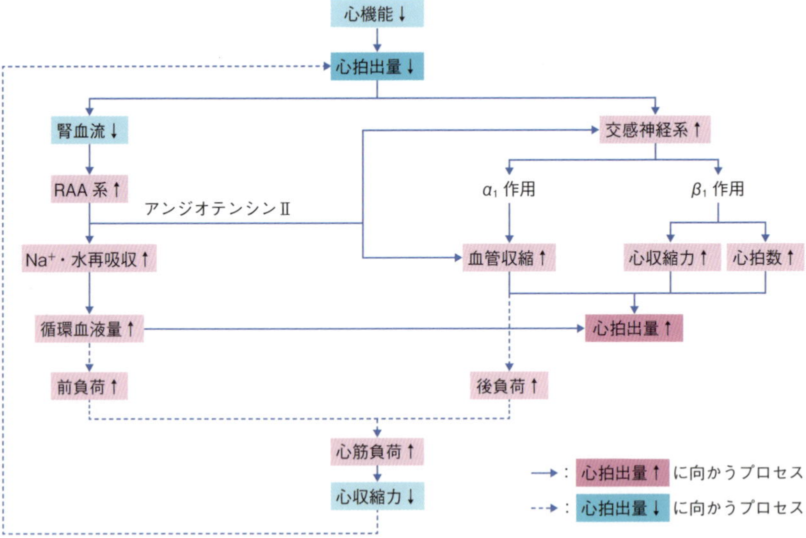

図 14　心不全と代償機構

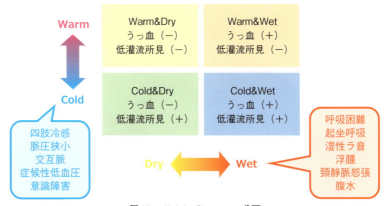

図 15　Nohria-Stevenson 分類

(佐藤直樹：うっ血の評価．"1日でマスターする心不全の基本知識と患者ケア"佐藤直樹 監．総合医学社，p43，2017 より引用)

表 11　心不全に対するケア	
モニタリング	・心不全に伴う症状，バイタルサイン，検査データ ・水分出納バランスのモニタリングと厳正な管理 ・体重の経時的変化の把握
安静の維持	・安静が得られるような配慮（遊び，面会，抱っこなど） ・侵襲的処置時の適切な鎮痛・鎮静 ・不穏時の適切な鎮静・睡眠導入
ガス交換能の維持	・確実な酸素投与 ・安楽な呼吸を維持できる体位調整 ・分泌物の除去
体温管理	・発熱時の冷却，低体温の予防 ・四肢末梢の保温（中枢-末梢温格差 3℃以内）
その他	・確実な薬剤投与 ・急変時への備え（酸素，薬剤，投与経路など）

- 心不全に対しては，全身状態のモニタリングを行いながら，交感神経の過緊張や心筋酸素需要を抑え，心負荷を軽減するように努める必要があります（**表11**）．
- カテコラミンをはじめとする循環器に作用する薬剤は，わずかな量で大きく循環動態を変化させるため，指示量を安定して投与できる投与経路を確保し，急激な投与量の変更などが生じないように配慮する必要があります（**図16，表12，13**）．

2．ショック

- ショックとは，急性の全身循環障害とそれに引き続く組織低酸素状態による組織の代謝障害や臓器障害をきたしている危機的な状態です．
- ショックの段階として，急性の循環障害に対して代償機構により血圧を維持している代償性ショックと，代償機能が破綻して低血圧を呈している非代償性ショック（低血圧性ショック）に分けることができます．

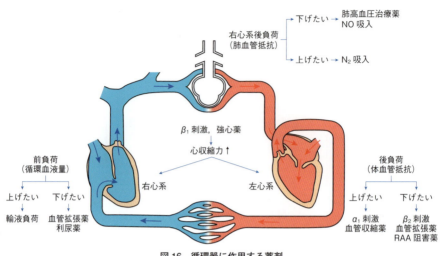

図 16 循環器に作用する薬剤

表 12 カテコラミンの種類と作用

一般名	β_1 受容体 心収縮能力↑	β_1 受容体 心拍数↑	β_2 受容体 血管拡張↑	α_1 受容体 血管収縮↑	D_1 受容体 腎/腸間膜血流	特性
ドパミン	+	+	−	+→++	+++	低容量では D_1, 中容量では β_1, 高容量では α_1 作用が現れる
ドブタミン	++	+	(+)	(+)	−	心筋酸素需要を増やさない. $\alpha \cdot \beta_2$ 作用は相殺される
アドレナリン	++	+	+	+	−	皮膚・粘膜・腎では α_1 作用が優位となり血管収縮させる
ノルアドレナリン	+	−	−	++	−	強い α_1 作用により末梢血管抵抗を上昇させる
イソプレナリン	++	+++	+++	−	−	非選択的 β 作用により心拍数上昇, 気管支拡張を示す

- 非代償性ショックの段階で, ショック徴候を察知して原因検索・介入することが求められます (表 14).
- ショックは, その病態に応じて 4 つに分類されます (図 17).
- ショックの初期治療目標は, 輸液蘇生により循環血液量を維持・回復させ組織灌流を改善させることです. そのためには大量輸液の急速投与が必要となります. 一方で, 大量輸液に伴う弊害も生じる可能性があります.
- ショックからの回復に必要な輸液量を最小限にとどめ, 二次的侵襲を回避するためにも, ショックの早期発見と早期介入, 繰り返しの全身評価が求められます (図 18, 19).

表13 心不全に用いられる主な薬剤

	一般名	分類	作用・特性
強心薬	ジゴキシン	ジギタリス製剤	心筋収縮力増強，心拍数抑制作用を示す．ジギタリス中毒に注意を要する．
強心・血管拡張薬	ミルリノン	PDE3阻害薬	β受容体を介さずに心筋収縮力増強，血管拡張作用を示す．
血管収縮薬	バソプレシン	バソプレシン受容体作動薬	血管平滑筋を収縮させ昇圧作用を示す．ノルアドレナリンの作用を増強させる．
	フェニレフリン	選択的α_1受容体刺激薬	強いα作用により末梢血管抵抗を増強させる．
血管拡張薬	ニカルジピン	Ca拮抗薬	血管拡張作用（主に末梢動脈）を示す．
	ニトロプルシドナトリウム	硝酸薬	血管拡張作用（動静脈ともに）を示す．シアン中毒に注意を要する．
	ニトログリセリン	硝酸薬	血管拡張作用（主に静脈系），冠動脈拡張作用を示す．
	硝酸イソソルビド	硝酸薬	血管拡張作用（主に静脈系），冠動脈拡張作用を示す．
血管拡張・利尿薬	カリペリチド	ANP製剤	血管拡張作用，アルドステロン分泌抑制作用，心筋保護作用を示す．
利尿薬	フロセミド	ループ利尿薬	Na^+再吸収抑制により利尿作用を示す．低K^+血症に注意を要する．
	ヒドロクロロチアジド	サイアザイド系利尿薬	Na^+再吸収抑制により利尿作用を示す．低K^+血症に注意を要する．
	スピロノラクトン	抗アルドステロン薬	Na^+再吸収抑制により利尿作用を示す．
	トリバプタン	選択的V_2受容体拮抗薬	水の再吸収抑制により利尿作用を示す．
RAA阻害薬	ロサルタン	ARB	血管拡張作用，アルドステロン分泌抑制作用，心筋保護作用を示す．
	エナラプリル	ACE阻害薬	血管拡張作用，アルドステロン分泌抑制作用，心筋保護作用を示す．
交感神経抑制薬	カルベジロール	$\alpha\beta$受容体遮断薬	心筋収縮力抑制，刺激伝導系抑制，血管拡張作用を示す．
	アテノロール	選択的β受容体遮断薬	心筋収縮力抑制，刺激伝導系抑制作用を示す．
	プロプラノロール	非選択的β受容体遮断薬	心筋収縮力抑制，刺激伝導系抑制，血管収縮，気管支収縮作用を示す．
肺高血圧治療薬	エポプロステノール	プロスタサイクリン製剤	抗血小板，血管拡張作用を示す．
	シルデナフィル	PDE5阻害薬	血管拡張作用を示す．
	ボセンタン	エンドセリン受容体拮抗薬	血管拡張作用を示す．

表14 ショックの代償機構による反応

代償機構	臓器	徴候
心拍数増加	心臓	頻脈
体血管抵抗増加	皮膚	冷汗，冷感，蒼白
	循環	毛細血管再充満時間の遅延
	脈拍	末梢脈拍微弱，脈圧減少
内臓血管抵抗増加	腎	乏尿
	腸管	嘔吐・イレウス

分類	循環血液量減少性ショック (hypovolemic shock)	心原性ショック (cardiogenic shock)
病態	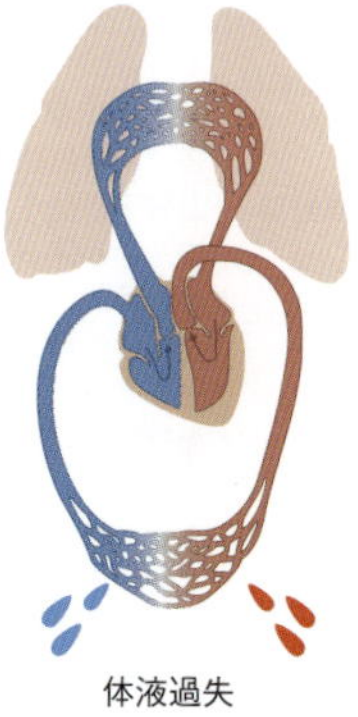 体液過失	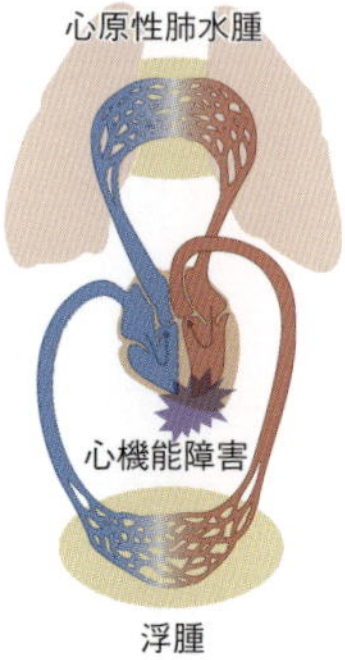 心原性肺水腫／心機能障害／浮腫
	体液喪失による循環血液量減少	心機能低下による心拍出量低下
原因	出血，熱傷，重症下痢症など	開心術後，心筋炎，心筋症，重症不整脈など
徴候	心拍数↑，血圧↓，CVP↓，CRT延長	心拍数↑，血圧↓，CVP↑，CRT延長
分類	血液分布異常性ショック (distributive shock)	心外閉塞・拘束性ショック (extra cardiac obstructive shock)
病態	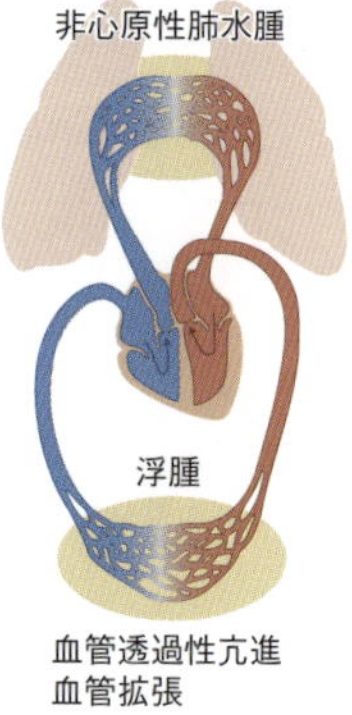 非心原性肺水腫／浮腫／血管透過性亢進 血管拡張	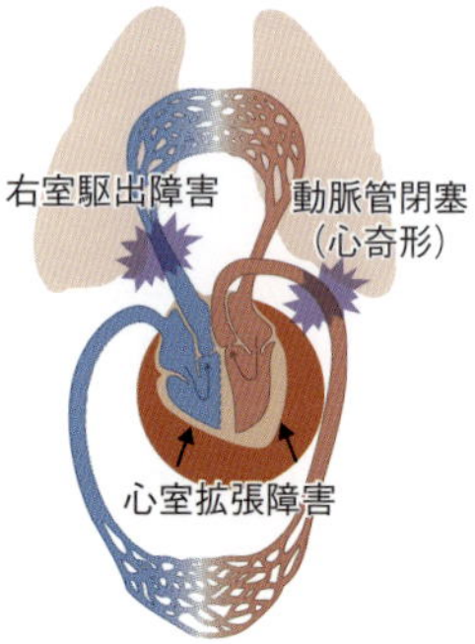 右室駆出障害／動脈管閉塞（心奇形）／心室拡張障害
	血管拡張・血管透過性亢進による相対的循環血液量減少	循環路の閉塞や心臓への外圧による循環障害
原因	敗血症，アナフィラキシー，脊髄損傷など	肺塞栓症，肺高血圧症，心タンポナーデ，緊張性気胸など
徴候	心拍数↑，血圧→↓，CVP↓，CRT迅速→延長	心拍数↑，血圧↓，CVP↑，CRT延長

図17 ショックの分類

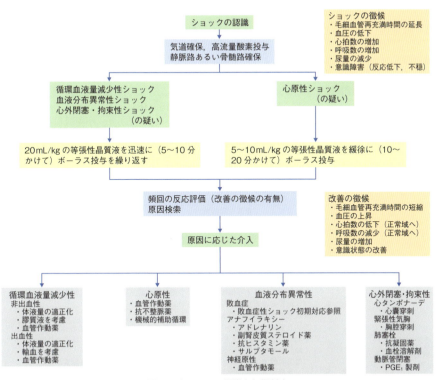

図18 ショックの認識と初期対応

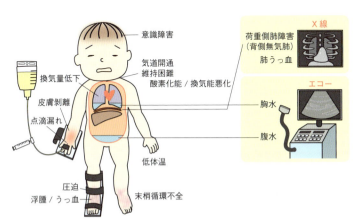

図19 ショックの治療過程で生じる変化
(三浦規雅:重症敗血症患者の自験例(小児),重症患者ケア 4(4):793,2015 より引用)

3. 敗血症性ショック

- 敗血症（sepsis）とは、「感染症によって重篤な臓器障害が引き起こされる状態」であり、「感染症もしくは感染症の疑いがありかつSOFAスコア合計2点以上の急上昇」であるときに敗血症と診断されます。その中でも、「急性循環不全により死亡率が高い重篤な状態」が敗血症性ショック（septic shock）とされます（表15、16）。
- 現時点では、小児用SOFAスコアは提案段階（表17～19）であり、小児敗血症は「感染症により惹起されたSIRS（全身性炎症反応症候群）」と2005年に発表された基準と定義が用いられています（図20、表20）。

表15 敗血症および敗血症性ショックの定義

		成人（Sepsis-3）	小児（Goldsteinら）
敗血症	定義	感染症によって重篤な臓器障害が引き起こされる状態	感染症により惹起されたSIRSを敗血症、そのうち臓器障害を伴うものを重症敗血症とする（ただし、重症敗血症を含む「臓器機能障害を伴う感染症」も敗血症と読み替える）
	診断	感染症もしくは感染症の疑いがあり、かつSOFAスコア合計2点以上の急上昇がある	小児のSIRSの定義、および年齢別診断指標参照
敗血症性ショック	定義	急性循環不全により細胞障害および代謝異常が重度となり、死亡率を増加させる可能性のある状態	重症敗血症で心血管障害を伴うもの
	診断	適切な輸液負荷にもかかわらず、平均血圧≧65mmHgを維持するために循環作動薬を必要とし、かつ血清乳酸値＞2mmol/L（18mg/dL）を認める	来院後1時間以内に、等張液40mL/kg以上の輸液にもかかわらず以下を認める状態 ・低血圧 ・血圧維持のために血管作動薬が必要 ・代謝性アシドーシス（BE＜−5.0mmol/L）、高乳酸値（＞3.0mmol/L） ・乏尿（＜0.5mL/kg/h） ・CRTの延長（＞5秒） ・中枢−末梢温較差（＞3℃）

（日本版敗血症診療ガイドライン2016作成特別委員会：日本版敗血症診療ガイドライン2016. 日集中医誌24（Suppl 2）：16-17, 2017, Goldstein B, et al：International Consensus Conference on Pediatric Sepsis. International pediatrics sepsis consensus conference：definitions for sepsis and organ dysfunction in pediatrics. Pediatr Crit Care Med 6(1)：2-8, 2005 を参照して作成）

表16 Sequential Organ Failure Assessment Score（SOFA）

臓器		0	1	2	3	4
呼吸	PaO_2/F_iO_2（mmHg）	≧400	＜400	＜300	＜200 および呼吸補助	＜100 および呼吸補助
血液	血小板数（×10^3/mm^3）	≧150	＜150	＜100	＜50	＜20
肝臓	ビリルビン（mg/dL）	＜1.2	1.2～1.9	2.0～5.9	6.0～11.9	≧12.0
循環	循環補助	MAP≧70mmHg	MAP＜70mmHg	DOA＜5γ または DOB（容量にかかわらず）	DOA＞5～15γ または Ad/NAd≦0.1γ	DOA＞15γ または Ad/NAd＞0.1γ
中枢神経	Glasgow Coma Scale	15	13～14	10～12	6～9	＜6
腎臓	クレアチニン（mg/dL） 尿量（mL/day）	＜1.2 —	1.2～1.9 —	2.0～3.4 —	3.5～4.9 ＜500	≧5.0 ＜200

（西田 修、他：日本版敗血症診療ガイドライン2016. 日集中医誌24（Suppl 2）：18, 2017, 西田 修、他：日本版敗血症診療ガイドライン2016. 日救急医会誌：28, 18, 2017 より引用）

表17 Pediatric Sequential Organ Failure Assessment Score（Shime らによる提案）

臓器		0	1	2	3	4
呼吸	PaO_2/F_iO_2（mmHg）	>400	≦400 酸素療法	≦300 非侵襲的人工呼吸	≦200 人工呼吸	≦100 人工呼吸
血液	血小板数（×10^3/mm^3）	>150	≦150	≦100	≦50	≦20
肝臓	ビリルビン（mg/dL）	<1.2	1.2〜1.9	2.0〜5.9	6.0〜11.9	>12.0
循環	循環補助		sBP< 年齢別基準値	DOA<5γ または DOB（容量にかかわらず）	DOA>5γ または Ad/NAd≦0.1γ	DOA>15γ または Ad/NAd>0.1γ
中枢神経	Glasgow Coma Scale	15	13〜14	10〜12	6〜9	<6
腎臓	クレアチニン（mg/dL）	<1× 年齢別基準値	1〜1.6× 年齢別基準値	1.7〜2.8×年齢別基準値	2.9〜4.1× 年齢別基準値	≧4.2× 年齢別基準値

(Shime N, et al：Proposal of a New Pediatric Sequential Organ Failure Assessment Score for Possible Validation. Pediatr Crit Care Med 18(1)：98-99, 2017 より引用)

表18 年齢別診断指標

年齢区分		頻脈 (回/min)	徐脈 (回/min)	呼吸数 (回/min)	白血球数 (×10^3/μL)	低血圧* (mmHg)
新生児	0日〜1週間	>180	<100	>60	>34	<60
新生児	1週間〜1か月	>180	<100	>60	>19.5 or<5	<65
乳児	1か月〜1歳	>180	<90	>50	>17.5 or<5	<70
幼児	2〜5歳	>140	適応なし	>30	>15.5 or<6	<75
学童	6〜12歳	>130	適応なし	>24	>13.5 or<4.5	<85
思春期	13〜18歳	>110	適応なし	>20	>11 or<4.5	<90

*または，70＋1.6×年齢（1歳以上）

(Goldstein B, et al：International Consensus Conference on Pediatric Sepsis. International pediatrics sepsis consensus conference：definitions for sepsis and organ dysfunction in pediatrics. Pediatr Crit Care Med 6(1)：2-8, 2005, Nakagawa S, et al：Respiratory rate criteria for pediatric systemic inflammatory response syndrome. Pediatr Crit Care Med 15：182, 2014, 日本版敗血症診療ガイドライン2016作成特別委員会：日本版敗血症診療ガイドライン2016, 日集中医誌 24（Suppl 2），2017 を参照して作成)

表19 収縮期血圧とクレアチニンの年齢別基準値（Shime らによる提案）

	収縮期血圧 (mmHg)	クレアチニン (mg/dL)
〜生後1週	60	0.8
生後1週目〜1か月	65	0.3
1か月〜1歳	70	0.4
2〜5歳	75	0.6
6〜12歳	80	0.7
13〜18歳	90	1

(Shime N, et al：Proposal of a New Pediatric Sequential Organ Failure Assessment Score for Possible Validation. Pediatr Crit Care Med 18(1)：98-99, 2017 より引用)

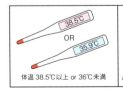
体温 38.5℃以上 or 36℃未満

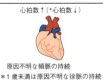
心拍数↑(*心拍数↓)
原因不明の頻脈の持続
*1歳未満は原因不明の徐脈の持続

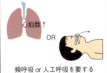
心拍数↑
頻呼吸 or 人工呼吸を要する

白血球数の異常高値 or 低値
*または未熟好中球10％以上

*上記の少なくとも2項目が該当するが，体温の異常，または白血球数は必須項目とする．

図20 小児における SIRS の定義

表20 小児の臓器障害の診断指標

心血管系障害	等張液40mL/kg以上を1時間以内に経静脈的投与にもかかわらず以下を認める場合 ①低血圧 ②血圧維持のために血管作動薬が必要 ③以下の項目のうち2項目を認める 　・説明できない代謝性アシドーシス：BE<-5.0mmol/L 　・動脈血乳酸値の上昇：>3.0mmol/L 　・乏尿：<0.5mL/kg/h 　・毛細血管再充満時間（CRT）の延長：>5秒 　・中枢-末梢温較差：>3℃
呼吸障害	以下のいずれかを認める場合 ① PaO_2/F_iO_2<300mmHg（チアノーゼ性心疾患または肺の基礎疾患がないにもかかわらず） ② $PaCO_2$>65mmHg，または普段の$PaCO_2$よりも20mmHg以上の高値 ③ SpO_2 92%以上維持するのにF_iO_2>0.5が必要 ④侵襲的または非侵襲的人工呼吸が必要
中枢神経障害	以下のいずれかを認める場合 ① GCS≦11点 ② GCS3点以上の変化を伴う急激な意識状態の変化
血液凝固障害	以下のいずれかを認める場合 ①血小板数<80,000/mm³，または過去3日間に記録された血小板数の最高値から50％の低下（慢性血液腫瘍患者） ② PT-INR>2
腎障害	血清クレアチニン値≧年齢基準値上限の2倍，または普段の2倍以上に上昇
肝障害	①総ビリルビン値≧4mg/dL（新生児を除く） ② ALT値≧年齢基準値上限の2倍

(Goldstein B, et al：International pediatric sepsis. consensus conference：definitions for sepsis and organ dysfunction in pediatrics. Pediatr Crit Care Med 6(1)：2-8, 2005 より引用)

● 敗血症性ショックでは，末梢血管拡張と一時的な心拍出量増加による"warm shock"を呈しますが，やがて相対的循環血液量の不足から末梢血管抵抗増加による代償機構が働き"cold shock"を呈します（図21, 22）．

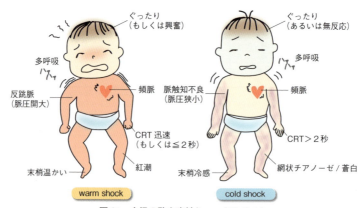

図21 小児の敗血症性ショックのサイン
（三浦規雅：重症敗血症患者の自験例（小児），重症患者ケア 4(4)：792, 2015 より引用）

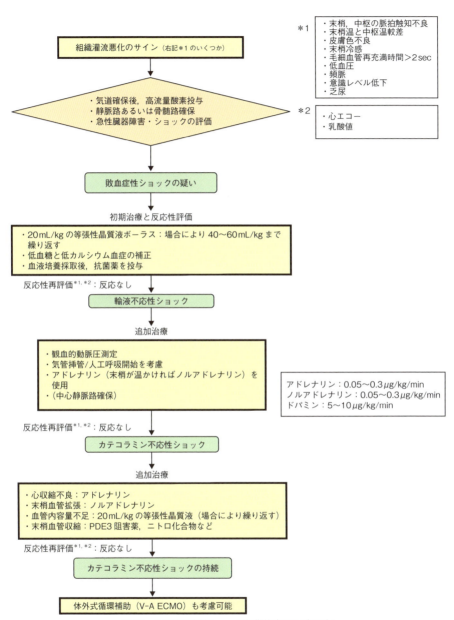

図22 小児敗血症性ショック初期治療アルゴリズム
(西田 修,他:日本版敗血症診療ガイドライン2016.日集中医誌24(suppl 2):224, 2016より引用)

4. 先天性心疾患におけるショック病態

- 動脈管性ショック（ductal shock）とは，動脈管（ductus arteriosus：DA）の開存に体循環あるいは肺循環と体循環が依存している先天性心疾患に特有のショック病態です．動脈管血流が減少することで，動脈管以降の血流が減少することによりショックに陥ります．例えば，大動脈縮窄症では下行大動脈への血流が減少することにより，肝障害，腎障害，壊死性腸炎などを生じます．下肢の血圧低下，血色不良，SpO_2低下や肺血流増加による呼吸障害の進行で動脈管性ショックを疑います（図23，表21）．
- 動脈管性ショックでは，動脈管を開存させておくことが重要となります．PGE_1・α-CD（プロスタンディン®）やLipo-PGE_1（リプル®）といったPGE_1製剤を投与します．一般にLipo-PGE_1は作用時間が長く副作用が少ないとされ，PGE_1・α-CDは効果が強く調節性がよいと考えられています．いずれも，無呼吸発作，発熱，下痢などの副作用の発現に注意が必要です．
- 酸素分圧の上昇により動脈管は閉鎖傾向を示しますので，酸素投与は慎重に行います．また，酸素投与時には吸入酸素濃度の厳密な管理が必要となります．

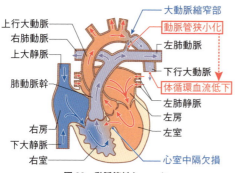

図23 動脈管性ショック

表21 動脈管性ショックを生じる主な先天性心疾患

大動脈離断症 (interruption of aortic arch：IAA)
大動脈縮窄症 (coactation of aorta：CoA)
左心低形成症候群 (hypoplastic left heart syndrome：HLHS)
大血管転位Ⅰ型 (transposition of the great arteries：TGA)

- 高肺血流量性ショック（high pulmonary flow shock）とは，心室から駆出された血液を肺循環と体循環で分け合っている先天性心疾患に特有のショック病態です．左心低形成症候群，単心室，総動脈幹遺残，動脈管開存症などの肺血流量増加型心疾患や，BTシャント術後などで起こる可能性があります．肺血流量が増加する一方で体血流量が減少することでショックに陥ります．頻脈，血圧低下，SpO_2上昇や肺血流量増加による呼吸障害の進行で高肺血流量性ショックを疑います（図24，表22）．
- 高肺血流量性ショックに陥らないためには，肺体血流比（Qp/Qs）を適正に保っておくことが重要ですが，適正バランスは症例ごとに異なり（理想的にはQp/Qs≒1），肺体血流比は複数の因子で変化します（図25）．患者に起きているショック状態が，肺血流量増加に伴うものなのか，その他の原因によるものなのかをアセスメントして対応することが求められます．
- 肺高血圧クライシス（pulmonary hypertensive crisis：PH crisis）は，肺血管攣縮による急激な右室後負荷の増大により右室拡大をきたし，左心系を圧排し，左室前負荷の低下と左室拡張障害による重篤な心拍出量低下，低酸素血症を呈する病態です（図26，表23）．

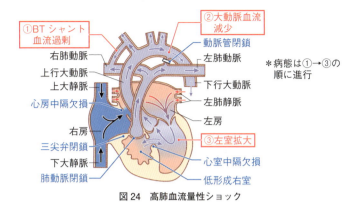

図24 高肺血流量性ショック

表22 肺血管抵抗・体血管抵抗に影響する因子

肺血管抵抗		体血管抵抗	
↑	↓	↑	↓
低酸素血症	酸素	交感神経刺激	交感神経抑制
高二酸化炭素血症	低二酸化炭素血症	$α_1$刺激薬	$α_1$阻害薬
アシドーシス	アルカローシス	$β_2$遮断薬	$β_2$刺激薬
低酸素療法（N_2療法）	NO吸入療法	血管収縮薬	血管拡張薬
交感神経刺激	交感神経抑制	末梢冷却	末梢保温
気道内圧上昇	気道内圧低下	血液粘度上昇	血液粘度低下
血液粘度上昇	血液粘度低下		
	血管拡張薬		

酸素飽和度からみた推測される $Qp/Qs = \dfrac{SaO_2 - S\bar{v}O_2}{SpvO_2 - SpaO_2}$ （並列循環では $SpaO_2 = SaO_2$）

Qp/Qs から推測される $SaO_2 = 100 - 25 \times \dfrac{Qs}{Qp}$ （$SpvO_2 = 100\%$ とした場合）

Qp：肺血流量，Qs：体血流量，SaO_2：体動脈血酸素飽和度，$S\bar{v}O_2$：体静脈血酸素飽和度，$SpvO_2$：肺静脈血酸素飽和度，$SpaO_2$：肺動脈血酸素飽和度

図25 肺体血流比（Qp/Qs）と推測される SaO_2

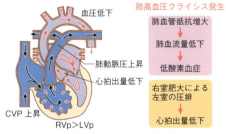

図26 肺高血圧クライシス

表23 術前心臓カテーテル検査による肺高血圧リスクの一例

mPAP（平均肺動脈圧）	≧25mmHg
Rp（肺血管抵抗）	>3unit・m^2
Rp/Rs（肺体血管抵抗比）	≧0.5
RVp/LVp（右室圧左室圧比）	≧0.5

- 左右短絡が存在する先天性心奇形では，高肺血流量の持続により血管壁の肥厚から肺血管の狭小化や弾性の低下をきたし，肺高血圧を呈します．あるいは，総肺静脈還流異常などのように肺静脈狭窄が存在する先天性心奇形では，肺小動脈の低形成をきたし，肺高血圧を呈します．
- 根治術による血行動態の正常化により肺高血圧は改善しますが，術後の開心術や人工心肺による血管内皮細胞障害が惹起されることによる肺血管の易刺激性や，術後の一時的な心機能低下や前負荷減少によって肺高血圧クライシスが起こりやすい状態になります．
- ひとたび肺高血圧クライシスの状態になると，SpO_2 低下，中心静脈圧（CVP）上昇，血圧低下，頻脈から徐脈へと急速に進行していくため，起こさせないことが重要です．誘因を把握し予防的にかかわります（**表24**）．場合によっては，鎮静薬を投与してから気管吸引する対応が必要なこともあります．また，発生している事象が肺高血圧クライシスであることを早期に認識し対応することが重要です（**図27**）．

表24　肺高血圧クライシスの誘因と予防

アシドーシス 高二酸化炭素血症 低酸素血症	気管分泌物の除去，無気肺形成の予防，代謝性アシドーシスの是正，呼吸器条件の調整，酸素需要を増加させない管理
交感神経緊張亢進	鎮痛・鎮静，不快刺激の除去，筋弛緩
気管吸引・むせ込みなどによる気管刺激	不必要な気管吸引は避ける，鎮痛・鎮静，呼吸器同調性の維持
前負荷・後負荷増大	NO 吸入，PG12 誘導体（フローラン®），PDE5 阻害薬（レバチオ®），エンドセリン拮抗薬（トラクリア®），PDE3 阻害薬（ミルリノン），硝酸薬（ミリスロール®），カテコラミン，循環血液量の是正

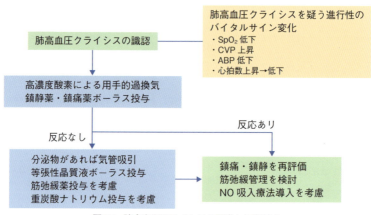

図27　肺高血圧クライシスの認識と初期対応

> **先輩からのアドバイス**
> ● 循環障害は，代償期に介入することが重要です．代償機構とそれによって現れる臨床所見を理解してアセスメントすることが重要です．
> ● ショックは心停止に次いで大きな侵襲となります．患者の病態からどのようなショックが起こりうるのかをアセスメントしておくことが，ショックの早期認識につながります．
> ● 循環障害と初期対応を理解して，迅速な対応を行えるように準備しておきましょう．

文　献

1) American Heart Association：PALS プロバイダーマニュアル AHA ガイドライン 2010 準拠．シナジー，2013
2) Hazinski MF：Nursing Care of the Critically Ill Child, 3rd Edition. Elsevier, 2013
3) Klabunde RE（百村伸一 監，石黒芳紀，他 監訳）：臨床にダイレクトにつながる循環生理．羊土社，2014
4) 保崎純郎：小児心電図トレーニング．中外医学社，1988
5) 安倍紀一郎，他：関連図で理解する循環機能学と循環器疾患の仕組み．日総研，2005
6) 宮坂勝之訳編著：日本版 PALS スタディガイド，改訂版．エルゼビア・ジャパン，2008
7) Henry MS, et al：Mosby's guide to physical examination, 5th ed. Mosby, 2003
8) Bojar RB（天野 篤 監訳）：心臓手術の周術期管理．メディカル・サイエンス・インターナショナル，2008
9) Marino PL（稲田英一 監訳）：ICU ブック，第 3 版．メディカル・サイエンス・インターナショナル，2008
10) 三浦由紀子，他：循環モニターの評価法─観血的動脈圧を中心に─．Anet 15：14-18, 2011
11) 三浦規雅：重症敗血症患者の自験例（小児）．重症患者ケア 4(4)：787-799, 2015
12) 西田 修，他：日本版敗血症診療ガイドライン 2016．日集中医誌 24（Suppl 2），2017
13) Goldstein B, et al：International Consensus Conference on Pediatric Sepsis. International pediatrics sepsis consensus conference：definitions for sepsis and organ dysfunction in pediatrics. Pediatr Crit Care Med 6(1)：2-8, 2017
14) Shime N, et al：Proposal of a New Pediatric Sequential Organ Failure Assessment Score for Possible Validation. Pediatr Crit Care Med 18(1)：98-99, 2017
15) Nakagawa S, et al：Respiratory rate criteria for pediatric systemic inflammatory response syndrome. Pediatr Crit Care Med 15(2)：182, 2014
16) 金子幸裕，他：カラーイラストでみる先天性心疾患の血行動態─治療へのアプローチ─．文光堂，2012

（三浦規雅）

第2章 重症小児患者のフィジカルアセスメントとケア

3. 重症小児患者の脳神経系の評価とケア

ここをおさえよう！

☑ 小児，特に乳幼児期は発達段階にも個人差があることを考慮して評価する．
☑ 乳児期は，軽度の頭蓋内圧亢進では典型的な症状が伴わないことがあるため，頭囲測定や大泉門の経時的変化も重要である．
☑ 中枢神経障害では，早期からの中枢神経保護管理が求められる．

1 小児の脳神経系の評価

1．意識レベルの評価

● AVPU小児反応スケール（図1）は，迅速に初期評価するのに適しています．Japan Coma Scale（JCS，表1）やGlasgow Coma Scale（GCS，表2）は，より詳しい程度や経時的変化の評価として用いられます．

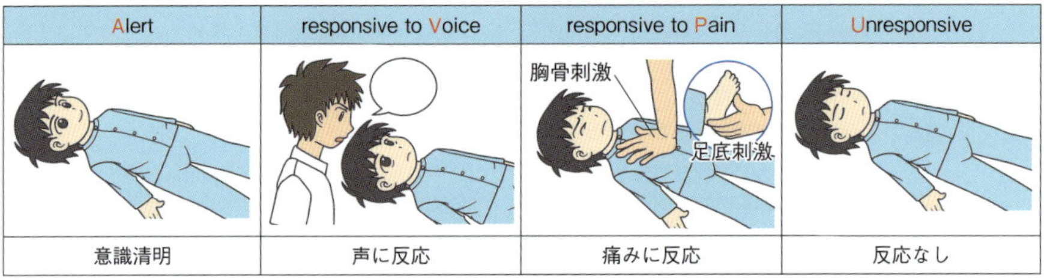

図1 AVPU小児反応スケール

表1 Japan Coma Scale

			成　人	小　児
Ⅰ：覚醒している		1	清明とはいえない	あやすと笑う，ただし不十分で声を出して笑わない
		2	見当識障害あり	あやしても笑わないが視線が合う
		3	名前，生年月日が言えない	母親と視線が合わない
Ⅱ：刺激すると覚醒する		10	呼びかけで容易に開眼する	飲み物を見せると飲もうとする，あるいは乳首を見せればほしがって吸う
		20	痛み刺激で開眼する	呼びかけると開眼して目を向ける
		30	かろうじて開眼する	呼びかけを繰り返すとかろうじて開眼する
Ⅲ：刺激しても覚醒しない		100	払いのける動作をする	
		200	手足を少し動かしたり顔をしかめる	
		300	全く動かない	

R：不穏，I：糞尿失禁，A：自発性喪失

表2 Glasgow Coma Scale（成人および小児改変版）

反応	スコア	成人	小児	乳児
開眼（E） eyes open	4	自発的開眼		
	3	呼びかけに応じて開眼		
	2	痛みに応じて開眼		
	1	なし		
最良の言語反応（V） best verbal response	5	見当識あり	見当識あり，年齢相応の会話	喃語
	4	混乱した会話		易刺激的啼泣
	3	不適切な発語		痛み刺激で啼泣
	2	理解不能な発声	理解不能な発声，うめき声	痛み刺激でうめき声
	1	なし		
最良の運動反応（M） best motor response	6	指示に従う		自発的な目的のある動き
	5	疼痛部位認識		触れると逃避
	4	痛み刺激で逃避		
	3	異常屈曲（図2）		
	2	異常伸展（図2）		
	1	なし		

E：浮腫で開眼できない場合"C"，V：挿管で発声できない場合"T"

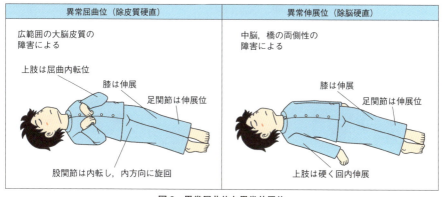

図2　異常屈曲位と異常伸展位

2．瞳孔所見評価と呼吸パターンの異常

● 瞳孔異常や呼吸パターンの異常（図3，4）は，中枢神経障害を示唆する重要な所見です．意識の変容と合わせて観察し経時的変化に注意を払います．
● 瞳孔所見の評価は，一般的にペンライトと瞳孔計を用いて行いますが，観察者間での誤差を生じやすいとされています．近年では，近赤外線を利用した瞳孔記録計による正確な定量評価が可能となりました（図5）．

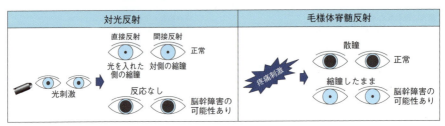

図3 瞳孔所見

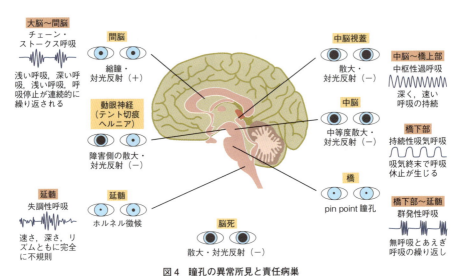

図4 瞳孔の異常所見と責任病巣
(Hazinski MF：Nursing Care of the Critically Ill Child, 3rd Edition. Elsevier, 2013 を参照して作成)

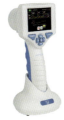

図5 近赤外線を利用した瞳孔記録計（Npi®-200 Pupillometer）
（米国 Neuroptics 社）

The Neurological Pupil index (NPi)

計測値	評価
3.0〜4.9	正常，"迅速"
<3.0	異常，"緩慢"
0	反応なし，異常な反応

Neuroptics 社独自のアルゴリズムに基づく指数

3. 髄膜刺激症状

● 髄膜刺激症状（図6）は，髄膜炎や脳炎などの炎症や，くも膜下出血などにより髄膜が刺激されて出る症状です．頭痛や嘔吐のほか，他動的検査で特異的な反応が現れます．しかし，これらの徴候がないことで髄膜炎が否定されるものではないことに注意が必要です．

項部硬直	ブルジンスキー徴候	ケルニッヒ徴候	Jolt accentuation
仰臥位で頭部を持ち上げると抵抗がある．	頭部をゆっくり前屈させると伸展させていた両足の膝・股関節が自動的に屈曲する．	膝・股関節を90度にした状態から他動的に伸ばすと135度以上伸展できない．	頭部を水平に振ると頭痛が増強する．

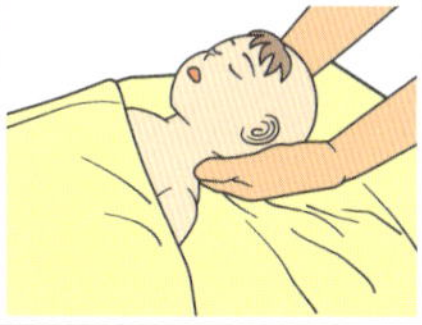

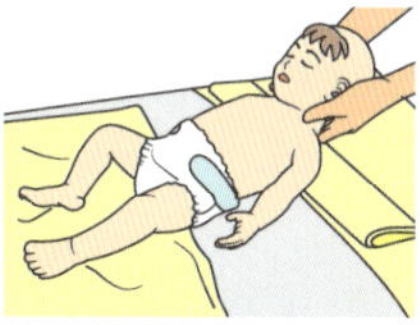

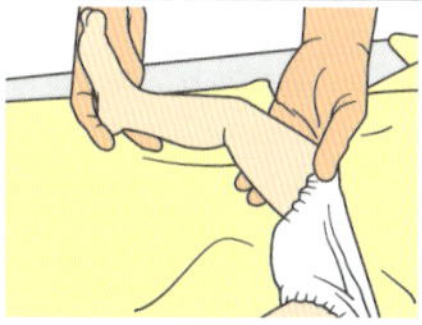

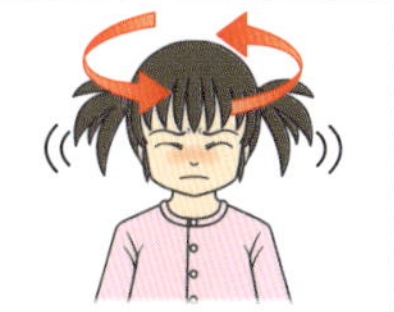

図6 髄膜刺激症状

4. 頭蓋内圧亢進症状

● 頭蓋内圧亢進の自覚症状として，急性では頭痛や悪心・嘔吐などがあり，慢性ではめまいや視力障害などがあります．自覚症状を適切に訴えることが難しい小児では，他覚的症状から早期発見することがより重要です（図7）．

大泉門膨隆・緊張	悪心・嘔吐	易刺激性と傾眠	Cushing sign	瞳孔所見異常
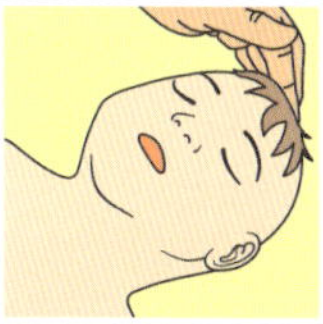	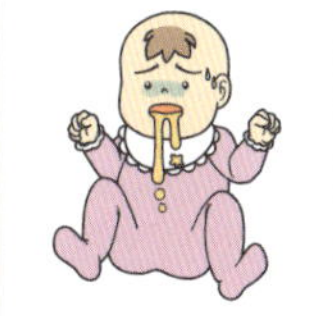	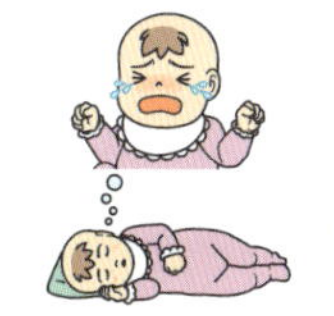	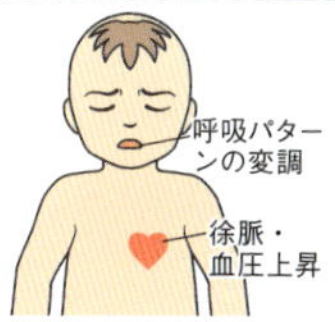 呼吸パターンの変調　徐脈・血圧上昇	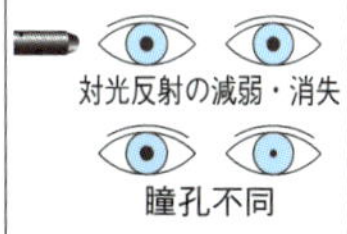 対光反射の減弱・消失　瞳孔不同

図7 小児の頭蓋内圧亢進

2 小児の脳神経障害の種類とケア

1. 意識障害

● 意識障害への初期対応（図8）として，まず全身の一次評価を行い，続いて神経学的所見を二次評価します．原因検索のために，家族からの病歴聴取は重要です．

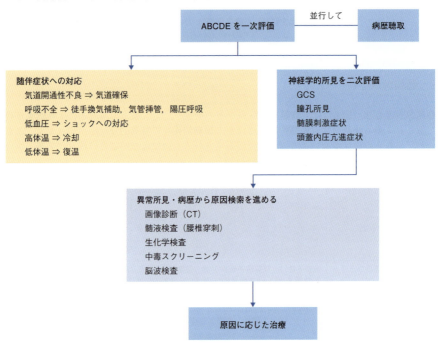

図8　意識障害への初期症状

表3　意識障害の原因検索（AEIOU TIPS）			
A	Alcohol（アルコール中毒） Abuse of substance（薬物乱用，薬物誤飲） Abuse（児童虐待）	T	Trauma（頭部外傷） Temperature abnormality（低体温，高体温） Tumor（脳腫瘍）
E	Epilepsy（てんかん発作） Encephalopathy（脳症） Electrolyte abnormalities（電解質異常） Endocrine disorders（内分泌異常）	I	Infection（脳炎，髄膜炎，敗血症）
I	Insulin（低血糖，高血糖，ケトアシドーシス） Intussusception（腸重積症）	P	Poisoning（毒） Psychiatric condition（精神症状）
O	Overdose（薬物過剰投与） Oxygen deficiency（低酸素症）	S	Shock（ショック） Stroke/SAH（脳卒中/くも膜下出血） Space-occupying Lesion（頭蓋内圧亢進） Shunt（シャント機能不全）
U	Uremia（尿毒症）		

赤字：一次性脳障害，青字：二次性脳障害

（Avner JR：Altered states of consciousness. Pediatr Rev 27（9）：331-338, 2006 を参照して作成）

- 意識障害の原因はさまざまですが，脳の障害による一次性脳障害と脳以外の原因による二次性脳障害に分けられます（表3）．

2．けいれんとてんかん

- けいれんとは，突発的・不随意に起こる骨格筋の収縮を生じる症状です．脳障害によるもの，全身性疾患の二次的障害によるものなどさまざまな原因により起こります（図9）．

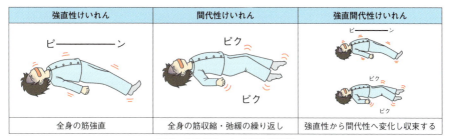

図9　全身性けいれん発作の種類

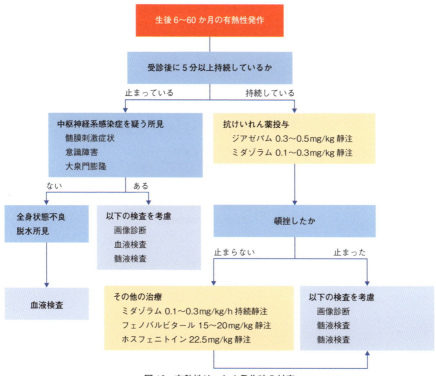

図10　有熱性けいれん発作時の対応

一方で，てんかんは，大脳の神経細胞が過剰に興奮することによる反復性の発作を生じる慢性疾患で，てんかんの運動性発作の一つとしてけいれんを生じます．
●6か月〜5歳の乳幼児に多い38℃以上の発熱を伴う明らかな発作の原因のないけいれん（非けいれん性発作も含む）を熱性けいれんと呼びます．多くの場合は，重積状態（30分以上の継続あるいは複数の発作でその間に回復のみられないもの）になることはありませんが，5分以上の持続で薬物治療を考慮すべきとされています（図10）．
●けいれん時の初期対応を図11，表4に示します．

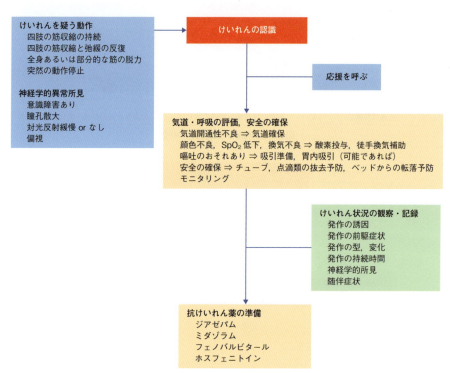

図11 けいれん時の初期対応

表4 重積状態に使用する主な薬剤

投与経路	薬剤	投与量	持続静注	備考
静注	ジアゼパム	0.3～0.5mg/kg		最大投与量：20mg
	フェノバルビタール	15～20mg/kg		投与速度：50～70mg/min
	ミダゾラム	0.1～0.3mg/kg	0.1～0.5mg/kg/h	投与速度：1mg/min
	ホスフェニトイン	22.5mg/kg		投与速度：3mg/kg/min，維持療法：5～7.5mg/day・分1または分割
	フェニトイン	18～20mg/kg		投与速度：50mg/min，維持療法：5～8mg/kg・分2
	チオペンタール	3～5mg/kg	1～5mg/kg/h	
注腸	ジアゼパム	0.2～0.5mg/kg		＊静脈路確保困難時
口腔・鼻腔	ミダゾラム	10mg		＊静脈路確保困難時

（日本神経学会 監：てんかん治療ガイドライン2010，医学書院，2010を参照して作成）

3．頭部外傷

● 新生児では分娩外傷，乳幼児期では虐待や転落，学童期では交通外傷などと発達段階に応じて受傷機転は異なります（図12，13）．

急性硬膜外血腫	急性硬膜下血腫	くも膜下出血	脳挫傷	びまん性軸索損傷
CT上，凸レンズ状の血腫	CT上，三日月状の血腫	CT上，脳槽に一致した高吸収域を認める．腰椎穿刺で血性発症（直後）もしくはキサントクロミー（数日経過）を示す．	CT上，ごま塩状の点状出血像から時間経過とともに拡大する．	CT上，MRIで微小な出血や浮腫を認める．
短時間の意識消失，数分～数時間の意識清明に続き，進行性に意識障害をきたす．	受傷直後からの意識障害や血腫増大に伴う経時的な意識障害をきたす．	髄膜刺激症状を認めるが，血腫の吸収とともに改善する．	血腫の増大に伴う経時的な意識障害をきたす．	受傷直後より意識障害が遷延する．高次機能障害をきたしやすい．

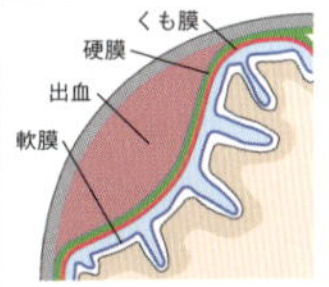

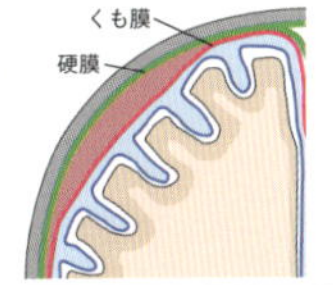

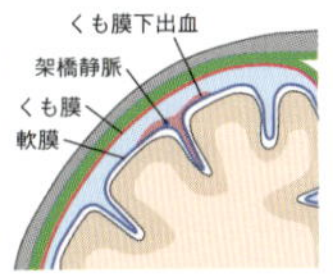

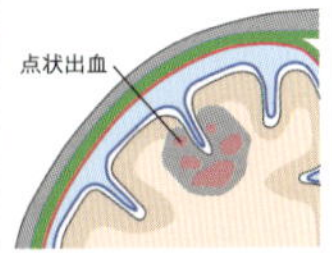

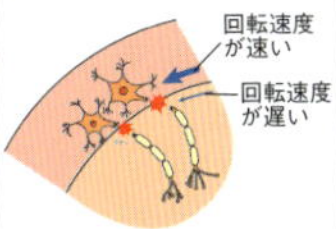

急性硬膜外血腫：acute epidural hematoma（AEDH），急性硬膜下血腫：acute subdural hematoma（ASDH），くも膜下出血：subarachnoid hemorrhage（SAH），脳挫傷：cerebral contusion，びまん性軸索損傷：diffuse axonal injury（DAI）

図12 頭部外傷による損傷部位と画像所見の特徴

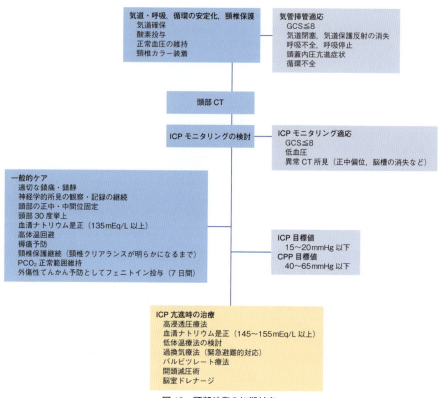

図13 頭部外傷の初期対応

● 受傷時の神経症状が軽微でも，脳浮腫の進行や出血の拡大によって時間経過とともに症状が出現することに留意して観察します．特に乳児期・幼児期初期では縫合が閉じていないため，軽度の脳浮腫や出血などでは頭蓋内圧亢進症状を伴わないことがあります．画像診断による経時的評価（表5）のほか，大泉門の状態や頭囲（図14）の変化を記録します．

表5 小児の頭部外傷におけるCT撮影適応

- 外傷後のけいれん（てんかん既往なし）
- GCS14未満（1歳未満はGCS15未満）
- 受傷後2時間でGCS15未満
- 開放骨折あるいは陥没骨折の疑い，大泉門の緊張
- 頭蓋底骨折を疑うサイン（鼓室内出血，raccoon eye，脳脊髄液鼻漏，Battle's sign）
- 1歳未満で頭部に5cm以上の打撲痕，腫脹，裂傷がある
- 5分以上の意識消失（目撃者あり）
- 異常な傾眠状態
- 3回以上の嘔吐
- 危険な受傷機転（交通外傷，3m以上からの転落，速度の速い物体との衝突）
- 5分以上の健忘

(NICE：Head injury：assessment and early management 2014 より引用)

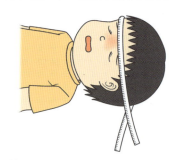

図14 頭囲（眉間と後頭結節を結ぶ線）

- 頭部外傷後,重度の脳浮腫が予測される場合は,開頭血腫除去などと合わせて脳室ドレナージや減圧開頭術が行われることがあります(図15, 16).

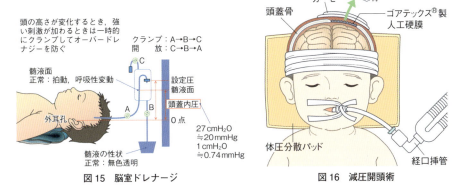

図15 脳室ドレナージ　　　　　　　　　　図16 減圧開頭術

- 小児の頭部は体に対して相対的に大きく重いです.一方で頭部を支える頸部の筋群は発達途上にあります.頭部外傷にかかわらず,受傷機転が不明な場合でも頸椎損傷を考慮して頸椎を保護します(図17).
- 頸椎保護は,頸椎クリアランス(表6)が確認できれば解除されますが,乳幼児や低学年の小児では適切に自らの症状を訴えることが困難であるため,画像診断と臨床所見を合わせて判断する必要があります.

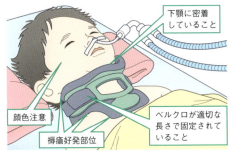

図17 頸椎の保護

表6　頸椎クリアランスのクライテリア

- 頸椎部中線部の圧痛がない
- 薬物やアルコールなどの中毒症状がない
- 意識が清明(GCS15点)である
- 神経学的所見(運動・感覚)の異常がない
- 頸椎以外の強い痛み(頸椎の痛みを逸らすような)がない

*1つでも当てはまらなければ画像検査を行う
(Hoffman JR, et al : Selective cervical spine radiography in blunt trauma : methodology of the National Emergency X-Radiography Utilization Study (NEXUS). Ann Emerg med 32(4) : 461-469, 1998 より引用)

先輩からのアドバイス

- 小児は,自覚症状を適切に表現することが難しいため,他覚所見を積極的に観察することが必要です.
- 中枢神経障害でも,まずはABCの安定化が重要です.意識障害やけいれんでは気道の開通性と有効な換気が保てないことが多いので,慌てず評価・介入しましょう.
- 中枢神経障害では,閉塞性無呼吸,中枢性無呼吸ともに生じる可能性があります.無呼吸のモニタリングと鑑別に呼気CO_2のモニタリングが有用です.

文 献

1) American Heart Association：PALSプロバイダーマニュアルAHAガイドライン2010準拠.シナジー，2013
2) Hazinski MF：Nursing Care of the Critically Ill Child, 3rd Edition. Elsevier, 2013
3) 山田至康,他 編：重症疾患を見逃さない 小児の救急・当直診療―診療の技術と心くばり―.羊土社，2011
4) Tatman A, et al：Development of a modified pediatric coma scale in intensive care clinical practice. Arch Dis Child 77(6)：519-521,1997
5) 石崎竜二,他：小児の意識障害スケール.小児の脳神経 39(3)：250-253, 2014
6) 上村友二,他：重症小児の瞳孔観察における瞳孔記録計と従来法との比較.日集中医誌 23(6)：677-678, 2016
7) Avener JR：Altered states of consciousness. Pediatr Rev 27(9)：331-338：2006
8) 日本小児神経学会 監：熱性けいれん診療ガイドライン2015. 診断と治療社，2015
9) 日本神経学会 監：てんかん治療ガイドライン2010. 医学書院，2010
10) NICE：Head injury：assessment and early management 2014
11) Hoffman JR, et al：Selective cervical spine radiography in blunt trauma；methodology of the NEXUS. Ann Emerg Med 32(4)：461-469, 1998

（三浦規雅）

第2章 重症小児患者のフィジカルアセスメントとケア

4. 重症小児患者の消化器系の評価とケア

ここをおさえよう！

- ☑ 小児は，成長発達過程にあり，臓器機能の特徴を理解し，フィジカルアセスメントすることが必要である．
- ☑ 小児の消化器症状の原因は，消化器疾患のみならずそれ以外に見逃すと危険な疾患が背景にあることも考慮した慎重なフィジカルアセスメントが必要となる．
- ☑ 重症小児患者は，循環不全から腸管の血流障害により腸管壊死を起こすこともあり，バイタルサインを含め注意深い観察が重要となる．

1 小児の消化管の特徴（図1）

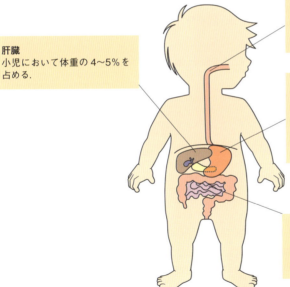

肝臓
小児において体重の4～5％を占める．

食道
出生時で8cm，2～3歳でその2倍，成人で約25cm程度になる．

胃
小児の胃の形態は乳児期に立位をとっているが，徐々に水平位に近づき，3歳頃になると成人に近くなる．噴門部の働きが未熟なため乳児は嘔吐しやすい．

小腸
新生児期で全長約270cm，4歳までに成人の長さである約4～5mになる．

図1 小児の消化管の特徴

2 消化器系のフィジカルアセスメント（表1）

●腹部の観察は，部位を4分割（図2）にし，各領域の臓器（図3）をイメージしながらフィジカルイグザミネーションを行います．

表1 腹部のフィジカルイグザミネーション

視　診	腹部が左右対称であるか，腹部の表在性の静脈に怒張の有無，腹部の皮膚の色や張りなど視診で得られた情報から触診，聴診，打診を実施し，異常の早期発見につなげる．
触　診	**腹膜刺激症状**：腹痛を訴える場合，緊急で対応する必要があるか判断することが重要である． **圧痛**：腹部を軽く指で圧迫したときの痛み．腹式呼吸時の吸気時の痛みの増強は，腹壁の病変の可能性を示す． **反跳痛（ブルンベルグ徴候）**：腹壁を手指でゆっくりと圧迫し，急に離したときに疼痛を訴えるかを診る． **筋性防御**：腹部の触診時，腹筋の緊張が見られ，腹壁が硬く触れるかを診る（腹膜炎で認められる）． **筋硬直**：常に腹部の筋肉が硬く収縮して触れる．
聴　診	麻痺性イレウスや腹膜炎では，腸蠕動の減弱となるため，蠕動音が消失していた場合は，報告が必要である．また，下痢やイレウスでは腸蠕動が亢進し，金属性の高い音（メタリックサウンド）が聴取される．これは，狭窄部をガスや貯留液が通過するときに聴かれる音である．
打　診	打診は，異常が疑われる状況があれば行うが，異常がなければ不必要に行わない． **打診を実施する場合** ・腹部全体をもれなく打診する ・通常は右腹部から時計回りに行うことが多い ・打診で痛がる子どももいるので事前に説明など準備が必要

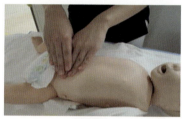

浅い触診

指を揃えて手を置き，指先を使って表面の触診を行う．

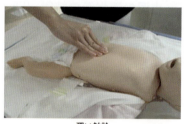

深い触診

深い吸気と深い呼気の間に行うのが最もよい．片方の手で浅い触診から強い力を加えて触診する．通常「圧痛がない」「腫瘤がない」「膀胱，小腸，盲腸は触れない」

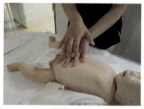

腹部の打診

・体壁に置いた被打診指は，体壁に密着させる．
・打診指は，被打診指に直角に当てる．
・手首を柔らかくして打診指を上下させる．
・打診指は，叩いた瞬間に跳ね返るようにすぐ離す．

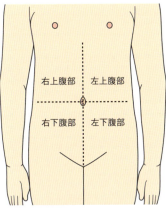

図2　腹部の4分割と各領域

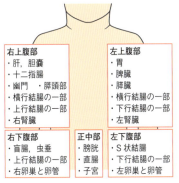

図3　各領域内にある主な臓器

3　消化器系の客観的指標のアセスメント

　小児の消化器症状は生命の危機に及ぶもののほか，消化器疾患ではなく機能的に未熟であるために生じるものなど多岐に渡ります．このため，治療が早急に必要な症状であるかのフィジカルアセスメントが重要です．

1．単純X線画像

● 消化管のガス，便の貯留，腹水，臓器の形などの大まかな把握，術前・術後の変化の確認やドレーン，カテーテルが挿入されている場合の先端の位置確認の評価に用います．疾患や症状，処置の前後でアセスメントをします．

2. 血液データ（表2）

表2　消化器系の血液データ

検査項目	基準値	意味
TP	4.3～8.2g/dL	低値は吸収障害，合成低下，漏出，異化亢進を意味する．
Alb	3～4.8g/dL	肝臓で合成．血漿浸透圧の維持，体蛋白の栄養源として機能する．
血糖値	70～100mg/dL	高度侵襲を受けることで高血糖を引き起こしやすい．
BUN	8～20mg/dL	腎糸球体機能障害だけでなく，消化管出血や栄養が十分でない場合，高値となる．
Na	135～144mEq/L	Na は細胞外液量と浸透圧の維持調節，K は細胞内液の主要な陽イオンで浸透圧の維持をしている．Cl は重炭酸イオンとともに細胞外液の陰イオンの主体で体内の酸塩基平衡や水・電解質バランスの指標となる．
K	3.9～4.7mEq/L	
Cl	97～110mEq/L	
Lac	8～15mg/dL 0.9～1.6mmol/L	代謝性アシドーシスで上昇する．
GOT（AST）	10-40（U/L）	高値で肝障害も考えられ，他データと併せて判断する．
GPT（ALT）	5-40（U/L）	肝障害をきたしていると判断できる．
LDH	115-245（U/L）	LDH はほとんどの臓器に存在するが，肝臓，膵臓などの障害でも上昇するため，他データと併せて判断する．
γ-GTP	30U/L	γ-GTP の上昇は肝疾患の鋭敏な指標となる．
AMY	20-150（U/dL）	膵炎など膵臓に炎症を起こしたときなどに高値を示す．
NH3	20～70μg/dL	蛋白代謝の結果出てくるため，アンモニアの濃度が上昇すると肝性脳症が起こる．肝臓の機能低下により高値を示す．
総ビリルビン（T-Bil）	0.2～1.0mg/dL	ビリルビンの生成量，肝細胞の処理能力，胆管からの排泄などを反映する．T-Bil は間接ビリルビン（I-Bil）と直接ビリルビン（D-Bil）を合わせたもの．I-Bil＜D-Bil の場合，胆汁の流れの障害を示す．

3. 排便の観察

- 重症小児患者は，さまざまな原因（表3）で下痢や便秘を引き起こしやすいです．便の性状の変化を観察し，治療や疾病との関連性，経腸栄養による影響など把握する必要があります．ブリストルスケール（図4）を指標として観察します．
- また，胆・肝障害ではビリルビン排泄の障害から便が白色化します．カラーカードを用いて便の経時的変化に注意します．早期に発見することで肝不全に陥ることを予防することができます．

表3　重症小児患者の下痢や便秘の原因

下痢	ノロウイルス，ロタウイルスなどのウイルス性胃腸炎，クロストリジウム・ディフィシル感染症，経腸栄養（脂肪性，高浸透圧性），薬剤性の下痢，低アルブミン血症による腸管浮腫，腸管虚血
便秘	術後や安静臥床による腸管麻痺，術後の消化管の狭窄や閉塞

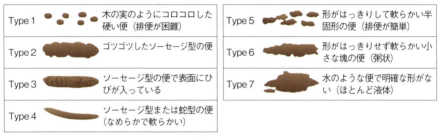

図4 ブリストルスケール

4. 胃液の管理

●胃管からの排液の性状や量は，消化管運動の指標として用いられます（表4）．

表4 胃液，腸液の特徴とケア		
	胃液	腸液
pH	1～2（酸性）	7.5～8.0（アルカリ性）
イオンの組成	H^+, Na^+, K^+, Cl^-	Na^+, K^+, Cl^-, HCO_3^-
喪失	・嘔吐や胃管からの排液により胃液を喪失．H^+を補うためH^+を分泌．同時にHCO_3^-を産生するため，代謝性アルカローシスに傾く．	・K^+とHCO_3^-の喪失により，代謝性アシドーシスに傾く．
異常時のケア	・多量の胃液の喪失により電解質の異常をきたすことがあるため，状況に応じて胃内に戻したり，補液で補正する． ・血液混入していないか，胆汁様のものが排泄していないか観察する． ・経腸栄養を投与する際は胃残を確認し，差し引き投与なのか状況により投与量を検討する．	・性状（図4）に加え，下血の有無などを確認する． ・抗菌薬の使用，経腸栄養の種類，濃度，速度の確認．便培養のチェックなど，原因の検索をする． ・in-outバランスを確認し，必要に応じて輸液，電解質補正をする． ・抗菌薬が原因であれば，投与を中止する． ・経腸栄養が原因であれば，速度変更，濃度変更，種類の変更を行う． ・臀部，肛門周囲の皮膚損傷を確認，軟膏を使用し，予防に努める．

4 消化管の機能と障害（図5）

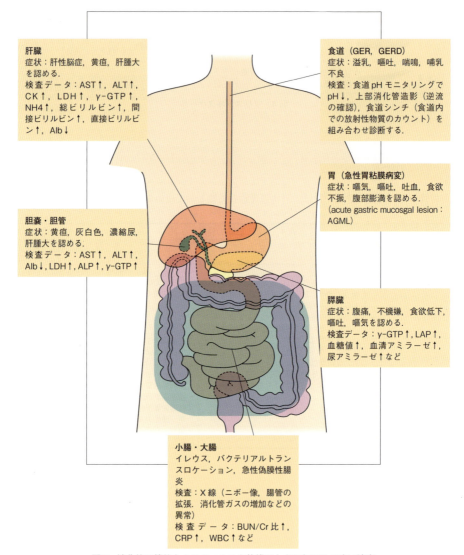

図5 消化管の機能とクリティカルな状態のときに起こりやすい障害

5 重症小児患者の消化器系の特徴

- 重症小児患者は，治療経過の中で循環障害，薬剤性，感染などによる消化管合併症を起こすことがあります．また，循環不全を伴う消化管の血流障害や血栓形成から消化管壊死を起こす場合もあります．
- 侵襲や抗菌薬の使用，長期間の絶食により，バクテリアルトランスロケーション（bacterial translocation：BT）を起こします（図6）．また，感染防御との補助療法として選択的消化管除菌（SDD）とプロバイオティクス（probiotics）・シンバイオティクス（synbiotics）が行われることがあります．侵襲を受けると腸内細菌叢が乱れるため，SDDにより悪玉菌を排除し，プロバイオティクスやシンバイオティクスによって善玉菌の増殖を図ります．しかし，エビデンスが明確ではなく，実施に関しては，議論が分かれるところです．

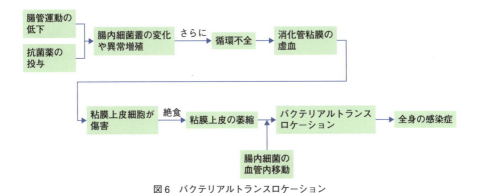

図6　バクテリアルトランスロケーション

6 主に使用される薬剤

- 重症小児患者に用いられる薬剤を表5に示します．

表5 消化器症状に対して処方される薬剤の例

分類	一般名	適応・作用・その他
消化性潰瘍治療薬	H_2受容体拮抗薬	クリティカル状態では，急性胃粘膜病変（AGML）を起こしやすい．上部消化管出血の抑制予防として投与．血球減少，腎機能障害に注意が必要．また，H_2受容体拮抗薬投与によりVAPの発生率が増加するといわれており，その有用性は議論が分かれる．
	プロトンポンプ阻害薬	強力な胃酸分泌を抑制し，胃粘膜病変に対して投与．ワルファリン，フェニトイン，ベンゾジアゼピンとの併用で代謝・排泄障害を起こす．
	アルギン酸ナトリウム	胃・十二指腸潰瘍に対して投与する．軟便，便秘に注意．
整腸薬	ラクトミン	クリティカル状態では，消化管運動障害となりやすく整腸目的で投与．腸内において多量の乳酸，揮発酸を発生し腸内pHを低下させ病原菌の発育を抑制する．
	ビフィズス菌製剤	クリティカル状態では，消化管運動障害となりやすく整腸目的で投与．糖を分解して乳酸を産生し腸内pHを低下させ病原菌の発育を抑制する．
	耐性乳酸菌製剤	抗菌性物質療法時の整腸，抗菌性物質投与時においても腸管内で繁殖し，腸管内細菌叢の乱れを防ぐ．牛乳アレルギーの人には禁忌．
漢方	大建中湯	腹部膨満に対して投与．肝障害，黄疸，発疹，蕁麻疹に注意．
緩下薬・浣腸薬	ピコスルファートNa 酸化マグネシウム	腸内細菌由来の酵素により加水分解，活性化されて腸蠕動亢進，水分吸収阻害作用をもたらす．急性腹症の疑い，腸管閉塞には使用しない．
	グリセリン	直腸粘膜を刺激し，排便を促す．
制吐薬	メトクロプラミド	胃の蠕動を亢進させて胃内容の排出を促進させる．錐体外路障害に注意する．
	ドンペリドン	上部消化管，延髄嘔吐中枢に作用して，抗ドパミン作用により薬効を発現．下痢，錐体外路症状に注意．
利胆薬	ウルソデオキシコール	胆道系疾患および胆汁うっ滞を伴う肝疾患における利胆の目的で投与．下痢，軟便，便秘，吐き気．
抗鼓腸薬	パンテノール	術後の腸管麻痺に対して用いる．腹痛，下痢に注意する．

7 消化器系の障害とケア

1. 腹部膨満

● 腹部膨満には多くの原因があります（図7）．重症小児患者は，疾患だけではなく，循環障害，鎮静薬の投与，臥床安静などにより腸管蠕動の低下による腹部膨満もあります．

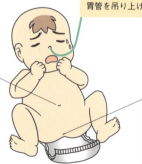

脱気
胃管を吊り上げ開放．

体位
腹部膨満により横隔膜が押し上げられて肺が押し上げられ，呼吸が苦しくなる．上体を挙げ，腹部膨満を少しでも軽減させる．

浣腸，ブジー
排ガス貯留が原因の場合に実施．浣腸の場合，1〜2mL/kg投与．直腸への挿入は，小児の場合は3〜6cm，乳児の場合は3〜4cm挿入する．出血傾向がある場合は，十分な注意が必要．重症小児には刺激となるため，状態が安定しているときに行う．

腸蠕動を促す薬剤投与
大建中湯の投与により，腸管麻痺の予防．

図7 腹部膨満時のケア

2. イレウス

- イレウスとは，開腹術後の腸管の癒着であったり，腸捻転などによって，腸管内容の通過障害が起こっている状態で，機械的イレウスと機能的イレウスに分類されます（**表6**）．腹部X線では，ガスの貯留による腸管拡張所見を認めます．
- イレウス時の症状を**図8**に，ケアを**表7**に示します．

表6 イレウスの分類

機械的イレウス	**単純性（閉塞型）イレウス**	先天性疾患，炎症性疾患，腫瘍，異物
	複雑性イレウス（絞扼性）イレウス	腸重積，腸捻転，ヘルニア嵌頓
機能的イレウス	**麻痺性イレウス**	手術後，感染性，神経性
	痙攣性イレウス	腸管支配神経の障害

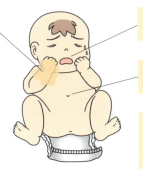

- 嘔吐（腸管ガスの貯留による腸管拡張，腹部膨満）
- 代謝性アルカローシス（電解質の異常）
- 循環血液量減少（嘔吐による水分喪失から脱水）
- 呼吸状態の悪化（腹部膨満→横隔膜挙上，腹痛による頻呼吸）
- 腹痛（腸管の虚血や物理的刺激による内臓痛）
- 細菌増殖（腸管血流の障害による腸管壁透過性の亢進，エンドトキシン産生，高サイトカイン血症）→敗血症→多臓器不全

図8 イレウスの症状

表7 イレウス時のケア

ケア	ポイント
全身状態の観察	バイタルサイン，水分バランス，尿の性状，胃管・イレウス管の性状，量，腹部症状，腸音の聴取，痛みの観察（痛みのスケールなど使用），筋性防御の有無を観察する．
減圧療法	胃管やイレウス管挿管による減圧をする．余裕をもたせて固定するが，小児は自分の身に起こっていることが理解できないため，チューブに手が届かないような工夫が必要．また，小児は皮膚が柔らかく脆弱であるため，MDRPUの予防に努める．
輸液	脱水の程度を評価するため in-out バランスや尿比重，BUN，Cr，Hb などの検査データも併せて評価する．
電解質補正	嘔吐，胃管からの排液により，Na^+，Cl^-，K^+の低下を認める．補液による電解質補正をする．
患児，家族ケア	痛みによる苦痛の緩和，体位の工夫，不安の軽減に努める．家族へは小児の様子や現状について医師と情報共有を図りながら理解できるように説明する．面会中は周囲の環境調整など場の提供に努める．

3. 壊死性腸炎

●新生児壊死性腸炎（neonatal necrotizing enterocolitis：NEC）は，新生児期の急性腹症の中で最も頻度の高い疾患であり，消化管粘膜から粘膜下のさまざまな程度の壊死を特徴としています[1]．症状，ケアを図9，表8に示します．

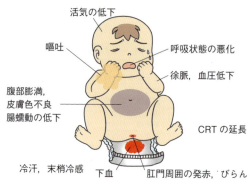

図9 壊死性腸炎の観察ポイント

表8 壊死性腸炎の治療，合併症，ケア

検査	治療	合併症	ケア
腹部X線，腹部エコー，腹部CT，血液検査（炎症反応，凝固系，血糖など），細菌培養検査	腸管を休めるために経腸栄養は中止する 全身状態の改善，維持（体液補正のため補液，必要時カテコラミンの投与） 抗菌薬の投与 穿孔した場合は，手術をする	消化管穿孔 腹膜炎 敗血症	腹部症状を含め，呼吸・循環動態の変化などの全身状態の観察． in-outバランス（嘔吐の性状・回数，胃液の排液量，排便の性状・回数，尿量に注意）

4. 偽膜性腸炎

●抗菌薬投与により常在腸内細菌叢が破壊され，菌交代現象が起こり，腸内細菌の一種で多くの抗菌薬に耐性を有するクロストリジウム・ディフィシルが増殖し，その産生する毒素（Toxin A/B）が腸管粘膜を傷害することで発症する[2]といわれています．
●偽膜性腸炎の症状，治療，合併症，感染予防について表9に示します．

表9 偽膜性腸炎の症状，治療，合併症，感染予防について

症状	治療	合併症	感染予防
下痢，発熱，嘔吐，腹痛，血便など	原因となった抗菌薬の中止 乳酸菌製剤の投与，症状や病態に応じて輸液などを投与する	敗血症，電解質異常，麻痺性イレウス，消化管穿孔，多臓器不全など	抗菌薬の慎重投与 クロストリジウム・ディフィシルは芽胞形成菌であり，アルコール消毒はNG，流水の手洗いが重要である． ベッド周囲，ケア物品は0.1％の次亜塩素酸ナトリウムを使用する． 患者に接触する際は，ガウンを着用し，個室でなければエリアを区切り，周囲への感染予防の徹底をアピールする

5. 肝不全

- 肝細胞がさまざまな原因で障害を受けることで生体の恒常性が維持できなくなることを肝不全といいます．小児において，肝不全を呈する原因としては，先天性疾患から後天性の肝疾患，薬剤，他疾患が影響する場合など多岐にわたっています．主な原因を表10に示します．

表10　小児急性肝不全の成因

	新生児期	乳幼児期
感染症	HSV，アデノウイルス，エコーウイルス，コクサッキーウイルス	HBV（B型肝炎），EBV（EBウイルス），HAV（A型肝炎），HHV6（ヒトヘルペスウイルス6型），CMV（サイトメガロウイルス），HSV（単純ヘルペスウイルス），HCV（C型肝炎），レプトスピラ
代謝異常，免疫関与	ガラクトース血症，チロジン血症，新生児ヘモクロマトーシス，遺伝性果糖不耐症，チトクロームC，オキシダーゼ欠損症，Zellweger症候群，α1-アンチトリプシン欠損症	Wilson病，尿素サイクル異常症，シトリン欠損症，ミトコンドリア異常症および関連疾患，脂肪酸代謝異常症，ReyeおよびReye様症候群，熱射病，その他
循環	先天性心疾患（左心低形成など低心拍出量の心奇形），開心術後，重症仮死	ウイルス性心筋炎，心筋症，ショック，Budd-Chiari症候群，肝静脈閉塞症，開心術後
薬剤性		バルプロ酸，イソニアチド，アセトアミノフェン，サルチル酸，ハロセン，その他
血液・免疫異常		血球貪食リンパ球組織球症，自己免疫性肝炎

学童期以降では，特にWilson病，自己免疫性肝炎，薬剤性に注意する
(虫明聡太郎：急性肝不全．小児栄養消化器肝臓病学"日本小児栄養消化器肝臓学会 編"．診断と治療社，p498，2014より転載)

- 肝不全の看護としては，病勢の悪化の把握と早期発見が重要です．
- 意識状態，活気などを含む全身状態の観察（図10）や検査データ（表11）の推移に注意が必要です．また，ケアと治療を（表12）に示します．

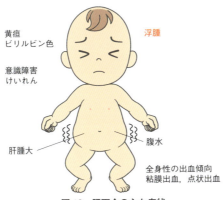

図10　肝不全の主な症状

表 11 肝機能障害を示す検査データ

検査データ	基準値	異常値を示した場合に考えられる原因
PT-INR	0.9〜1.1	肝障害があると凝固因子の合成能が低下するため延長する
APTT	25〜35秒	肝障害があると凝固因子の合成能が低下するため延長する
ヘパプラスチンテスト	70〜130%	肝障害で低値を示す
血清アルブミン	3.7〜4.9g/dL	肝臓で合成される蛋白質，肝障害などで産生低下
血清コレステロール	120〜219mg/dL	肝機能が低下すると低値を示す
血清アミノ酸分析（フィッシャー比）	2.43〜4.40	肝不全の病態把握
血清ビリルビン値	0.2〜1.0mg/dL	ビリルビンの生成量，肝細胞の処理能力，胆管からの排泄などを反映する

＊トランスアミナーゼ，アンモニアなどは表2を参照

表 12 肝不全のケアと治療

ケア	治療
・出血傾向の観察と予防（全身，消化管出血など） 　予防のためベッド周囲の環境整備，デバイス類圧迫による皮膚トラブルを予防する ・意識レベル，けいれんの観察 　（スタッフで情報共有し，経時的変化を観察する） ・栄養状態のアセスメント 　栄養の種類と投与経路の確認，消化，吸収状態を確認する ・排便のコントロール 　排泄状況の確認，性状，量の観察． ・不快症状の緩和（掻痒感，倦怠感など） 　高ビリルビン，低蛋白での皮膚障害があるため，観察と皮膚の保清，保湿に努める．掻きむしらないように説明し，幼児はミトンを着用する．治まらない場合は，医師に投薬の相談をする ・腹水貯留による呼吸障害 ・循環障害（主に低蛋白によるHypo） ・免疫グロブリン低下による感染	ビタミンK，必要時輸血の投与を確認する 制酸剤の投与を確認する 頭蓋内圧亢進予防のため頭部挙上30度程度を確認する 血糖のチェック，蛋白質の投与を確認する

> **先輩からのアドバイス**
> ●重症小児患者は，呼吸・循環状態の悪化から消化器系の合併症を起こす可能性が高くなります．
> ●重症小児患者の消化器症状を見逃さないよう，慎重にフィジカルアセスメントを行うことで重症化回避に努めます．

文　献

1) 日本小児栄養消化器肝臓学会 編：小児栄養消化器肝臓病学．診断と治療社，p255, p321, 2014
2) 橋本 悟，他 監：小児ICUマニュアル，改訂7版．永井書店，2017
3) 池松裕子 編：クリティカルケア看護Ⅱ アセスメントと看護ケア．メヂカルフレンド社，2011

（新井朋子）

第3章

重症小児患者の基本的な管理とケア

1. 小児の集中治療管理に必要な基本的ケア
2. 小児の人工呼吸管理
3. 特殊なモニタリング
4. 重症小児患者とその家族へのケア

第3章 重症小児患者の基本的な管理とケア

1. 小児の集中治療管理に必要な基本的ケア
①安全確保

> **ここをおさえよう！**
> - ☑ 集中治療を受けている子どもの安全を確保するためには，子どもの全身状態や発達段階などのアセスメントと管理を確実に行うことが重要である．
> - ☑ 安全確保のために，子どもと家族への適切な情報提供や環境調整などが効果的である．
> - ☑ 抑制は原則禁止であるが，子どもの安全確保のために，他に方法がなくやむを得ない場合のみ，必要最小限の抑制を行うことがある．

1 重症小児患者のおかれている状況

- 集中治療室（PICU，CICU，ICUなど：図1）に入室している子どもは，生命の危機状態や大手術後などの重篤な状態にあり，生命維持のための医療機器やモニタ類が装着され，チューブなども数多く留置されています．
- 集中治療室では，子どもは非日常的な環境下におかれます．
- 集中治療下にある子どもは，人工呼吸器による呼吸管理，吸引や創部処置などの治療に伴う身体的，心理的苦痛があります．
- 子どもは，発達段階による状況理解の困難さや，症状や薬剤による不穏や混乱，せん妄などが要因となり，危険行動をとるおそれがあります．
- 医療機器やモニタ類，チューブ類が外れてしまうと，子どもの生命に影響を及ぼすこともあり，安全を確保するためにきめ細かな観察と確実なケアが必要になります．

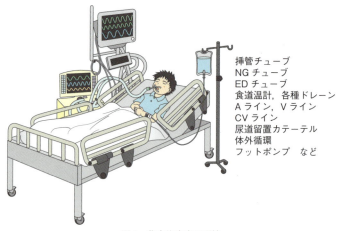

挿管チューブ
NGチューブ
EDチューブ
食道温計，各種ドレーン
Aライン，Vライン
CVライン
尿道留置カテーテル
体外循環
フットポンプ　など

図1　集中治療室の環境

- 重症小児患者のリスク要因を**表1**に示します．

表1 重症小児患者のリスク要因

子どもの特性	年齢，発達段階，性格
身体面	病状の変化，体動の激しさ，不眠，薬剤の影響
精神面	不安，不穏，興奮，せん妄
環境	医療機器使用，チューブ類留置，ベッドからの転落，音や照明，睡眠と活動のバランス，家族の面会，プライバシー保護

2 重症小児患者の安全確保に関するケア

1. 子どもへの説明と理解・納得を得ること

- 子どもは成長発達の途上にありますが，認知能力や状況に合わせて説明を行うことで理解と納得が得られ，子どもにとって頑張ることができたよい体験となることがあります．
- 子どもには，年齢や理解度に応じた方法で説明を受ける権利や，ヘルスケアに関する決定に参加する権利があると，病院のこども憲章に記載されています（**表2**）．

表2 病院のこども憲章（European Association For Children in Hospital, 2002）より一部抜粋

4. 子どもたちや親たちは，年齢や理解度に応じた方法で，説明を受ける権利を有する．身体的，情緒的ストレスを軽減するような方策が講じられるべきである．
5. 子どもたちや親たちは，自らのヘルスケアにかかわるすべての決定において説明を受けて参加する権利を有する．すべての子どもは，不必要な医療的処置や検査から守られるべきである．
10. 子どもたちは，気配りと共感をもって治療され，プライバシーはいつでも守られるべきである．

2. 家族への適切な情報提供と協力を得ること

- ベッドサイドで面会している家族は，多くの機器に取り囲まれた子どもに手が出せず，じっと座っている人も少なくありません．
- 家族の思いを傾聴しながら，子どもがどのような状況にあり，今後どうなっていくのかが理解できるように説明を行います．
- 子どもは家族がそばにいることで安心します．不快や痛みを伴う処置も家族の協力を得てスムーズに実施できることがあります．
- 子どもの手を握るなどのスキンシップを勧めたり，一緒にケアを実施することで，家族は自分たちにもできることがあると思うことができます．

3. 環境調整

- 集中治療室での音や照明の調整，治療や処置の工夫，睡眠と活動のバランスの考慮，家族の面会，プライバシー保護などの環境調整によって，子どもの不安や不快，苦痛を緩和でき，安全が確保できることがあります．
- 子どもの基本的なニーズを満たし，日常生活リズムが整うよう工夫を行います．
- 状況に応じて，家族が子どものそばにいられる時間を増やせるように調整します．

- チューブ類などの予定外抜去を予防するために，不必要なチューブ類は抜去できるよう，医療チームで検討します。
- チューブ類が必要な場合は，チューブをまとめて整理し確実に固定したり，子どもの視野に入らないような位置に固定するなど，個々の子どもに適した工夫をします。
- 挿管チューブの留置によって発声が困難な場合，コミュニケーションを図るための工夫を行い，子どものニーズを把握します。

4. 抑制の判断と方法

①抑制の定義
- 抑制は，「衣類又は綿入り帯等を使用して，一時的に当該患者の身体を拘束し，その運動を抑制する行動の制限を言う」[1]と定義されています（昭和63年厚生省告示第129号）。
- 子どもの安全確保が困難であるとき，安易に抑制を選択せず，医療チームで原因・誘因を分析し取り除く努力をします。原因が除去できない場合でも，まず抑制以外の方法を検討していく必要があります。

②抑制による子どもへの影響
- 集中治療を受けている子どもも例外ではなく，権利を尊重した医療や看護を提供し，最善の利益を保障しなければなりません。子どもは抑制や拘束をされることなく，安全に治療や看護を受ける権利があります。
- 動くことは，子どもにとって日常生活や成長発達の基盤であり，大変重要です。動きの制限によって，子どもの身体・心理・発達面に大きな影響を及ぼすおそれがあります（表3）。

表3　抑制による子どもへの影響

身体的影響	筋・骨格系	筋力低下，廃用性萎縮，関節可動域の低下（関節拘縮），骨形成と骨吸収のバランスの崩れ（骨密度の低下）
	心血管系	循環障害，起立性低血圧，心負荷増大，血栓形成
	呼吸器系	呼吸障害（呼吸数の減少，浅い呼吸，気道内分泌物のうっ滞など）
	消化器系	食欲低下，消化能力の低下，便秘
	その他	疼痛，圧迫や摩擦による皮膚障害，神経障害，腎・代謝・神経感覚系の機能低下，せん妄
心理的影響	心理的混乱	啼泣，不安，怒り，攻撃，拒否，抑うつ，無表情，反応の低下，発生発語の低下
	習癖の発生	指しゃぶり，爪かみ
	身体症状	下痢，嘔吐，発熱，浅眠，食欲不振など
	過度の依存，退行現象，コントロール喪失，集中力の低下，落ち着きのなさなど	
発達面への影響	認知的発達の遅れ，言語発達の遅れ，自律・自発性の低さ，自尊心の低さ，自己像脅かしなど	

（濱田米紀：精神的苦痛に対するアプローチとケア．小児看護23（12）：1620，2000より一部改変）

③抑制の適応基準
- 抑制が必要かどうかを判断する基準として，身体拘束予防ガイドライン（日本看護倫理学会，2015）の「身体拘束の三原則」（切迫性・非代替性・一時性）が挙げられます（表4）。

表4　身体拘束の三原則

【切迫性】行動制限を行わない場合患者の生命または身体が危険にさらされる可能性が高い（意識障害，説明理解力低下，精神症状に伴う不穏，興奮）
【非代替性】行動制限以外に患者の安全を確保する方法がない（薬剤の使用，病室内環境の工夫では対処不能，継続的な見守りが困難）
【一時性】行動制限は一時的であること

（日本看護倫理学会臨床倫理ガイドライン検討委員会：身体拘束予防ガイドライン．p15，2015より引用）

- 個人で判断するのではなく，医療チームで話し合い検討することや，施設での方針を明らかにしておくことが必要です．
- 危険行動の予防として抑制を使用する前に，その行動を起こす原因を分析し，可能な限り取り除く努力をすることが重要です．
- 「ICUにおける身体拘束（抑制）ガイドライン」（日本集中治療医学会看護部会，2010）を参考にするとよいでしょう（図2）．

ステップ1 患者アセスメント

〈ステップ1　アセスメント項目〉

患者のサイン
- □チューブをしきりに触る　□しきりに起き上がろうとする　□興奮・イライラ　□幻覚
- □繰り返し説明が必要　□意味不明の発語　□ぼんやり・うつろ　□多弁
- □表情が硬い（無表情）　□一点を凝視している

身体的・精神的・環境的要因
- 身体的要因：□心疾患　□頭部疾患　□高齢者　□意識障害　□視覚・聴覚障害
  □麻酔　□鎮静剤使用　□呼吸状態不安定　□低酸素状態　□循環動態不安定
  □負荷の多い処置や検査
- 精神的要因：□現状の理解不足　□不安定な心理状況（強度の不安やパニック）
  □せん妄　□見当識の低下　□混乱　□不眠　□死への恐怖
- 環境的要因：□気管挿管　□カテーテル類　□DIV, CVライン　□観血的動脈圧ライン
  □膀胱留置カテーテル　□ドレーン類　□胃管　□モニタ類装着
  □創部

ステップ2 抑制以外の対策：ケア計画

〈ステップ2　抑制以外の対策：ケア計画〉

1. できるだけ患者の側にいる
   （チームとしての対策）①できるだけ患者は1対1で受け持つ
   　　　　　　　　　　②記録・申し送りはベッドサイド
   　　　　　　　　　　③チームで情報を共有し誰かが必ず側にいる
   　　　　　　　　　　④受け持ち看護師の他の処置をカバーする
   　　　　　　　　　　⑤個室のときは部屋から出ないようにする
   （個人としての対策）①時間の許す限り付き添う　②患者との会話を多くする
2. 昼夜のリズムをつける
   ①夜間の良眠を促す　②昼間に刺激をし，生活リズムをつける
3. チューブへの対策を講じる
   ①チューブの早期抜去：医師と協議をし，最低限のチューブ留置とする
   ②チューブの固定：固定を強化する，手の届かない場所に固定する
   ③チューブを見えないようにする：寝衣の中に通す，包帯などで覆う
   ④抜けても危険性の少ないものへ変更：ex. CVカテーテルを末梢ルートに変更する
4. 家族に協力を求める
   ①面会時間を長めにする　②面会の頻度を多くする　③家族に付き添ってもらう
5. 十分な観察を行う
   ①観察しやすいベッドの位置にする　②セントラルモニタに注意し観察する
   ③監視カメラ・テレビモニタを利用する　④看護師間で情報共有しチームで観察する
6. 患者へ十分な説明を行う
   ①チューブ留置の必要性・トラブルが起きた際の危険性について繰り返し説明する
   ②患者を信用していることを説明する　③現状・今後の見通しについて説明する

効果がなければ

ステップ3 抑制の判断

医師と協議のもと，抑制を実施し記録する
抑制中は，毎日ステップ1に戻り医師とともに評価を記録する

図2　ICUにおける身体拘束（抑制）ガイドライン
（日本集中治療医学会看護部会．ICUにおける身体拘束（抑制）ガイドライン，2010より引用）

④抑制の種類
- 身体抑制には物理的抑制と薬物の抑制がありますが，ここでは物理的抑制のみを取り上げ，その種類と目的，注意点を示します（表5，図3）．

表5　身体抑制の種類と方法

種類	主な目的	動きを制限する部位	注意点
シーネ	点滴の固定 整形外科治療	上肢・下肢の関節	・使用部位に適した大きさ，長さのものを選ぶ． ・良肢位を保つ． ・皮膚が湿潤しやすいため清潔を保つ．
ミトン	顔・頭部の創部の保護 チューブ抜去予防	指	・ミトン内での指の曲げ伸ばしを妨げない． ・皮膚が湿潤しやすいため清潔を保つ．
安全帯	創部の保護 チューブ抜去予防	上肢・下肢	・手首や足首を締めつけすぎないように，指1本分のゆとりをもたせる．
安全筒	顔・頭頸部の創部の保護 チューブ抜去予防	肘関節	・肘が曲がらないよう効果的に装着する． ・安全筒の辺縁の摩擦による擦過傷に気をつける．
砂嚢	頭部固定（首振り防止） 挿管チューブ位置の保持	頭部	・砂嚢の圧迫により皮膚障害が生じないよう注意する．
安全チョッキ	術後臥床安静保持（起き上がり防止） 転落防止	体幹	・体の大きさに合ったものを選ぶ． ・体がずれて首が締めつけられることのないよう注意する．

⑤抑制時のケア
- 子どもには，絵本やDVD，人形等を用いてプレパレーションを行うなど，発達段階に応じた説明方法を工夫します．
- 抑制の目的や必要性，具体的な方法，期間などをわかりやすく説明し，どんな状態になるのか，何を頑張ればよいのかについて子どもがイメージ化し理解できるように支援します．
- 幼児期の子どもは，自分が悪いことをしたために抑制されていると罰として捉えることがあります．子どもが抑制を自分への罰だと思わないように，丁寧に説明を行う必要があります．
- 抑制を実施するときは，目的に応じて確実に行ったうえで，定期的に細かな観察を行い，二次障害や事故の発生を予防します．
- 抑制中の具体的ケア例を表6に示します．

表6　抑制中の具体的ケア例

子どもの苦痛を軽減し安心できる環境を提供する．
- 見守りのもとで抑制を外す時間をつくる．
- スキンシップや声かけをする．
- 気分転換や遊びを保障する．
- 家族の協力を得る．など．

- 定期的に抑制を外して十分な観察を行い，抑制の必要性をアセスメントし，報告と記録を行います．医療チームで検討し，不必要になれば速やかに抑制を解除します．

文献

1) 厚生労働省身体拘束ゼロ作戦推進会議：身体拘束ゼロへの手引き．2001

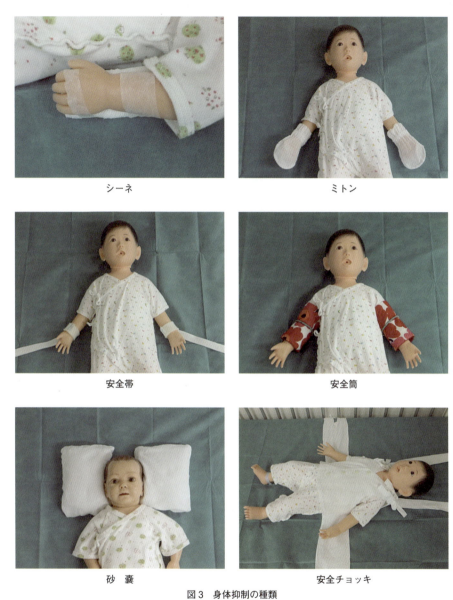

図3　身体抑制の種類

2）日本集中治療医学会看護部会：ICUにおける身体拘束（抑制）のガイドライン．2010
3）日本看護倫理学会臨床倫理ガイドライン検討委員会：身体拘束予防ガイドライン．2015

（濱田米紀）

第3章 重症小児患者の基本的な管理とケア

1．小児の集中治療管理に必要な基本的ケア
②皮膚障害予防とケア

> **ここをおさえよう！**
> - ☑ 褥瘡と医療関連機器圧迫創傷の発生と予防．
> - ☑ リスクアセスメントツールを知ろう．
> - ☑ ハイリスクケア患者．
> - ☑ おむつ皮膚炎の発生機序を理解しよう．
> - ☑ 点滴漏れへの早期介入方法を知ろう．

- 重症小児患者が多く入室する，集中治療室においては，治療に伴う安静や，医療機器使用により，本来の治療目的以外の障害，特に褥瘡や医療関連機器圧迫創傷が発生するリスクが高い状態にあります．皮膚障害を予防し，発生した皮膚障害に早期に介入していく看護が重要です．
- 褥瘡とは，圧迫・ずれにより毛細血管の虚血が起こり，皮膚障害を呈する状態のことをいいます．一般的に好発部位は，臥床で体重が加わることが多い仙骨部，小児の場合，仙骨部と同様に後頭部に発生することがあります．側臥位では耳介部・腸骨部です．
- 重症小児患者は，治療に伴う臥床安静による圧迫で発生する褥瘡と，頭側挙上によるずれや摩擦で尾骨部に，さらに，肩枕により後頭部に褥瘡を発生することがあります．
- 併せて，2016年日本褥瘡学会は，医療機器によって発生した皮膚障害を医療関連機器圧迫創傷（Medical Device Related Pressure Ulcers：MDRPU）とし，医療機器の圧迫によっ

表1 医療関連機器の例

- ・深部静脈血栓症予防用弾性ストッキング
- ・非侵襲的陽圧換気療法マスク
- ・ギプス，シーネ（点滴固定用含む）
- ・経鼻経管法用チューブ（経鼻胃チューブなど）
- ・経ろう菅法用チューブ（胃ろうなど）
- ・間欠的空気圧迫装置
- ・手術用体位固定用具（手台，支持板，など）
- ・血管留置カテーテル（動脈ライン，末梢静脈ライン）
- ・尿道留置用カテーテル
- ・経皮的動脈血酸素飽和度モニタ（SpO_2 モニタ）
- ・抑制帯
- ・車椅子のアームレスト，フットレスト
- ・酸素マスク
- ・経鼻酸素カニューレ
- ・気管切開カニューレ
- ・気管チューブ（経鼻または経口気管挿管専用チューブ，バイトブロック）
- ・気管切開カニューレ固定具
- ・上肢装具（指装具，把持装具，肩装具，など）
- ・下肢装具（整形靴，短下肢装具，長下肢装具，など）
- ・体幹装具（胸腰仙椎装具，頚椎装具，など）
- ・介達牽引
- ・ベッド柵

（日本褥瘡学会 編：ベストプラクティス医療関連機器圧迫創傷の予防と管理．照林社，p6，2016 より引用）

表2 ブレーデンQスケール

	圧の強さと持続時間				得点
可動性	1. まったく体動なし 介助なしでは、体幹または四肢を少しも動かさない.	2. 非常に限られる ときどき体幹または四肢を少し動かす. しかし, しばしば自力で動かしたり, または有効な（圧迫を除去するような）体動はしない.	3. やや限られる 少しの動きではあるが, しばしば自力で体幹または四肢を動かす.	4. 自由に体動する 介助なしで頻回にかつ適切な（体位を変えるような）体動をする.	
活動性	1. 臥床 ねたきりの状態である.	2. 坐位可能 ほとんど, またはまったく歩けない. 自力で体重を支えられなかったり, 椅子や車椅子に座るときは, 介助が必要であったりする.	3. ときどき歩行可能 介助の有無にかかわらず, 日中ときどき歩くが, 非常に短い距離に限られる. 各勤務時間内に, ほとんどの時間を床上で過ごす.	4. 幼すぎて歩けないすべての患者；もしくは歩行可能 起きている間は少なくとも1日2回は部屋の外を歩く. そして少なくとも2時間に1度は室内を歩く.	
知覚の認知	1. まったく知覚なし 痛みに対する反応（うめく, 避ける, つかむなど）なし. この反応は意識レベルの低下や鎮静による. あるいは, 体のおおよそ全体にわたり痛覚の障害がある.	2. 重度の障害あり 痛みにのみ反応する. 不快感を伝えるときはうめくことや身の置き場なく動くことしかできない. あるいは, 知覚障害があり, 体の1/2以上にわたり痛みや不快感の感じ方が完全ではない.	3. 軽度の障害あり 呼びかけに反応する. しかし, 不快感や体位変換のニードを伝えることがいつもできるとは限らない. あるいは, いくぶん知覚障害があり, 四肢の1,2本において痛みや不快感の感じ方が完全ではない部分がある.	4. 障害なし 呼びかけに反応する. 知覚欠損はなく, 痛みや不快感を訴えることができる.	
	組織耐久性と支持組織				
湿潤	1. 常に湿っている	2. たいてい湿っている	3. ときどき湿っている	4. めったに湿っていない	
摩擦とズレ 摩擦：皮膚が支持面に反して動くときに起こる. ズレ：皮膚と隣接する骨がそれぞれ反対側に滑るときに起こる.	1. 著しく問題あり 痙攣, 拘縮, 振戦は持続的に摩擦を引き起こす.	2. 問題あり 移動のためには中等度から最大限の介助を要する. シーツでこすれずに体を移動することは不可能である. しばしば床上や椅子の上でもずり落ち, 全面介助で何度も元の位置に戻すことが必要となる.	3. 潜在的に問題あり 弱々しく動く, または最小限の介助が必要である. 移動時に皮膚は, ある程度シーツや椅子, 抑制帯, 補助具などにこすれている可能性がある. たいがいの時間, 椅子や床上で比較的良い体位を保つことができる.	4. 問題なし 体位変換時に完全に持ち上げることができる. 自力で椅子や床上を動き, 移動中十分に体を支える筋力を備えている. いつでも椅子や床上で良い体位を保つことができる.	
栄養状態 普通の食事摂取状況	1. 非常に不良 絶食であったり, 透明な流動食なら摂取する. または末梢点滴を5日間以上続けている. または, アルブミン値が2.5g/dL未満, あるいは, 決して全量摂取しない. 出された食事の1/2以上を食べることはめったにない. たんぱく質・乳製品は1日2皿のみの摂取である. 水分摂取が不足している. 消化態栄養剤の補充はない.	2. 不良 流動食や経管栄養を受けているが, 年齢相応の十分なカロリーやミネラルは供給されていない. または, アルブミン値が3g/dL未満, またはめったに全量摂取しない. 普段は出された食事の約1/2しか食べない. たんぱく質・乳製品は1日3皿分の摂取である. ときどき消化態栄養剤を摂取することがある.	3. 良好 経管栄養や高カロリー輸液を受けており, 年齢相応の十分なカロリーやミネラルが供給されている. またはたいていは1食につき半分以上は食べる. たんぱく質・乳製品を1日4皿摂取する. 食事を拒否することもあるが, 勧めれば通常補食する.	4. 非常に良好 年齢相応の十分なカロリーが正常な栄養法で供給されている. 例えば：毎食あるいは授乳ごとにおおむね全量食べるあるいは飲む. 食事は決して拒否しない. 通常はたんぱく質・乳製品は1日4皿分以上摂取する. ときどき間食（おやつ）を食べる. 補食する必要はない.	
組織灌流と酸素化	1. 極度に低下している 低血圧（平均動脈血圧が50mmHg未満；新生児では40mmHg未満）または生理学的に体位変換に耐えられない.	2. 低下している 正常血圧, 酸素飽和度95%未満, またはHbが10g/dL未満, または毛細血管再充満が2秒以上；血清pHが7.40未満	3. 良好 正常血圧, 酸素飽和度95%未満, またはHbが10g/dL未満, または毛細血管再充満が2秒以上；血清pH正常	4. 非常に良好 正常血圧, 酸素飽和度95%以上, Hb値正常；そして毛細血管再充満が2秒以下	
				計：	

(Quigley SM, et al：Skin integrity in the pediatric population：Preventing and managing pressure ulcers. J Soci pediatr nurs. 1：7-18, 1996.（翻訳は, 宮坂らによるものを掲載し, 一部文献より引用・加筆したものである）

て生じる創傷も褥瘡の範疇に属すると定義づけをしました．医療機器は医薬品医療機器等法で「人もしくは動物の疾病の診断，治療もしくは予防に使用されること，または人もしくは動物の身体の構造もしくは機能に影響を及ぼすことが目的とされている機械器具などにあって，法令で定めるものをいう」と定義されています．したがって，例えば手作りの抑制帯などによって生じたものも「医療関連機器」に含まれるとしています．医療関連機器の例を表1に示します．

1 褥瘡のリスクアセスメント

- 褥瘡ケアの基本は予防です．そのためには，患児の褥瘡発生の危険性を予測することが必要です．特に集中治療室においては，全身状態・栄養状態不良で褥瘡発生リスクが高い患児が多いことや，治療を行ううえで，MDRPUにも注意する必要があります．褥瘡発生の危険因子を探るのに使用されるのが，リスクアセスメントスケールです．リスクアセスメントは一度行えばよいのではなく，定期的に行う必要があります．

①リスクアセスメントツール
- 「ブレーデンスケール」「厚生労働省危険因子評価」「K式スケール」「OHスケール」「ブレーデンQスケール」（表2）があります．
- 「ブレーデンQスケール」は，小児期のリスクアセスメントスケールとして，既存のブレーデンスケールを適用し，小児期の特徴をふまえて改変されたものです．適応範囲は生後21日～8歳未満となっていますが，多くのリスクアセスメントスケールは，高齢者や限られた年齢の小児に対してのツールであり，小児期全般を網羅できているツールはないのが現状です．各病院で採用されているリスクアセスメントスケールを活用し，患児一人ひとりの褥瘡発生リスクをアセスメントし，適切な看護ケアを提供していきましょう．

1. 褥瘡ハイリスク患者ケア加算

- 重症小児患者は褥瘡ハイリスク患者ケア対象者となる場合が多くあります．褥瘡ハイリスクケア患者はベッド上安静であって，以下に該当する患者をいいます（表3）．

表3 褥瘡ハイリスクケア患者

ア	ショック状態のもの
イ	重度の末梢循環不全のもの
ウ	麻薬等の鎮痛・鎮静薬の持続的な使用が必要であるもの
エ	6時間以上の全身麻酔下による手術を受けたもの
オ	特殊体位による手術を受けたもの
カ	強度の下痢が続く状態であるもの
キ	極度の皮膚の脆弱（低出生体重児，GVHD，黄疸等）であるもの
ク	皮膚に密着させる医療関連機器の長期かつ持続的な使用が必要であるもの
ケ	褥瘡に関する危険因子（病的骨突出，皮膚湿潤，浮腫など）があってすでに褥瘡を有するもの

- これらに該当する患児は，褥瘡発生リスクが高いと判断され，褥瘡管理者に報告します．褥瘡管理者とともに，重点的な看護介入が必要となります．

2. 医療関連機器圧迫創傷

- さらに，重症小児患者は，挿管チューブ，カテーテル類，抑制具など，治療のためさまざまな医療機器が装着されます．さらに鎮静下であるため痛みを訴えられず，MDRPUを起

こすリスクが高い状態にあります．例えば，狭い鼻孔に食道温計，EDチューブ，胃管カテーテルが挿入されます（図1）．このとき，カテーテルの接触が皮膚への圧迫となり，毛細血管の虚血から皮膚障害が起こります．MDRPUが発生するリスクの高い状態にあることを常に意識して，看護しなければならないと考えます．

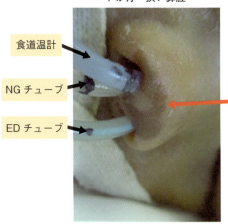

図1　医療関連機器圧迫創傷

2　予防措置と観察

1．予防措置

①除　圧
- 褥瘡予防には，体圧分散寝具の使用や体位変換，体位変換ができない場合には体の下に手を潜り込ませ，マットレスと体を離すなどの介入が必要です．

②背抜き・ポジショニング
- 頭側挙上する際は，体のずれを予防する背抜きや，ポジショニングが重要です．

③保　護
- 医療関連機器圧迫創傷の予防には，ルート類を固定する際，テープをΩ貼り（オメガ貼り，図2）することや，ルート類の下に皮膚保護剤を貼付し，皮膚の保護に努める必要があり

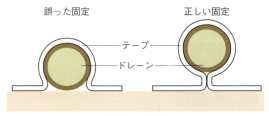

図2　Ω貼り

ます．ただし，皮膚保護剤を貼付しても皮膚障害を防ぐことにはつながらず，ルート類を浮かせ可能な限りの除圧することが重要となります．

④観　察
- 局所の皮膚の状態から，発生要因・介入方法を検討することができるため，観察は重要です．
- 発赤の有無，大きさ，発生時の体位・医療関連機器接触状態，滲出液の量（ドレッシング材の交換頻度）を観察し，記録をします．
- 褥瘡に関しては深さの分類のNPUAP分類と，重症度評価のDESIGN-R®があります．各病院の褥瘡マニュアルにあるので確認しておきましょう．

3 皮膚保護剤の種類と使い方

- 皮膚保護剤は「排泄・分泌物の皮膚の接触を防止し，皮膚を生理的状態に保つ作用がある吸水性粘着剤」と定義されており（日本ストーマ・排泄リハビリテーション学会），静菌作用や緩衝作用があります（表4）．

表4　皮膚保護剤の作用

①粘着性
②吸水性
③緩衝作用
④細菌増殖防止作用
⑤保温性
⑥皮膚構築作用

親水性ポリマー	疎水性ポリマー
・pH緩衝作用	・粘着性
・発汗の吸水作用	・耐水性

剤形	使用方法
板状皮膚保護剤 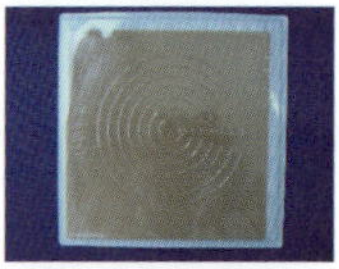	・シート状になっている ・ルートの固定の際の皮膚への圧迫予防
練状皮膚保護剤 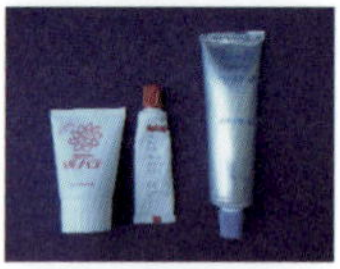	・ペースト状でチューブに入っている ・隙間を埋める際に使用
粉状皮膚保護剤 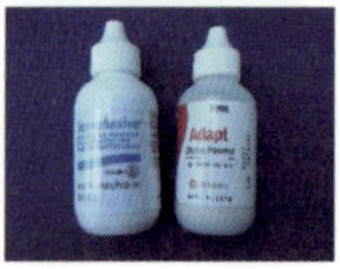	・粉末状になっている ・水分を吸収し，ゲル化する ・びらん部へ使用

図3　皮膚保護剤の剤形と使用方法

1. 皮膚保護剤の種類

● 皮膚保護剤は剤形別に分かれます．剤形別と使用方法を図3に示します．

4 おむつかぶれ（おむつ皮膚炎）への対応

● おむつかぶれ（おむつ皮膚炎）は，おむつが接触する部分に起きる皮膚炎のことをいい，おむつ皮膚炎といいます．
● おむつ皮膚炎は小児においても多く経験される皮膚障害です．おむつ皮膚炎のケアでは，その発生要因を理解することで，予防的・治療的ケアの選択が容易となり，早期治癒を図ることができます．

1. おむつ皮膚炎の発生因子（表5）

表5 おむつ皮膚炎の発生因子

皮膚のバリア機能の未熟さ	・小児（特に幼児）の皮膚は成人の1/2程度しかなく，構造的，機能的に未発達で，薄く柔らかく，外界からの刺激を受けやすくバリア機能が未熟．
高温多湿な環境	・おむつの中は，通気性が下着に比べ不十分なうえに，排泄物中の水分や汗により湿度が上昇し，高温多湿となる．高温多湿な環境下で皮膚は浸軟しやすくなる．
浸軟	・浸軟とは水に浸漬して角質層の水分が増加し，一過性に体積が増えてふやけることをいう．浸軟した皮膚は物理的刺激に対して弱くなり，容易に皮膚障害を起こす．
機械的刺激，化学的刺激	・抗生剤の使用，経腸栄養，消化吸収能の低下などにより，頻繁な排泄を認めることがある． ・皮膚に便が付着していると便が皮膚炎の直接的要因と捉え，おむつ交換ごとに皮膚を洗浄，清拭するケアが行われることがある．しかし，研究により「アンモニアをパッチテストしただけでは紅斑を生じないこと，および，紅斑を生じさせるためには，あらかじめ皮膚に機械的刺激を与える必要がある」ことが明らかになった． ・頻繁な洗浄・拭き取りが皮脂膜を奪い，皮脂の再生が間に合わないうちに洗浄することで皮膚の乾燥を招く．頻繁な洗浄・清拭は皮膚表面に摩擦を与えて皮膚を傷つける．

● これらにより皮膚の保護機能が低下し，そこに，おむつ交換ごとの洗浄・清拭による機械的刺激や排泄物中のアンモニアや消化酵素などの化学的刺激が加わり，おむつ皮膚炎の発症につながります（図4）．したがって，これらの発生要因を除去することが肛門周囲皮膚の予防につながります．

2. おむつ皮膚炎のケア

①発生要因のアセスメント
● 皮膚炎を生じた場合，発生要因のアセスメントが重要です．排便状態，原疾患の治療経過，全身状態，栄養状態，ケア方法の妥当性を総合的に評価しましょう．
②局所のアセスメント
● 局所の皮膚炎の位置から発生要因が推測できます．肛門に限局している場合には，便の付着が関与していることが予測されますが，肛門周囲に限局せず全体に皮膚障害を認めるものは便の付着に加えて，おむつやスキンケア方法に問題があることが推測されます．
● 皮膚障害の程度を確認し，皮膚保護機能を維持するためにはどうすればよいか，要因をア

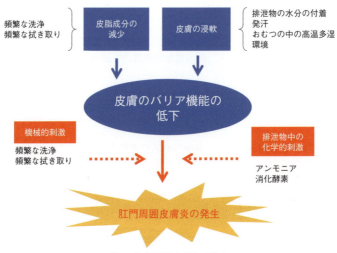

図4　肛門周囲皮膚炎の発生
(加藤好美：ストーマ閉鎖後のケア．"小児のストーマ・排泄管理の実際"山崎洋次，他 編．へるす出版，p137，2003 より改変)

セスメントする必要があります．

③肛門周囲皮膚炎の改善方法

(1) 皮膚保護剤含有軟膏の使用
- 排泄物のアルカリ性を弱酸性に緩衝させる皮膚保護剤の効果と，皮膚に密着保持できる基剤として軟膏を選択した方法です．粉状皮膚保護剤と軟膏を混ぜて皮膚保護剤含有軟膏として使用する方法が以前から用いることがあります．

(2) 粉状皮膚保護剤の活用
- 粉状皮膚保護剤は排泄された便のpHを弱酸性に緩衝させ，滲出液を伴う部分に密着してバリア効果を果たします．しかし，表皮に欠損（びらん）がない発赤のみの場合には，密着しないので使用には注意が必要です．

(3) 板状皮膚保護剤の活用
- 板状皮膚保護剤も粉状皮膚保護剤と同じく，便のアルカリ性を弱酸性に緩衝させる効果があります．貼付する面積が大きい場合，板状皮膚保護剤を小さくカットし，タイル状にしたものを貼付し，板状皮膚保護剤の隙間には粉状皮膚保護剤を散布し，剥がれた部分のみ板状皮膚保護剤を交換する方法があります．貼付・交換に人手や技術を要することがあります．

3．肛門周囲皮膚炎の予防

①機械的刺激の除去
- 頻繁な排便を認める場合，排便回数に応じて頻繁に洗浄・清拭することは皮脂を失い，皮膚のバリア機能を低下させます．洗浄は1日1～2回にとどめ，排便ごとに洗浄するのではなく，便が皮膚に付着するのを防ぐ方法を検討しましょう．
- 便の付着を防ぐ方法としては，皮膚被膜剤や撥水性のスキンケア用品の使用が推奨されて

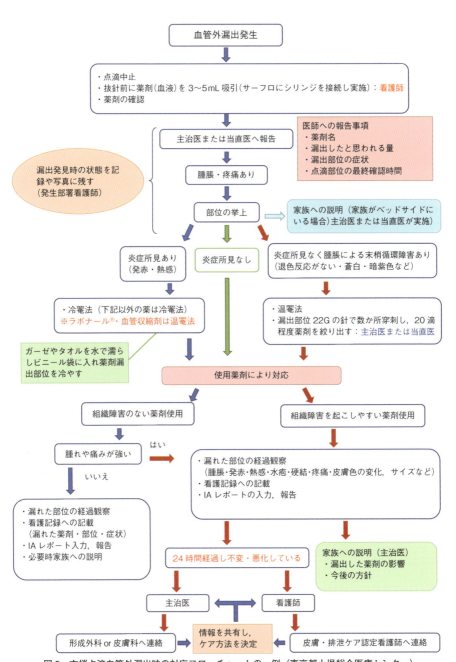

図5 末梢点滴血管外漏出時の対応フローチャートの一例（東京都小児総合医療センター）

います．また，最も皮膚への機械的刺激が強い清拭には，ベビーオイルや清拭剤を柔らかい材質のティッシュペーパーやコットンにしみ込ませて，愛護的に拭く方法が推奨されています．擦って汚れを落とすのではなく，便をつまみとる，オイルで汚れを浮き上がらせて落とすなどの工夫が必要です．

②皮膚の浸軟の除去
● おむつの中は高温多湿な環境にあるため，皮膚は容易に浸軟します．浸軟を予防するためには，おむつの交換頻度の検討や，撥水性のスキンケア用品を活用し，便や尿が長時間皮膚に付着するのを予防しましょう．

③化学的刺激の除去
● 化学的刺激とは便の付着であり，皮膚に便が付着するのを防ぐ撥水性のスキンケア用品や皮膚被膜剤を活用します．粉状皮膚保護剤を肛門周囲に散布することで便のpHを弱酸性に緩衝させる方法も化学的刺激の除去につながります．

④同じケアの継続
● 予防ケアや発生した皮膚障害に対してのケアは，統一して継続しなければ何の意味もありません．表5で示した通り，おむつ皮膚炎はさまざまな要因が重なって発生するので，ケアは統一して継続することが重要です．

5 点滴漏れへの対応

● 小児では，痛みや違和感を訴えることが難しく，輸液ポンプを使用していることが多く，自動的に薬液が輸液されるため発見が遅れ，気づいたときには腫脹，発赤，びらんが発生していることも稀ではありません．薬液が血管外に漏出すると患児家族の心痛は大きく，治療に対して恐怖や不信感につながる場合もあるため，早期発見と発見時の速やかな対応が必要です．
● 点滴漏れ（末梢点滴血管外漏出）時の対応方法，フロシート（図5）を示します．

文　献

1) 真田弘美，他：NEW 褥瘡のすべてがわかる．永井書店，2012
2) 日本小児ストーマ・排泄管理研究会学術委員会 編：小児創傷・オストミー・失禁(WOC)管理の実際．照林社，2010
3) 村松　恵 編：小児の状態別スキンケア・ビジュアルガイド．中山書店，2012

（末吉康子）

第3章 重症小児患者の基本的な管理とケア

1. 小児の集中治療管理に必要な基本的ケア
③感染管理

> **ここをおさえよう！**
> - ☑ 感染管理の基本は，標準予防策で特に手指衛生の徹底である．
> - ☑ 入院時のワクチン接種歴，周囲の感染症流行状況の情報を聴取することで，先手を打つ感染対策が可能になる．
> - ☑ 重症小児患者のサーベイランスは，集中治療部門スタッフとICTとの連携が必要である．

- 感染管理の基本は，標準予防策と経路別予防策の徹底であり成人と同様です．手指衛生は基本中の基本であり，乳幼児など濃厚接触する小児患者が対象である小児科，小児病院では，擦式アルコール製剤の適切なタイミングでの使用は感染予防行動として重要です．
- 幼少の小児は免疫機能が未発達であり，母体からの移行抗体を除いては，生下時には感染性疾患に対する獲得免疫を有していません．
- 病院内・病棟内に，病原体をもち込まない，感染を拡大させないことも重要なポイントです．

1 標準予防策（図1）

- 感染の有無にかかわらず，すべての患者に適応します．血液，体液（汗を除く），排泄物，損傷した皮膚，粘膜を感染性のあるものとして取り扱います．そうすることで未知の感染症や，検出前の感染性疾患に対しても対応できます．

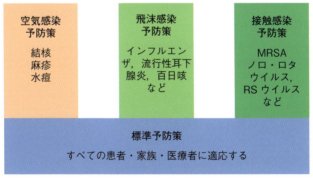

図1　標準予防策と経路別予防策

2 経路別予防策（表1）

- 標準予防策に加えて，予防対策が必要な感染性の強い，あるいは疫学的に重要な病原体が感染・定着している，あるいは疑われる患者に適用される対策です．

表1 経路別予防策一覧

	内容	病原体	感染防止対策のポイント
空気感染	・直径5μm（1μm=1mmの1/1,000）以下の飛沫核に付着した微生物による感染． ・飛沫核は長時間空気中に浮遊し，空気の流れによって広範囲に撒き散らされ，吸入することにより感染する．	・結核 ・麻疹 ・水痘 ・播種性帯状疱疹	・飛沫核が拡散しないように空調管理を行うこと→陰圧個室 ・飛沫核を吸入しないように防護すること→水痘・麻疹の抗体価が確認できない人は受けもたない． ・結核はN95マスクを着用する． ・感染性のある期間は極力部屋から出ない．やむを得ず出る場合はサージカルマスクを着用する．
飛沫感染	・患者の咳やクシャミ，会話時に5μm以上の飛沫が飛散し，これが結膜や鼻，口腔粘膜と接触することによる感染． ・通常これらの飛沫は1m以上飛散せず，長期間空気中に漂うことはない．	・インフルエンザ ・RSウイルス ・ヒトメタニューモウイルス ・流行性耳下腺炎 ・風疹 ・百日咳　など	・空気感染とは異なり，特別な空調設備や換気は必要ではない． ・飛沫の飛散と吸入を防止する． ・呼吸器症状がある場合は，RSウイルスやヒトメタニューモウイルスの特定の有無にかかわらず，飛沫感染対策を行う． ・小児では咳エチケットや手指衛生が適切に行えないので接触感染対策を追加する．
接触感染	・病院感染で高頻度にみられる感染経路であり，直接接触感染と間接接触感染がある． ・直接接触感染は，主にケアなどで感染源の患者と直接接触した医療者を介して感染が広がる． ・間接接触感染は，微生物に汚染された器具類や環境表面の接触によって感染が広がる．	・MRSA，VRE，MDRPなどの多剤耐性菌による感染症 ・腸管出血性大腸菌感染症（O-157） ・感染性胃腸炎（ノロウイルス，ロタウイルスなど） ・クロストリディオイデス・ディフィシルによる偽膜性大腸炎 ・流行性角結膜炎 ・疥癬，頭ジラミ ・RSウイルス ・ヒトメタニューモウイルス　など	・医療者の手指が主な感染経路となる． ・感染経路を遮断するためには，手指衛生を確実に行う． ・防護用具の使用や環境整備も重要である． ・感染性胃腸炎は，ノロ・ロタウイルスなど病原体の特定の有無にかかわらず症状が改善するまで接触感染対策を行う．

3　小児の免疫応答の特徴

● 小児の免疫の特徴として免疫力の未熟性が挙げられます．母体から無菌状態で誕生し，環境，母や家族から常在菌叢を獲得しながら成長していきます．成人とほぼ同等の免疫機能を有するには，思春期までかかります．
● 麻疹，風疹，水痘，ムンプスなどの流行性ウイルス疾患の免疫も獲得しておらず，これらのワクチン接種は生後1年から接種可能となります．
● 代表的な流行性ウイルス性疾患を一覧表にまとめました（**表2**）．

4　入室前の感染性疾患の曝露歴の聴取と対応（表3）

● 入室時の感染防止対策は，重症小児患者が入院する集中治療室では重要です．空気感染する麻疹や水痘などが発生すると，潜伏期間内の二次感染，三次感染を防ぐため，患者の入院制限を実施せざるを得なくなります．
● また，手術など事前に予定が立てられる場合は，定期接種を含め，年齢相応のワクチン接種が完了してからの入室が本人および周囲への感染を予防することで患者の安全につながります．

表2 流行性ウイルス性疾患の経過および対応期間

主な感染症	経過	感染経路	潜伏期間	感染期間	対応期間
麻疹	発熱・咳嗽・結膜充血などのカタル症状が2〜3日続き、コプリック斑が出現。その後、紅斑頭から出現全身に広がりやがて暗赤色になって治癒する。	空気感染	8〜12日（最大7〜21日）	発疹出現4日前〜発疹出現4日後	感染源との最初の接触から7日後〜最終接触から21日後まで
風疹	発疹出現7日前頃から倦怠感や耳介後部、後頭部、頸部のリンパ節腫脹がみられる。リンパ節腫脹は、発疹期に著明となる。発疹（紅色の斑状丘疹）は1〜2日で顔面から頸部、体幹、四肢へと遠心的に広がり、出現順に3日程度で消失する。	飛沫感染	14〜23日	発疹前7日〜発疹後14日	感染源との最初の接触から14日後〜最終接触から23日後まで
水痘	体幹や顔面から全身性に発疹が広がる。発疹は紅斑→丘疹→水疱→痂皮と約1週間で変化し、それぞれの段階の皮疹が混在する。	空気感染 接触感染	14〜16日（最大10〜21日）	発疹出現2日前からすべての発疹が痂皮化するまで	感染源との最初の接触から8日後〜最終接触から21日後まで
ムンプス（流行性耳下腺炎）	1〜2日の全身倦怠感、発熱後に片側または両側の耳下腺腫脹と疼痛がある。時に顎下腺も侵される。時に両側難聴となり、人工内耳埋込術などが必要となる場合もある	飛沫感染	通常16〜18日（最大12〜25日）	耳下腺腫脹の7日前〜8日後はウイルスを排出する。耳下腺腫脹の1〜2日前より5日後までは感染性が強い.	感染源との最初の接触から12日後〜最終接触から25日後まで
百日咳	軽度の上気道症状（カタル期）が1〜2週間続いた後、激しい発作性の咳（痙咳期）に進行する。発熱はないか、あっても軽度である。痙咳期は、連続した咳込み（staccato）の後、吸気時の笛声（whoop）を伴う発作を繰り返すこと（reprise）が特徴で、症状の改善には数週〜数か月を要する。6か月未満の乳児が最も重症化しやすく、早産児やワクチン未接種者は特にハイリスクである。	飛沫感染	通常7〜10日（最大5〜21日）	感染性が最も強い期間は、カタル期から、痙咳期開始後3週間にかけてである.	
インフルエンザ	成人や年長児では、高熱、関節痛、倦怠感など全身症状が強い。咳嗽は2週間以上続くこともある。乳幼児では、全身症状が目立たず、呼吸器症状が中心となる.	飛沫感染 接触感染	1〜4日で、平均2日	症状出現の24時間以内に始まり、3日間がピークである。通常、ウイルス排出は7日以内に止まるが、幼乳児や免疫不全者では10日間かそれ以上のことがある。	発症後3日間がピーク 免疫不全者については個別対応
RSウイルス	咳、鼻汁、発熱を伴う上気道炎として発症する。ほとんどの成人、年長児では軽度の上気道炎で終息する。乳幼児（特に2歳以下）では細気管支炎、肺炎に進展し、喘鳴、多呼吸などを呈することが多い。新生児、特に早産児では、呼吸器症状が乏しく、嗜眠、哺乳力低下、無呼吸発作などが主要症状のことがある。	飛沫接触感染	2〜8日（多くは4〜6日）	ウイルス排泄は通常3〜8日間。乳幼児や免疫不全者では3〜4週間持続することがある。	発症後1週間
手足口病	発熱と同時に手掌、足底を含む全身の発疹と口腔内の粘膜疹を呈する。口腔内の粘膜疹のみ認めるときにはヘルパンギーナという。手足口病のほかにも新生児の敗血症、急性呼吸窮迫症候群、脳炎、無菌性髄膜炎、感染性腸炎、急性心筋炎を引き起こす。	飛沫感染 対策	3〜6日間	症状が消失するまで	症状が消失するまで

表3　入室前の曝露歴の聴取内容と対応

聴取内容	対応
・保護者からきょうだいの健康状態の確認 ・コミュニティ（保育園など）での感染性疾患の流行状況をピンポイントで聴取 ・ワクチンの接種状況 ・罹患の有無	・ワクチンの接種状況と罹患の有無は，記憶に頼らず，母子手帳で確認する． ・麻疹・水痘に接触していたことが判明した場合，原則として潜伏期間中は陰圧個室管理を行い，症状を観察する． ・発症時は他児と接触させない．

5 デバイス関連感染対策

- 重症患者は，病状により気管挿管，中心静脈カテーテル，胃管カテーテル，尿道留置カテーテルなどの多くの医療機器を装着することがあります．
- それらの医療関連感染予防は適切で安全な医療を提供するうえで重要です．
- サーベイランスを実施することで，医療関連感染の頻度を明確にします（表4）．頻度が多ければ介入によって減少させる指標になり，標準以下の頻度であればそれを維持する目安になります．結果に基づき，業務改善することでよりよい医療の提供を目指します．データ取りだけで介入や評価の伴わないサーベイランスは無意味です．近年，医療関連感染を予防するためにバンドルなどの遵守率をみるプロセスのサーベイランスが重視される傾向にあります．サーベイランスの結果を，重症集中治療部門の医師，看護師，ICTメンバーと共有し，感染対策を実施していくことが必要です．筆者の施設では，週1回各デバイスに関する感染の評価を実施しています．現場のスタッフに加えて，病棟外から感染対策の専門家が立ち会うことで，より客観的な評価が期待できます．

表4　サーベイランスの目標

①医療関連感染の頻度を明確にし，多い場合は介入をして減少させる．
②平時の感染率を明らかにし，頻度が増えるアウトブレイクの早期発見につなげる．
③プロセスである現行の感染対策および管理方法の評価を行い，改善などの動機づけにする．

- また，「ケアバンドル」が感染対策として重要です．バンドルとは，木々などを複数，束ねたものという意味です．ケアバンドル（care bundle）とは，エビデンスの高い感染予防策を単独で実施するより「束ねて行うことで最大限の効果を得ようとするもの」です．チェックリストなどを使用して確実に実施できたかをプロセス評価します．小児分野では，小児に特化したエビデンスが少ないため文献やガイドラインなどを活用して，施設ごとに実践できるレベルで内容を検討する必要があります．各デバイスのケアバンドルの1例を示します．

1. 血管内カテーテル関連血流感染（CRBSI）予防のケアバンドル

- 挿入時のケアバンドル

1	☐	手指衛生
2	☐	高度無菌的遮断予防策（MSBP）の実施 （帽子，マスク，滅菌ガウン，滅菌手袋，全身を覆う滅菌ドレープ）
3	☐	挿入部の皮膚消毒
4	☐	無菌的挿入と固定
5	☐	手指衛生

● ドレッシング材交換時のケアバンドル

1	☐	手指衛生
2	☐	未滅菌手袋
3	☐	挿入部の皮膚消毒
4	☐	滅菌フィルム材の貼付
5	☐	手指衛生

(五十嵐隆 監:こどもの医療に携わる感染対策の専門家がまとめた小児感染対策マニュアル.じほう,p36, 2015)

2. カテーテル関連尿路感染（CAUTI）予防

● CAUTI 予防のケアバンドル

1	☐	不必要な尿道留置カテーテルを回避するためのアセスメントを行う.
2	☐	尿道留置カテーテルの挿入は無菌テクニックで実施する.
3	☐	推奨されているガイドラインに基づき,尿道留置カテーテルを維持,管理する.
4	☐	毎日,尿道留置カテーテルの必要性を確認し,必要なくなったら抜去する.

(五十嵐隆 監:こどもの医療に携わる感染対策の専門家がまとめた小児感染対策マニュアル.じほう,p41, 2015)

3. 人工呼吸器関連肺炎（VAP）予防

● VAP 予防のケアバンドル

1	☐	手指衛生の励行
2	☐	各勤務 1 回の口腔ケア
3	☐	体位交換時の呼吸器の水払い
4	☐	ベッドアップの励行（20〜30 度）

(五十嵐隆 監:こどもの医療に携わる感染対策の専門家がまとめた小児感染対策マニュアル.じほう,p48, 2015)

● ケアバンドルには，患者の清潔保持や体位，適切な管理方法が入っています．ケアバンドルを遵守することでデバイス感染のリスクを低減できます．

6 PICU 等における院内感染対策（表5）

● 重篤な患者が多く入室する PICU では，特に効果的な感染対策が重要です．「もち込まない」「感染させない」ことの基本は，標準予防策の徹底，特に手指衛生は免疫力の弱い小児にとって有用です．

表5 院内感染対策

・入室前に患者の感染症に関する情報を聴取する．
・適切なタイミングでの手指衛生を徹底する（図2）．
・流行性疾患に対しては，ワクチンで免疫をつけておく．
・手指衛生教育は，患者とかかわるすべての職員に実施する（医師，看護師，臨床工学技士，リハビリ科，放射線科，臨床検査技師など）．
・ICT（感染対策チーム）との連絡体制を構築し，耐性菌や経路別感染対策が必要な微生物が検出されたときは，検査室から ICT へ直接報告できるようにする．

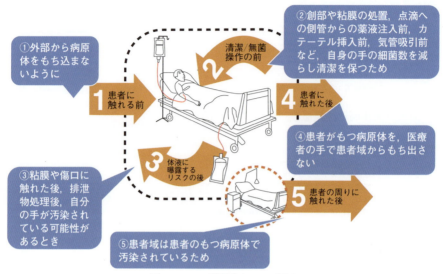

図2 WHOが推奨する5つの場面
（世界保健機関：医療施設における手指衛生のためのWHOガイドライン．2009より改変）

- そのほか，接触感染対策などの経路別予防策も必要です．筆者の施設では，症状に対し予防策を実施しています．呼吸器症状がある場合は，飛沫感染対策を実施し，消化器症状がある場合は，ノロウイルスなどを想定し，接触感染対策を行っています．

先輩からのアドバイス：血管内カテーテル関連血流感染予防

- 挿入部位は，通常，成人では末梢静脈カテーテルやミッドラインカテーテルに関して下肢より上肢が推奨されます．小児や新生児では血管が細いため血管確保が困難，および成人ほど挿入部位による感染率の差が明らかでないため下肢や頭皮も選択されることがあります．特に鼠径部に確保された場合には，尿便による汚染に気をつけて管理します．

文献

1) 五十嵐隆 監：こどもの医療に携わる感染対策の専門家がまとめた小児感染対策マニュアル．じほう，2015
2) ICPテキスト編集委員会：ICPテキスト感染管理実践者のために．メディカ出版，2016

（御代川滋子）

第3章 重症小児患者の基本的な管理とケア

1. 小児の集中治療管理に必要な基本的ケア
④栄養管理

> **ここをおさえよう！**
> - ☑ 重症小児患者においても成人同様な早期回復を目指した栄養管理が重要です．しかし，小児集中治療室に入室する重症小児患者は厳密な水分管理を必要とすることが多く，体液量への影響を考慮した栄養管理が必要となります．
> - ☑ 重症小児患者の病態，時期に応じた栄養の投与経路，種類や製剤，投与量，合併症を理解しておくことが看護ケアとして重要です．
> - ☑ 安全に栄養投与を行うために，想定外のルート抜去や感染予防を含めたルート管理を心がけましょう．

1 小児集中治療室での栄養投与

- 小児重症病態ではエネルギー投与量不足と過剰がともによく認められるため，適切な栄養評価と栄養投与量，投与方法の決定を目指すことが良好な臨床経過の一助となります[1]．
- 侵襲とエネルギー代謝の関係を示します（図1）．重症小児患者の栄養管理の流れの一例を図2に示します．バクテリアルトランスロケーション（bacterial translocation：BT）を予防するため可能な限り早期に経腸栄養を行うようにします．

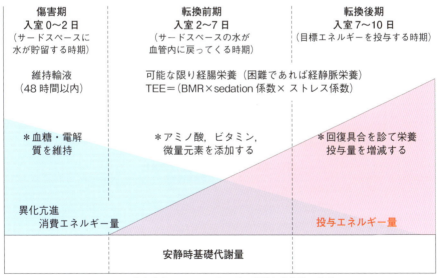

図1 集中治療におけるエネルギー代謝と栄養管理方法
（宮田恵：集中治療．"チームで実践!! 小児臨床栄養マニュアル"高増哲也，他 編．文光堂，p98，2012より転載）

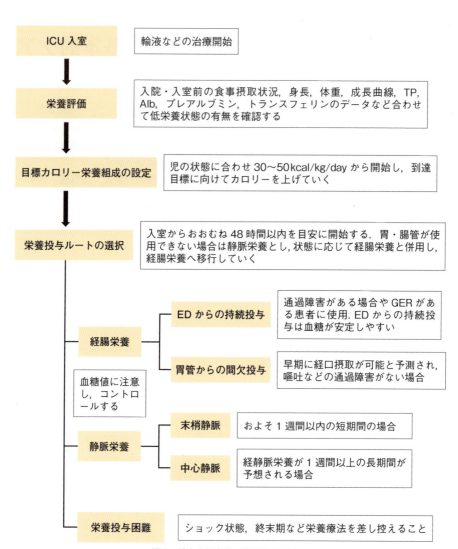

図2 重症小児患者の栄養管理の流れ

(清水孝宏, 他:栄養管理のアプローチ. "クリティカルケアにおける看護実践ICUディジーズ, 改訂第2版"道又元裕 編. 学研メディカル秀潤社, p269, 2014を参照して作成)

- 腸管を使用しない期間が長くなると，腸管の粘膜は萎縮し，腸管免疫能の低下により腸内フローラが乱れます．結果，腸粘膜の透過性が亢進し，腸管バリア機能が破綻し，腸管内の細菌が腸管外へ広がってしまう BT を引き起こします（図3）．そこで，腸内フローラを改善させる目的でプロバイオティクスであるビフィズス菌などを投与したり，感染制御のため選択的消化管除菌を行うことがありますが，これらの有効性は結論が出ておらず，成人のデータなどをもとに各施設で検討，実施を考慮する必要があります．

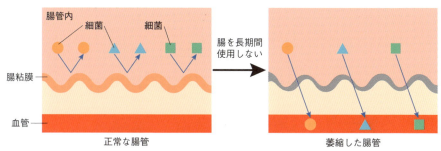

図3　バクテリアルトランスロケーション

2　重症小児患者の栄養の評価

- 栄養評価として，身体測定が一般的です．集中治療室に入室している小児は，輸液などの治療により，体液量に影響を及ぼしていることが多いため，標準体重と in-out バランスを考慮し，判断する必要があります．また，栄養評価として血液検査で TP，Alb，プレアルブミン，トランスフェリンも確認します．
- しかし，重症患者ではアルブミン製剤の投与，輸液の影響で正しい評価はできない可能性があり注意が必要です．また，小児の身体発達，栄養状態を表すものとして重要なものが身長，体重，頭囲測定です．身長は，入室前までの栄養状態を反映するだけでなく，背景に疾患が存在するなどの手がかりになります．体重は，個人差もありますが，身長，性別，年齢での比較で評価します．頭囲は胎児期以降の栄養状態を反映します．これを経時的に記録，成長曲線（図4）を作成し，栄養評価をすることが重要です．

3　重症小児患者の栄養投与

- 成人においては BMR（basal metabolic rate，生命維持に必要な基礎代謝量）の算出方法に Harris-Benedict の式が使用可能ですが，年齢が低下するにしたがって成長，発育に要するエネルギーの需要が大きくなる乳幼児においては適用しにくいといわれています．
- ASPEN（American Society for Parenteral and Enteral Nurtion，米国静脈経腸栄養学会）のガイドラインでは，病歴や入院前の食事摂取状況や栄養状態，体重変化，疾患や合併症，理学所見，重症度スコア，消化管機能などを総合的に評価する必要があるとしています．

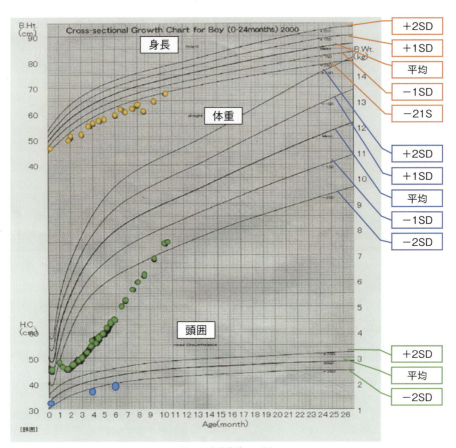

図4 成長曲線の一例

1. エネルギー必要量

- 重症小児患者においては,間接カロリメトリーよりエネルギー消費量を測定し,栄養投与量を決定することが推奨されます.しかし,エネルギー消費量の測定が困難な場合は,表1,表2を参考にモニタリングしながら投与エネルギーを決定します.
- エネルギー必要量の推定にはいくつか方法がありますが,簡易的に,TDR(total daily requirement,1日必要量)を乳児 120 kcal/day,小児 100 kcal/day を目安に計算する場合もあります.
- また,重症小児患者の推定エネルギー必要量の算出式として,生活活動係数とストレス係数で算出する方法があります.

    TEE:total energy expenditure(総エネルギー消費量)=BMR×sedation 係数×ストレス係数

表1　日本人の食事摂取基準（2015年版）抜粋

性別	男性			女性		
	推定エネルギー必要量（kcal/day）					
年齢	身体活動レベル*					
	Ⅰ	Ⅱ	Ⅲ	Ⅰ	Ⅱ	Ⅲ
0〜5（月）		550			500	
6〜8（月）		650			600	
9〜11（月）		700			650	
1〜2（歳）		950			900	
3〜5（歳）		1,300			1,250	
6〜7（歳）	1,350	1,350	1,750	1,250	1,450	1,650
8〜9（歳）	1,600	1,850	2,100	1,500	1,700	1,900
10〜11（歳）	1,950	2,250	2,500	1,850	2,100	2,350
12〜14（歳）	2,300	2,600	2,900	2,150	2,400	2,700
15〜17（歳）	2,500	2,850	3,150	2,050	2,300	2,550

*身体活動レベルは，低い，ふつう，高い の3つのレベルとして，それぞれⅠ，Ⅱ，Ⅲで示した．

（厚生労働省：日本人の食事摂取基準（2015年版）の概要より抜粋）

表2　WHOにおける小児BMR（kcal/day）

体重	男性	女性
3.0	150	136
5.0	270	274
10.0	545	541
15.0	725	718
20.0	870	852
30.0	1,140	1,063

（志馬伸朗，他：栄養の管理．"小児ICUマニュアル，改訂第6版"．永井書店，p180，2012 より引用）

表3　ストレス係数とsedation係数について

病態およびストレス因子	ストレス係数
ストレスなし	1.0 〜1.2
発熱>37℃	1.0 〜1.2
定期・予定手術	1.0 〜1.2
感染（重篤でない敗血症）	1.1 〜1.3
心不全	1.25〜1.5
侵襲的手術（長時間手術など）	1.2 〜1.4
敗血症	1.4 〜1.5
外傷，頭部外傷	1.5 〜1.7

*sedation係数：筋弛緩を含む完全鎮静下で人工呼吸管理が行われている際には，45％代謝を抑えることができるため係数として0.55を乗じて計算する．
（HANDBOOK OF Pediatric Intensive Care：p105, SAUNDERSより引用）

- BMR（表2）とストレス係数とsedation係数を（表3）示します．
- しかし，さまざまな重症病態に陥った小児への妥当性は明らかになっていないため，使用する際は，それをふまえて使用することが重要です．

2．蛋白質量

- 蛋白質は，必須栄養素の一つで，アミノ酸から構成され，重要なエネルギー源です．生体は侵襲を受けるとエネルギー代謝は亢進して脂質異化にて糖新生を行いますが，さらに足りなければ筋肉が蛋白異化を行いエネルギーを得ようとします．
- その結果，蛋白異化が増加することで，尿中への窒素排泄量が著しく増加します．
- 成長期にある小児は体蛋白質が増えつつあるため成人に比べて蛋白質の必要量が大きくなります．このため，窒素バランスは正となります．
- 非蛋白熱量を大きくすることで窒素利用効率が高まり，BUNの上昇として現われます．これは腎への負担を意味します．そのため，腎・肝機能が悪い場合は蛋白を低めに，熱傷

の場合は高めに設定します．NPC/N の目安を（**表 4**）に示します．
- NPC/N とは，Non-protein calorie/nitrogen ratio（非蛋白質カロリー/窒素比）のことで，摂取した蛋白質を有効に使うためのブドウ糖と脂肪との割合です．

表 4　NPC/N の目安

小　児	200～250
成　人	100～200

- 重症小児患者においては，蛋白質は，0.5 g/kg/day で開始し，徐々に目標値まで上げていくようにしています．年齢別の 1 日の小児の蛋白必要量（**表 5**）を示します．成人では，ストレス状態で必要に応じて 1.2～2.0 g/kg/day が必要量とされています．
  NPC/N＝非蛋白熱量（kcal）/窒素（g）
  NPC＝糖質（g）×4（kcal）＋脂質（g）×9（kcal）
  N（g）＝蛋白質（g）÷6.25
- 栄養投与時，蛋白質が多い＝NPC/N が低いということになります．また，経腸栄養剤では蛋白質が強化されたものが多く，BUN の上昇が起こることがあります．

表 5　小児の蛋白必要量

年　齢（歳）		蛋白必要量（g/kg/day）
乳　児	0～0.5	2.2
	0.5～1.0	2.0
小　児	1～3	1.8
	4～6	1.5
	7～10	1.2
青年期	11～14	1.0
	15～18	0.8

（志馬伸朗，他：栄養の管理．"小児 ICU マニュアル，改訂第 6 版"．永井書店，p181，2012 より引用）

3. 脂　質

- 成人と同様，小児において重症病態では脂質酸化率が高くなることが報告されています[1]．ASPEN ガイドラインでは，1 g/kg/day から投与を開始し，血中トリグリセリド濃度をモニタリングしながら増量する（2～4 g/kg/day）としています[1]．

4 経腸栄養，経静脈栄養の管理方法

1．栄養の種類と投与経路

● 栄養投与方法として経静脈栄養法と経腸栄養法の2つに分けられます．それぞれの投与対象，投与経路について（**表6**）示します．

表6 栄養の種類・栄養投与経路

	経腸栄養（enteral nutrition：EN）	静脈栄養（parenteral nutrition：PN）
投与方法と種類	**経口栄養** 口から栄養を摂取 **経管栄養** チューブを用いて栄養を投与	**末梢静脈栄養**（peripheral parenteral Nutrition：PPN） 短期的な栄養維持を目的 **中心静脈栄養**（total parenteral nutrition：TPN） 長期間（一般的に2週間以上）の栄養投与を目的 **補完的中心静脈栄養**（supplemental nutrition：SPN） 食事や経腸栄養を併用することによって，中心静脈栄養の投与エネルギーが総投与エネルギーの60％未満になっている場合
対象	消化管が機能している患者	経口摂取で栄養摂取が不十分，不可能な状態の患者
特徴	**経口・経鼻胃管** 経口摂取不十分で消化管が使用可能である場合 **経口・経鼻十二指腸・空腸チューブ（ED）** 胃残が多く，胃排出障害が考えられる場合 **胃瘻** 食道機能が不十分で，長期化が考えられる場合	PPN おおよそ2週間程度の栄養維持．投与エネルギーはおよそ1,400kcal/dayまで．12.5％未満までの糖濃度で，電解質，アミノ酸，脂肪製剤，必要に応じて微量元素を投与する TPN 長期的な栄養投与．糖，アミノ酸，電解質，微量元素，ビタミン，脂肪製剤を投与する．腸管の閉塞，消化吸収障害を伴う，術後などで腸管の安静が必要な場合に適応とされている
挿入	**胃管** 挿入後，胃液の吸引，胃泡音の聴取，X線でカテーテルの位置を確認する **ED** X線透視下で挿入するのが確実．PICUに入室する重症小児患者に対して，盲目的に入れる方法もあるが，必ずX線でチューブの位置を確認する（**図5**） **胃瘻** 胃瘻造設術を手術室で行う	PPN 四肢末梢静脈に清潔操作で留置する TPN 一般的に内頸静脈，大腿静脈，鎖骨下静脈に無菌操作で留置する．また，上腕の尺側皮静脈から穿刺する末梢挿入型中心静脈カテーテル（PICC）もある
留意点	注入後30分程度で起こる早期ダンピング症候群と注入後1時間以降に起こる後期ダンピング症候群に注意が必要	感染徴候，血管外漏出，静脈血栓に注意が必要
使用すべきでない場合	**腸管不耐性** 嘔吐，不快感，胃内残量過多，腸管拡張，排液量過多，下痢，腸管運動減弱・排便減少，腹部X線所見の異常	感染徴候がある場合，早急に入れ替えを実施する
観察ポイント	図6に示す	図7に示す

2．カテーテル位置の確認

● 栄養が安全・確実に投与されるために，カテーテル・チューブ類が適切な位置に留置されているか確認することが重要です．X線でそれぞれの留置位置を確認します（図5）．

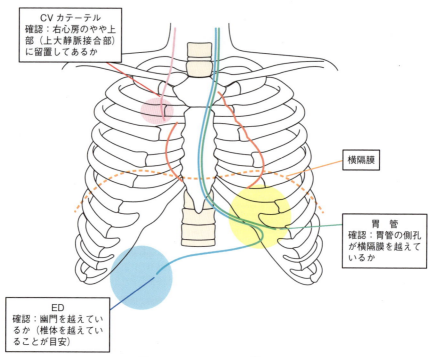

図5 カテーテル・チューブ類の管理

3. 経管栄養中の観察とケア

ダンピング症候群
冷や汗，顔面紅潮や下痢，悪心・嘔吐，めまい，手のふるえ，頭痛
対応：観察，注入速度を下げる

逆流
栄養剤の逆流が起きていないか，食道逆流症（gastroesophageal reflux：GER）に注意
対応：注入の中止，医師に報告後，栄養経路の検討

胃管・ED チューブ

チューブの閉塞
特に ED チューブは定期的に白湯を流し，チューブの開通を維持する

皮膚の発赤，びらん
固定方法によっては鼻翼部分に発赤，潰瘍などを生じる
対応：保護材の使用，固定方法の工夫や観察を十分に行うなど注意が必要

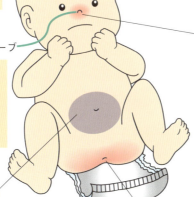

腹部症状
嘔気・嘔吐の有無，腹部膨満の有無，排便の状況を観察
対応：必要に応じて下剤の投与，GE，ブジーを行う

下痢・便秘
便性の観察．脱水，電解質異常に注意
対応：肛門周囲の皮膚障害予防，下痢の原因が経腸栄養の場合には栄養剤の濃度，速度，栄養剤の種類や整腸剤投与を検討する．便秘は整腸剤やグリセリン浣腸などを検討する

図6　経腸栄養の注意点と観察ポイント・ケア

4. 静脈栄養中の観察とケア

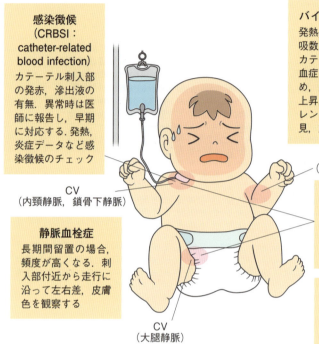

図7 静脈栄養の注意点と観察ポイント・ケア

5 重症小児患者の生体反応と栄養管理

1. 栄養管理における低血糖と生体反応

- 重症小児患者で低血糖を起こす原因として，血糖コントロールのためインスリン投与されている場合やTPN投与中の点滴漏れやルートトラブルにより，輸液が突然投与されない状況があります．
- 糖質の急激な吸収による高血糖に続く，インスリン過分泌による低血糖が起こります．特

に未熟な新生児は血糖維持機能が十分備わっていないため，低血糖に陥りやすくなっています．脳は多量のブドウ糖を必要とし，低血糖になると脳の機能に影響を及ぼします．重症小児患者の多くは，鎮静薬が使用されており，意識レベルの判断が困難であり，低血糖の症状（表7）を見逃さないことが重要です．その他の症状と併せて定期的な血糖のチェックが必要です．

表7 低血糖症状

症状	徴候
交感神経症状	発汗，頻脈，筋力低下，ふるえ，嗜眠
中枢神経症状	けいれん，昏睡，チアノーゼ発作，無呼吸発作，徐脈，呼吸窮迫，低体温症

2. 重症患者の高血糖と生体反応と栄養管理

- 重症患者は，過大な侵襲を受け，持続的なストレス状態でストレスホルモンが分泌され，インスリン抵抗性の増大，感受性の低下となり，糖利用能を低下させます（図8）．そこで，経静脈栄養や経腸栄養などのエネルギー投与，カテコラミンの使用により高血糖状態を助長させることになります．
- 小児重症患者も成人と同様に高血糖にしない管理が推奨されています．日本版重症患者の栄養療法ガイドラインでは，小児の目標値としては，215 mg/dL 以下を目標とし，強化インスリン療法は行わないことを強く推奨しています[1]．また，敗血症ガイドラインでは，144〜180 mg/dL とされています．患者の病態など背景に合わせて対応していくことが必要です．

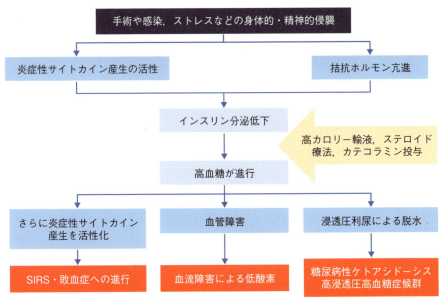

図8 重症患者における高血糖のメカニズム

(高西弘美：重症糖尿病集中治療・術後の血糖管理．"クリティカルケアにおける看護実践ICUディジーズ，改訂第2版"道又元裕 編．学研メディカル秀潤社，p135，2014 より引用)

6 経腸栄養に用いられる，母乳，ミルク，経腸栄養剤

1．母　乳

● 母乳は，未熟な状態で生まれた児にとって必要な成分がより多く含まれているといわれています．母乳のメリット・デメリットを（表8）に示します．

表8　母乳のメリット・デメリット

メリット	デメリット
・児に合った成長発達に十分なエネルギーと必須栄養素，感染防御物質，細胞，ホルモン，酵素，成長因子など多くの物質を含む ・児に合った組成で代謝負担が少ない	・成分は，時間や母親の食事時間・内容，分娩後の時期により異なる ・蛋白質，カルシウム，リン，ビタミンD，ビタミンKなどが不足しやすい（特にビタミンKの不足は，特異性乳児ビタミンK欠乏性頭蓋内出血をきたすおそれがある）

● 児の状態によって，これらの成分を強化し，熱量も高めるために，強化母乳（母乳添加用粉末 HMS-1®，HMS-2®）として添加する場合があります．
● わが国では，出生時，産科退院時，1か月検診時にビタミンK2シロップを経口投与することが一般的ですが，この時期に入院することになった場合は，児の状態に合わせてビタミンK2シロップを投与する必要があります．

2．ミルク（表9～12）

①育児用ミルク
● 健常乳児に用いられる育児用ミルクは約13％標準濃度とし，母乳に近似した成分で作られています．
● 児によってはアレルギーや消化吸収障害などがある場合，症状に合ったミルクを選ぶ必要があります．
②特殊ミルク
● 各種疾患に対応した多種類のミルクがあります．
● 特殊ミルクは除去されている栄養素があるため，成分を確認しながら必要な栄養素を補充する必要があります．

表9　母乳，調製粉乳，牛乳の100gあたりの成分組成

	母　乳	調製粉乳 （13％）	普通牛乳
エネルギー（kcal）	65	67	67
蛋白質（g）	1.1	1.5	3.3
脂質（g）	3.5	3.5～3.6	3.8
炭水化物（g）	7.2	7～7.7	4.8

（深津章子：栄養プランニング．"チームで実践!!　小児臨床栄養マニュアル"高増哲也，他 編．文光堂，p56，2012 より転載）

表10　調製粉乳栄養量（100mL あたり）

濃度（％）	標準濃度 （13％）	15％濃度	17％濃度	19％濃度	21％濃度
エネルギー（kcal）	67	77	87	97	108
水分（g）	87	85	83	81	79

（東京都立小児総合医療センター栄養科栄養科マニュアルより引用）

表11 特殊ミルク

	種類	記号	適応疾患	特徴・備考
特殊ミルク / 糖質代謝異常	明治ガラクトース除去フォーミュラ	110	ガラクトース血症 原発性乳糖不耐症	乳糖, ガラクトース除去のミルク
	森永無乳糖乳	MC-2	ガラクトース血症 原発性乳糖不耐症	乳糖を含まない, 大豆蛋白質を用いて作られている. 炭水化物は, ブドウ糖, オリゴ糖, デキストリンを使用
	明治糖原病用フォーミュラ（乳蛋白質・昼用）/（乳蛋白質・夜用）	GSD-D（昼用） GSD-N（夜用）	肝型糖原病	糖質を除去し, 代わりにブドウ糖やデキストリン, デンプンを主成分としている
	明治糖原病用フォーミュラ（大豆蛋白質・昼用）/大豆蛋白質・夜用）	8007（昼用） 8009（夜用）		
蛋白質・アミノ酸代謝異常	雪印フェニルアラニン無添加総合アミノ酸粉末	A-1	フェニルケトン尿症	フェニルアラニン除去のミルク. フェニルアラニン自体は, 必須アミノ酸のため, 最低必要量は摂取する
	森永低フェニルアラニンペプチド粉末	MP-11		
	雪印メチオニン除去粉乳	S-26	ホモシスチン尿症 高メチオニン血症	最低限必要な栄養素（必須アミノ酸や必須脂肪酸, ビタミン類, 微量元素など）の補充が必要
	雪印フェニルアラニン・チロシン除去粉乳	S-1	チロシン血症	
	雪印蛋白除去粉乳	S-23	高アンモニア血症 シトルリン血症 アルギニノコハク酸尿症 高オルニチン血症	S-23は単独使用せず, 必ず必要なアミノ酸混合物, 蛋白質を加えて使用する
	明治高アンモニア血症・シトルリン血症フォーミュラ	7925-A		
有機酸代謝異常	雪印イソロイシン・バリン・メチオニン・スレオニン除去粉乳	S-10	メチルマロン酸血症	有機酸血症の治療にはビオチン, L-カルニチン, その他のビタミン類を十分に必要とするので, 治療指針を参考に補充が必要
	雪印イソロイシン・バリン・メチオニン・スレオニン・グリシン除去粉乳	S-22	プロピオン酸血症 メチルマロン酸血症	
	雪印リジン・トリプトファン除去粉乳	S-30	グルタル酸血症1型	
	明治ロイシン除去フォーミュラ	8003	イソバレリン酸血症 ロイシン過敏性低血糖症 Nesidioblastosis	
電解質代謝異常	明治ビタミンD無添加・低カルシウムフォーミュラ	206	特発性高カルシウム血症	
	明治低リンフォーミュラ	720	副甲状腺機能低下症 偽性副甲状腺機能低下症	
	明治低カリウム・低リンフォーミュラ	8110		
	森永低リン乳	MM-5		
	明治低カリウム・高ナトリウムフォーミュラ	507-A	副腎皮質機能不全	
その他（1）	明治必須脂肪酸強化MCTフォーミュラ	721	極長鎖アシル-CoA脱水素酵素欠損症 シトリン欠損症	
その他（2）	明治MCT・アミノ酸フォーミュラ	605-MCT	嚢胞性線維症	
	森永蛋白質加水分解MCT乳	ML-3		
その他（3）	明治ケトンフォーミュラ	817-B	グルコーストランスポーター1欠損症 ピルビン酸脱水素酵素複合体異常症	

（恩賜財団母子愛育会特殊ミルク事務局：特殊ミルクの適応症と食事療法ガイドライン, 平成24年度厚生労働科学特別研究事業を参照して作成）

表 12 育児用ミルクの種類と特徴

育児用ミルクの種類			特 徴
調製粉乳	乳児用調製粉乳		・母乳の代替として，牛乳の成分に近づけるよう改善した育児用ミルク
	低出生体重児用粉乳		・早産児の母乳を参考に，蛋白質，糖質，灰分は多く，脂肪を減らしてある．添加ビタミンも多い ・出生体重が 1.5Kg 以下の場合に使用される
市販特殊ミルク	牛乳アレルゲン除去粉乳	蛋白質分解乳	・人工的に蛋白質を分子量の小さいペプチドやアミノ酸に分解し，抗原性を低減させたもの ・アレルギー治療用ミルクに比べ風味がよく飲みやすい
		アミノ酸混合乳	・20種類のアミノ酸をバランスよく配合した粉末に，ビタミン，ミネラルを添加したもの．牛乳の蛋白質を全く含まないアレルギー治療ミルク
	大豆蛋白調製乳		・牛乳の蛋白質に対するアレルギー児用のミルク ・大豆を主原料とし，大豆に不足するメチオニン，ヨウ素を添加し，ビタミンとミネラルを含む
	無乳糖粉乳		・乳糖分解酵素欠損や乳糖の消化吸収力の減弱時に使用し，下痢や腹痛を防ぐ ・糖質をブドウ糖まで分解してあるので，乳糖を含まない
	低ナトリウム粉乳		・心臓，腎臓，肝臓疾患児用 ・浮腫が強度のときに使用する．ナトリウムを 1.5 以下に原料
	MCT 乳		・脂肪吸収障害児用ミルク

(堤ちはる：育児用ミルクの種類と特徴．"小児臨床栄養学"児玉浩子，他 編．診断と治療社，p82，2011 を参照して作成)

3. 経腸栄養剤（表 13, 14）

●乳児では，母乳，調製乳を用います．消化管が使用できない場合，他の栄養剤を選択しなければならず，栄養剤の選択は，図 9 のような流れで病態，年齢によって使い分けます．

表 13 経腸栄養剤，医薬品と食品の比較

	医薬品	食品
名 称	経腸栄養剤	総合栄養食品，濃厚流動食
法 律	薬事法	食品衛生法，健康増進法
指 示	処方箋	食事箋
患者負担	保険適用あり	入院時食事療養Ⅰ・Ⅱ
種 類	8種類のみ エレンタール®，エレンタール®P，ヘパンED®，ツインライン®NF，ラコール®NF，エンシュア・リキッド®，エンシュア®H，アミノレバン®EN	150種類以上
病態別	肝不全用のみ	呼吸不全用，腎不全用，肝不全用，耐糖能異常用，免疫賦活型など

(中村早織：付録 経腸栄養剤．"チームで実践!! 小児臨床栄養マニュアル"高増哲也，他 編．文光堂，p225，2012 より改変)

表14 経腸栄養剤の種類と特徴

	製品名	エネルギー比 (%)			浸透圧 (mOsm/L)	NPC/N	特徴
		炭水化物	蛋白質	脂質			
成分栄養剤	エレンタール®	84	16	1	760 (1kcal/mL)	128	・脂質含有量が少ないため，高度の吸収障害があっても使用しやすい ・必須脂肪酸欠乏や浸透圧性の下痢に注意
	エレンタール®P	80	12	8	520 (0.8kcal/mL)	193	・新生児，乳幼児用 ・エレンタール®と比して脂肪含有量は多くNPC/N比は高めと小児の特性を考慮している
	ヘパンED®	79	14	8	633	154	・肝不全用 ・BCAA（バリン・ロイシン・イソロイシン）が豊富，フィッシャー比61
消化態栄養剤	ツインライン®NF	59	16	25	470〜510	140	・脂質25%と成分栄養剤と比して多く含む ・脂質吸収能が保たれているかの確認が必要
半消化態栄養剤	ラコール®NF	62	18	20	330〜360	119	・脂質エネルギー比が20%と低く抑えられており，エネルギー効率の高いMCTを含む
	エンシュア・リキッド®	55	14	31	330	157	・脂質含有量が多く血糖値の急上昇を抑えられる一方，脂質吸収能が低下している場合には注意が必要 ・亜鉛を豊富に含む ・ビタミンKは少なめでワルファリン服用患者にも使いやすい
	エンシュア®・H	55	14	31	540 (1.5kcal/mL)	154	・医薬品唯一の高濃度栄養剤 ・少量高エネルギー投与が可能で，投与量に制限がある場合に用いる
	アミノレバン®EN	59	26	15	640	68	・肝不全用 ・BCAAが豊富，フィッシャー比38 ・蛋白質が多く，NPC/N68と低値．小児での投与は，窒素負荷となるため特に注意が必要

(中村早織：付録 経腸栄養剤．"チームで実践!! 小児臨床栄養マニュアル" 高増哲也，他 編．文光堂，p226，2012より改変)

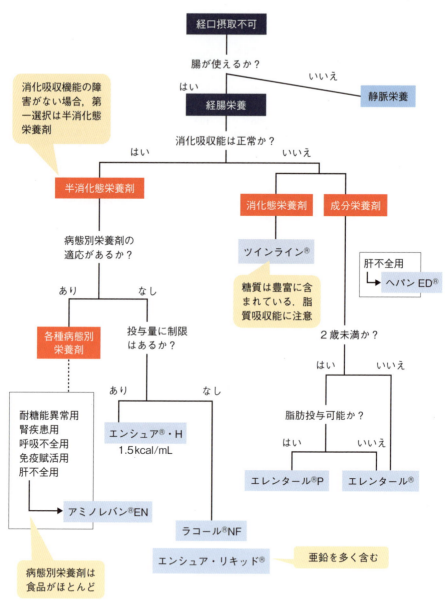

図9 経腸栄養剤の使い分け
(中村早織:付録 経腸栄養剤. "チームで実践!! 小児臨床栄養マニュアル"高増哲也, 他 編. 文光堂, p224, 2012 より転載)

7 母乳，ミルク，経腸栄養剤の取り扱い方

●母親が搾乳した母乳を預かって利用する場合は以下の注意が必要です（表15）．

表15　母乳を預かる際の取り扱い

母親への指導
①搾乳前は，手洗いをしっかり行う．
②搾乳する場合，清潔な哺乳瓶を使用する．
③自宅で搾乳し，病院に持ってくる場合，専用のパックに入れ，冷凍保存する．
④母乳パックに，名前と搾乳日時の記載をする．
⑤密閉，温度など保存状態に留意する．

取り扱い
①児の名前，母親の名前，搾乳日時が記載されているか確認する．
②搾乳時に母親が内服をしていないか確認する．内服している場合，薬剤名など確認し，医師，薬剤師に確認する（内服薬中に搾乳した母乳を児に与えることで影響が考えられる場合は，母乳を与えることができなくなる）．
③預かった母乳は，個別のかごにまとめて，他児のものと混ざらないようにする．
④母乳は血液と同じように取り扱う．
⑤解凍した母乳は，24時間以内に使い切り，余った場合は，衛生面の懸念から破棄する．

●単回注入の場合は，指示量をシリンジに吸い，37℃未満に温めて指示された速度で投与します．EDなどからの持続投与は，菌の繁殖などを考慮し，時間ごとで新しい母乳，ミルクに交換するのが望ましいです（表16）．

表16　母乳，ミルク，成分栄養などの取り扱い

栄養種類	新鮮母乳	調製ミルク	成分栄養など
推奨される保存期間（室温）	4時間未満	2時間以内	8時間以内

（日本新生児看護学会，他：NICUに入院した新生児のための母乳育児支援ガイドライン．2010，世界保健機関/国連食糧農業機関共同作成：乳児用調製粉乳の安全な調乳，保存及び取扱いに関するガイドライン．2007，東口髙志 編：NSTの運営と栄養療法—栄養管理の基本とチーム連携．医学芸術社，2006から引用）

8 経静脈栄養に用いられる製剤（表17）

●重症小児患者は体重・年齢に加え病態が異なるため，投与する際は各製剤の内容を把握し，投与水分量，必要カロリー，アミノ酸の量，窒素バランス確認し，脂肪製剤が必要であるか否か，個々に合わせて決定していく必要があります．

●糖電解質液にアミノ酸製剤，糖液，電解質液，総合ビタミン剤，微量元素製剤など（表18）を調整投与します．脂肪乳剤は，末梢ルートが望ましく，配合禁忌に注意して側管より投与します．

表17　経静脈栄養剤

製剤	種類
糖電解質	ソリタ®T3G（7.5%），フィジオ®35（10%） 高濃度として，リハビックス®（17〜21%），ハイカリック®（17〜35%）など
アミノ酸	プレアミン®P，アミパレン®，アミゼット®B
脂肪乳剤	イントラリポス®，イントラリピッド®
総合ビタミン剤	オーツカ®MV，マルタミン®，ネオラミンマルチ®V
微量元素製剤	エレミンミック®，ミネラリン®
TPN用製剤	ピーエヌツイン®（ダブルパック），フルカリック®（トリプルパック）など

表18 静脈栄養時の基質投与量の目安

年齢	水分 (mk/kg)	エネルギー (kca/kg)	糖質 (g/kg)	アミノ酸 (g/kg)	脂質 (g/kg)	Na (mEq/kg)	K (mEq/kg)	Ca (mEq/kg)
新生児	80〜100	60〜80	12〜15	1.3〜1.7	1.0〜2.0	2〜4	1〜2	0.5〜1.0
乳児	100〜120	70〜90	13〜17	1.5〜2.0	1.0〜2.0	3〜6	2〜4	0.5〜1.0
1〜3歳	80〜100	60〜80	12〜15	1.3〜1.7	1.0〜2.0	3〜4	2〜4	0.5〜1.0
4〜6歳	60〜80	50〜80	10〜15	1.3〜1.7	1.0〜2.0	3〜4	2〜4	0.5〜1.0
学童	60〜80	50〜70	10〜13	1.2〜1.5	1.0〜2.0	2〜3	1〜3	0.5〜1.0

(山内 健：経腸栄養に通常用いられる製剤."チームで実践!! 小児臨床栄養マニュアル"高増哲也,他 編.文光堂,p81,2012より転載)

9 経管栄養から経口摂取への移行

●経管栄養から経口摂取に移行する場合,長期挿管や手術による影響から反回神経麻痺,声帯麻痺による誤嚥のリスクがあります.初回の経口摂取時は,唾液が飲み込めているか確認し,少量の白湯などを飲ませ,嚥下がしっかりできているか確認することが重要です.問題ないことを確認したうえで,ミルク,食事を摂取させます.

> **先輩からのアドバイス**
> ●集中治療室に入室する小児は,原疾患に対する治療が優先されるのが現状です.しかし,重症小児患者の合併症の軽減,早期回復の実現のために,侵襲時の生体反応過程と栄養管理方法を理解した栄養管理の実践が重要です.
> ●確実な栄養管理をするために,デバイスが正しい位置に留置されていることの確認,確実な固定が重要です.

文献

1) 日本集中治療医学会重症患者の栄養管理ガイドライン作成委員：日本版重症患者の栄養療法ガイドライン.日集中医誌 23(2)：185-281,2016
2) 宮田 恵,他：各種疾患・病態における小児栄養管理〜パターン別栄養管理の実際〜."チームで実践!! 小児臨床栄養マニュアル"高増哲也,他 編.文光堂,pp90-95,pp96-99,2012
3) 髙西弘美,他：クリティカルケアでの疾患別マネジメントの実際 重症糖尿病 集中治療・術後の血糖管理."クリティカルケアにおける看護実践 ICUディジーズ,改訂第2版"道又元裕 編.学研メディカル秀潤社,pp134-144,pp265-270,2014
4) 日本集中治療医学会重症患者の栄養管理ガイドライン作成委員会：日本版重症患者の栄養療法ガイドライン.日集中医誌 23(2)：185-281,2016

(新井朋子)

第3章 重症小児患者の基本的な管理とケア

1. 小児の集中治療管理に必要な基本的ケア
⑤体温管理

> **ここをおさえよう！**
> - ☑ 重症な小児患者において，体温は，全身状態を把握するうえで重要な指標である．
> - ☑ 小児は，体温調節機構が未発達であるため，容易に体温上昇や低下をきたす．
> - ☑ 体温の異常には，低体温，発熱・高体温がある．
> - ☑ 体温調節の仕組みや低体温，発熱・高体温による生体反応を理解し，小児の状況に応じた保温と冷却方法を選択する必要がある．
> - ☑ 発熱時の解熱療法に関する明確なエビデンスはなく，解熱療法については生体への影響を考慮して，医学的な判断をしながら実施する（ルーチンの解熱療法は避ける）．

1 小児の体温調節の特徴と評価方法

1．体温調節の仕組み

- 体温には，核心温と外核温があり，通常，核心温は，脳の視床下部にある体温調節中枢により，37℃前後（セットポイント）に維持されています．この37℃前後という温度は，細胞が機能するための酵素が反応できる最適温度です．
- 体温調節中枢が，体温上昇と判断した場合には，発汗や末梢血管拡張を促進させ体温を低下させ，体温低下と判断した場合には，シバリング，末梢血管収縮，非ふるえ熱産生（non-shivering thermogenesis：NST）により体温を上昇させます（図1）．

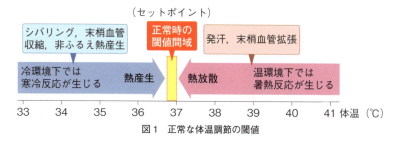

図1　正常な体温調節の閾値

2．小児の体温調節の特徴（表1）

- 小児では，新陳代謝が盛んで，体重あたりの相対的な熱産生が多いため，成人に比較して体温の正常域が高くなります．成長とともに熱産生が減少し，10～15歳でほぼ成人と同じ体温になるといわれています（表2）．

表1　小児の体温調節の特徴

・体温調節中枢が未発達であり，外界の温度（環境温）の影響を受けやすい．
・皮膚血管の温度に対する反応が緩慢である．
・成人と比較して体表面積が広く，皮膚からの熱放散が大きい．
・皮下脂肪が少なく，筋肉層も薄いため，熱放散が大きい．
・筋肉が未発達であり，シバリングによる熱産生が期待できない．
・主に，褐色細胞組織内で非シバリング熱産生が行われる（シバリングによる熱産生より効率が悪い）．

表2　各時期の体温の基準値

	腋窩（℃）
新生児	37.1
乳児	37.1
幼児	37.0
学童	36.9
青少年	36.8

（山村美枝：小児看護に必要な技術．"小児看護学，第4版"筒井真優美 編．日総研出版，p280，2006）

3．体温の測定部位

● 核心温（深部体温）を反映する指標として，血液温・膀胱温・食道温・直腸温は信頼性が高く，測定部位によってさまざまな特徴があります（**表3**）．
● 膀胱温の測定は，小児でも侵襲が少なく比較的簡便な方法ですが，サーミスタ内臓のカテーテルサイズに限界があり，新生児や乳児では使用できない場合があります．
● 小児の病態（正確な体温測定が必要か），体温測定に与える影響要因（低体温療法やインファントウォーマーの使用など），使用可能な物品，安全・安楽性を考慮して，測定部位を選択します．
● また，深部体温を連続的にモニタリングできている場合は，小児に刺激を与えてまで，体温計（腋窩・直腸）を用いた測定は不要であると考えます．

表3　体温の測定部位とその特徴

測定部位	方法	特徴
血液温（肺動脈）	サーミスタ内臓の肺動脈カテーテル	・最も正確で，追従性に優れている ・侵襲的である
膀胱温	サーミスタ内臓の膀胱留置カテーテル	・信頼性が高く，比較的簡便 ・膀胱内の尿量が少ないと体温が不正確
食道温	経口・経鼻的にサーミスタ内臓のプローブを留置	・信頼性が高い ・食道の粘膜損傷の危険性，不快感がある
直腸温	経肛門的にサーミスタ内臓のプローブを留置（肛門から体温計を挿入）	・比較的簡便 ・温度変化に対する反応性は遅い ・感染の伝播，腸管の粘膜損傷の危険性，不快感がある
鼓膜温	赤外線温度計を外耳道に挿入	・簡便であるが，正確性が低い ・測定手技により誤差が生じる
腋窩温	腋窩に体温計を挿入	・安価で簡便であるが，正確性が低い ・測定手技により誤差が生じる ・環境温の影響を受けやすい
皮膚温	皮膚にプローブをあてる	・簡便であるが，正確性が低い ・環境温の影響を受けやすい

4. 体温の異常

①低体温
- 低体温とは，熱の産生よりも熱の放散が上回り，深部体温が36℃未満になった状態をいいます．
- 成人の敗血症診断基準では，SOFAスコアを用いた臓器障害の程度が重視されていますが，小児の敗血症は依然として「感染症により惹起されたSIRS」と定義されています．SIRS診断基準には「体温36℃未満（鼓膜温・腋窩温は該当しない）」が含まれているように，低体温は敗血症患者に生じる体温異常の一つです．低体温を呈した患者の生命予後は不良であることが報告されているため，発熱だけではなく低体温にも注意が必要です．
- 低体温は，偶発性低体温と医原性低体温に大別されます（**表4**）．

表4 低体温の分類

偶発性低体温	医原性低体温
・熱の喪失過剰 　例：寒冷曝露，溺水，多量出血など ・熱の産生減少 　例：低栄養，甲状腺機能低下症，重症感染症など ・温度調節障害 　例：薬物，頭部外傷	・鎮静 ・全身麻酔 ・体腔臓器の室温への曝露（手術中） ・人工心肺 ・脳低体温療法　　など

5. 発熱と高体温

①発　熱
- 発熱は，細菌などの異物侵襲（外因性発熱物質）によって免疫細胞が活性化され，内因性発熱物質の産生が亢進して，セットポイントが上昇した状態（**図2，3**）です．

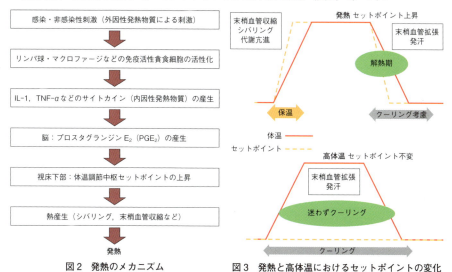

図2　発熱のメカニズム　　図3　発熱と高体温におけるセットポイントの変化

- 米国集中治療医学会（Society of Critical Care Medicine：SCCM），米国感染症学会（Infectious Diseases Society of America：IDSA）から出されたガイドラインでは，38.3℃以上を発熱の定義としています．
- 特に，感染症を併発している場合の発熱には，病原菌の増殖抑制，白血球の機能促進，好中球による食用作用亢進，免疫応答の促進作用など，生体防御反応としての意義があるため，解熱療法の実施について慎重に検討しなければなりません．
- 小児では，基礎疾患を有していたり，年齢が低いほど，感染症が重症化しやすいという特徴があります．特に，3か月未満の小児では，免疫応答システムが未熟，予防接種が未開始という理由から，発熱時には重症感染症の可能性を疑う必要があります（表5）．

表5 発熱の原因とアセスメント項目

重症感染症のアセスメント	・重症感染症を疑う危険なサイン（toxic appearance）「ぐったりしている」「なんとなく元気がない（not doing well）」「視線が合わない」「皮膚色が悪い」などの見た目の異常，頻呼吸，努力呼吸，紫斑や出血斑などの存在 ・気道開通，呼吸障害（頻呼吸，努力呼吸，SpO_2低下），組織循環不全（弱い脈拍，冷たく湿った白い皮膚，毛細血管再充満時間（CRT）の延長，乏尿），意識障害の有無 ・発熱を認めない感染症もある（低体温のほうが重症である場合がある）
発熱時のアセスメント	・基礎情報：年齢，体重，基礎疾患，熱性けいれんの既往，平熱，予防接種，留置物・創部の有無，使用薬剤 ・発熱の経過：発熱の程度，いつからどれくらい持続しているか，発熱のパターン（熱型） ・前駆症状：不機嫌，哺乳力，食欲の低下，下痢・嘔吐，咽頭痛・咳嗽・鼻汁，耳漏など ・随伴症状：脱水症状（大泉門の陥没・眼窩のくぼみ，皮膚弾力性の低下，粘膜乾燥，口渇，尿量減少など），けいれん・意識障害，頻脈・頻呼吸・努力呼吸，発疹・発赤，リンパ節腫脹，四肢の関節痛・筋肉痛，熱産生（シバリング・末梢血管収縮），熱放散（発汗，末梢血管拡張）など ・環境：伝染性疾患の流行，接触の可能性，室温や湿度，衣服・掛物など
感染症以外の原因	・手術 ・輸血 ・薬物投与 ・急性拒絶反応 ・動脈管開存を目的とするプロスタグランジン製剤の使用

②高体温
- 高体温は，セットポイントが変化することなく（図3），体温調節機構の破綻により体温上昇をきたしている状態です．
- 高体温は，頭部外傷や脳腫瘍などの体温調節中枢の障害や，熱放散の限界を超えた熱中症，その他悪性高熱，甲状腺クリーゼなどが原因となります．
- 体温が42℃を超えると，全身の細胞が不可逆的に変化し，生命の危機的状況に陥ります．高体温では，容易に体温が42℃を超えることがあるため，積極的に解熱療法を行う必要があります．

2 低体温への反応と保温方法

1. 低体温への反応

- 低体温の生体への影響を表6に示します．

表6 低体温の生体への影響

低体温による生体反応	注意点
活気の低下・睡眠	・特に，新生児では，活気の低下，哺乳力の低下，無呼吸発作の出現などを認めやすい．
シバリング 非シバリング熱産生	・シバリング，非シバリング熱産生（NST）に伴う酸素消費量が著しく増加する． ・特に新生児ではNSTが主であり，十分な熱産生が得られない．
末梢循環不全 代謝性アシドーシス	・末梢血管抵抗の増大・組織低灌流により嫌気性解糖が進み，乳酸値が上昇する． ・小児（特に新生児）では，腸管血流が減少し，消化器症状が現れる． ・代謝性アシドーシスに伴う心抑制やカテコラミンへの反応性の低下が問題となる．
利尿と低カリウム血症	・寒冷利尿，体液の間質組織への漏出により循環血液量が減少する． ・カリウムの細胞内移行，尿中排泄などにより，低カリウム血症となる．
不整脈	・酸素消費量の増加，カテコラミンの分泌増加，寒冷利尿による低カリウム血症などにより，心筋の刺激性が高まり，不整脈が出現する．
徐脈と心拍出量の低下	・体温低下に伴う徐脈により，心拍出量の低下を招いてしまう． ・末梢血管抵抗が増大することで，見た目上の血圧は維持されている場合がある． ・小児の病態により，低体温を伴う肺血管抵抗の上昇，PPHN（遷延性肺高血圧症）の増悪が血行動態に変化を及ぼすことがある．
低血糖・高血糖	・特に，新生児では，熱産生に伴うエネルギー消費・酸素消費により低血糖に陥りやすい．また，末梢血管収縮による肝血流の減少が糖新生を抑制し，低血糖が進行する（低血糖の進行により，さらに熱産生が抑制され低体温の改善が難しくなるという特徴もある）． ・反対に，低体温によるインスリン分泌抑制により高血糖を引き起こす場合もある（高血糖では，創治癒遅延や免疫機能障害などの危険性がある）．
凝固系の障害	・プロトロンビン時間の延長や血小板減少がみられる． ・出血傾向，DICに注意する．
免疫系の障害	・リンパ球の減少，遊走性の低下など細胞性免疫の低下が起こる． ・易感染状態となるため，感染予防に注意する．

2. 保温方法

- 熱の喪失経路は，対流，輻射，伝導，蒸散の4つで，それらを最小限にすることで，小児が低体温に陥ることを防ぐことができます（例えば，室温の調整，子どもの周りをタオルやシートで囲う，冷たい服やタオルを肌に当てないようにする，湯枕を使用する，気化熱による体温低下を防ぐために汗や水分を拭き取るなど）．
- 特に，小児では，体表面積における頭部の占める割合が大きいため，頭部をタオルで保護する，帽子を被せるなども有効な方法です．
- 具体的には，保温（暖かい環境，タオル，毛布，断熱シートなど），表面加温（電気毛布，インファントウォーマーなどの赤外線ヒーター，温風式加温装置，温水式加温装置など），中心加温（加温輸液，温液体の腹腔等の灌流，体外循環装置の熱交換器による加温など）という方法があります．
- 加温時には，使用する物品によるスキントラブル（例：熱傷など）に注意するとともに，急激な末梢血管拡張，血圧低下に伴うショックにも注意が必要です．

3 高体温への反応と冷却方法

1. 高体温への反応

- 高体温への生体反応を表7に示します．

表7　高体温による生体への影響

発熱・高体温による生体反応	注意点
不快感	・自覚的苦痛や不安感の増強. ・特に小児は，新陳代謝が盛んで体温上昇をきたしやすい反面，行動性体温調節，自律性体温調節が未熟で，体温上昇時には不穏を示しやすい.
代謝の亢進	・体温が1℃上昇すると代謝は7〜13%亢進する. ・小児では，容易に体力の消耗につながる.
蛋白異化亢進	・エネルギー産生のために蛋白異化が亢進する.
心筋酸素需要の増大	・酸素消費量が増加する. ・組織の酸素需要に見合う酸素運搬量を維持するために，心拍数，心拍出量を増加させる.
呼吸需要の増大	・組織の酸素需要の増加，二酸化炭素産生量の増加が起こり，呼吸数が増加する.
中枢神経障害	・けいれんや異様な興奮を伴う場合がある. ・脳波の誘導電位は41℃で影響を受け，42℃で消失，42℃以上になると脳代謝が低下する.
発汗	・小児は成人に比し体重に占める体液の割合が高く，発汗や不感蒸泄の増加，水分摂取の減少などで容易に脱水をきたす.
末梢血管拡張	・末梢血管を拡張させ熱放散が促進されるが，42℃を超えるとその熱放散は消失する. ・循環血液量の減少と末梢血管拡張に伴う血圧の低下に注意する.
免疫機能の強化	・感染に伴う発熱においては，抗体産生の増加，T細胞の活性化，サイトカインの合成，好中球およびマクロファージの活性化など生体防御に働く.

2．解熱療法の適応（表8）

● 発熱を認め，感染症が疑われる場合には，ただちに重症度の評価と感染症の診断を行います．発熱時の解熱療法の是非については，いまだ明確なエビデンスは存在せず，その適応は慎重に検討しなければなりません．

表8　解熱療法の適応

絶対適応	・高体温 　例：体温中枢障害，悪性高熱，熱中症など
相対的適応	・発熱（セットポイント上昇）で自覚的苦痛がある ・心機能・呼吸機能に障害がある ・急性脳機能障害などがある ・細胞機能障害をきたす高い体温（41℃以上）

3．解熱療法が有効なとき

● 解熱療法が有効なのは，発熱（セットポイントが上昇）しているときと全身麻酔もしくは深鎮静により体温調節の閾値が拡大しているときです（図4）．

4．解熱療法（詳細は「低体温療法」の項を参照）

①冷却解熱
● 冷却解熱には，体表冷却法である冷却枕，氷枕，濡れタオル，冷風などに加え，水冷式冷却装置（ゲルパッド・冷却マット）などがあります．深部冷却法では，血管内冷却カテー

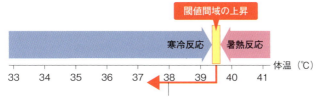

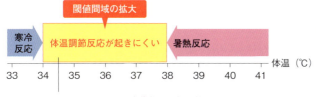

図4 体温調節閾値の変化(発熱時(上),全身麻酔・深鎮静時(下))

テルや持続的血液透析濾過療法を用いた直接冷却,体外循環装置の熱交換器による冷却,胃洗浄などがあります.

② 発熱における体表クーリング(図4)
- セットポイント(深部体温)が上昇している場合,体はセットポイントまで体温を上昇させようと熱産生(シバリング)を促進し,熱放散を減少(末梢血管収縮の促進)させます.
- そのようなときに,体表クーリングで体を冷やされると,体はさらに熱産生(シバリング)を促進し,熱放散を減少(末梢血管収縮を促進)させなければならず,小児の不快感を増すばかりでなく,シバリングにより大きなエネルギーを消費することになります.
- シバリングは,酸素消費量を増大させ,二酸化炭素や乳酸の増加を伴ったアシドーシス,混合静脈血酸素含有量の低下,心筋酸素量増加を招くとされています.
- 体表クーリングは,外表への冷却刺激であるため,セットポイントを下げることはできません.しかし,小児へ爽快感を与える,不快感を軽減するというメリットもあるため,安楽の促進を目的に使用します.
- ただし,小児の場合,体温中枢が未熟なことや体表面積が広いこと,脂肪による熱絶縁層が薄いこと,褐色細胞による熱産生が行われることから,環境温度の影響を受けやすく,体表クーリングが解熱に有効な場合があります.

③ 薬物解熱(表9)
- 解熱剤として,主に,アセトアミノフェンや非ステロイド性抗炎症薬(NSAIDs)が使用されます.
- 発熱時には,脱水状態になっていることが多く,そこに解熱剤を使用すると,熱を放散させるため発汗や末梢血管拡張が起こり,循環血液量が減少から血圧低下をきたすため,注意が必要です.
- 特に,幼少な小児では,発熱が熱性けいれんを誘発する場合があるため,高い体温でけいれん発作の危険性がある場合には,抗けいれん薬を併用する場合があります.

表9 解熱剤の作用と注意点

	アセトアミノフェン	非ステロイド性抗炎症薬（NSAIDs）
作用	・炎症メディエータであるプロスタグランジン合成を抑制し，視床下部の体温セットポイントを低下させる．	・プロスタグランジン合成阻害を介し強力な抗炎症作用を有する解熱鎮痛薬．
注意点	・過量投与による肝障害を懸念する以外は，重大な副作用はほとんどない． ・アスピリンによる副作用リスクの高い小児においても安全に使用できる解熱剤である． ・肝障害がある場合は使用しない（もしくは慎重投与）．	・アスピリンやジクロフェナクナトリウムなどのNSAIDsは，水痘やインフルエンザ解熱時に使用すると脳症・脳炎の悪化に関与する可能性があるため15歳未満の小児には原則使用しない．

文献

1) 及川郁子 監：フィジカルアセスメントと救急対応．中山書店，2014
2) 青木一憲：小児の蘇生後の管理に低体温療法は必要か？ 救急・集中治療 27(3・4)：265-271，2015
3) 日本集中治療医学会・日本救急医学会日本版敗血症診療ガイドライン2016作成特別委員会：日本版敗血症診療ガイドライン2016（J-SSCG2016）ダイジェスト版．真興交易，2017
4) 江木盛時，他：重症患者に対する解熱処置．日集中医誌 19(1)：17-25，2012

（辻尾有利子）

第3章　重症小児患者の基本的な管理とケア

1．小児の集中治療管理に必要な基本的ケア
⑥鎮痛・鎮静・せん妄

> **ここをおさえよう！**
> - ☑ 重症な小児患者の疼痛や不安・不穏は，呼吸・循環に影響を及ぼすため，適切な鎮痛・鎮静管理による安静の保持が不可欠である．
> - ☑ 小児患者は，苦痛を的確に認識し表現することができないため，疼痛と不安・不穏，離脱症状，せん妄の判別が困難であり，総合的なアセスメントと，トータル的なケアが必要である．
> - ☑ 小児患者においても，適切なスケールを使用して評価することは適正な鎮痛・鎮静管理に有用となる．
> - ☑ 離脱症状やせん妄予防の観点からも子どものストレスを理解し，薬物的な介入だけではなく非薬物的な介入を効果的に実施し，苦痛を緩和することが大切である．

1 集中治療を受ける子どもへの鎮痛・鎮静の目的

- 鎮痛・鎮静の目的は，さまざまな集中治療における苦痛や不安を和らげ快適さを確保し，せん妄を予防することであり，「いかにうまく眠らせられるか」ではなく患者中心のケアを実施するために，患者と綿密にコミュニケーションをとり，痛みや不安をきめ細やかに評価することが必要です[2,3]（**表1**）．

表1　鎮静・鎮痛の目的

1. 患者の快適性・安全の確保	2. 酸素消費量・基礎代謝量の減少
① 不安を和らげる	3. 換気の改善と圧外傷の減少
② 気管チューブ留置の不快感の減少	① 人工呼吸器との同調性の改善
③ 動揺・興奮を抑え安静を促進する	② 呼吸ドライブの抑制
④ 睡眠の促進	
⑤ 自己抜去の防止	
⑥ 気管内吸引の苦痛を軽減	
⑦ 処置・治療の際の意識消失（麻酔）	
⑧ 筋弛緩薬投与中の記憶消失	

（日本呼吸療法医学会多施設共同研究委員会：ARDSに対するClinical Practice Guideline 第2版．人工呼吸21（1）：44-61，2004より引用）

- 子どもの認知発達段階を含め，それぞれの特徴をふまえたスケールを選択する必要があります．周術期など事前に説明が可能な場合には術前プレパレーション時に説明し，疼痛を訴えてよいことを伝えておくことも疼痛ケアとして重要なポイントです．
- 交感神経の興奮は，呼吸・循環状態を悪化させる要因となります（**図1**）．
- 小児は鎮痛・鎮静管理を困難とする要因が多く（**表2**），年齢・発達段階に応じたストレス反応を考慮し，症状が疼痛から生じるものか，不安・不穏なのか，その他の不快因子によるものなのかを病状やフィジカルアセスメントの情報，家族からの普段の情報も含めて総合的に判断することが重要です（**表3**，**図2**）．

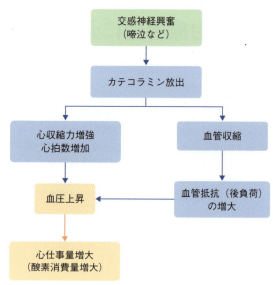

図1 交感神経の興奮による体への影響

表2　小児の鎮痛・鎮静管理が困難な主な要因
1. 行動や症状から疼痛の有無や不安・不穏との判別・評価が困難である ・認知・言語発達の未熟さから明確に訴えを表現できない． ・各種カテーテルや点滴，呼吸器や酸素マスク，抑制や親がそばにいない，抱っこしてもらえないなどの不安や不満を感じ，啼泣するなどの強い反応を起こす疼痛以外の要因が多い．
2. 薬物的治療の調整が困難である ・集中治療中の子どもは予備力がなく，循環や呼吸へ影響しやすい． ・薬剤投与による呼吸抑制などの副作用出現のリスクが高い． ・安全に使用できる薬剤が限られている． ・投与量・投与方法の戦略についての知見が乏しい．

表3　発達段階によるストレス反応		
	発達の特徴	特徴的な反応
乳児期	自己と外界が未分化，生理的欲求を満たされ，信頼を培う	啼泣，体動の増加，指やタオル・おしゃぶり・挿管チューブの吸啜・体を動かさない，律動的に手足を動かすなど
幼児前期	心身・社会的に著しい成長発達を遂げる，分離に対する抵抗，自律性を獲得していく	体動の増加，疲労するまで大声で泣く・叫ぶ・抵抗するなど．特に母子分離への苦痛が強い，指しゃぶりの再開，自立していた排泄の後退
幼児後期	言語的，心理的能力の増大による複雑な表現パターン	食事や水分摂取の拒否，治療やケアへ協力しない，お気に入りの物を抱きしめるなど，悲しみ・怒りを人形やおもちゃにぶつける．自虐的行為でのストレス表現，他者とのかかわりを断つなど
学童期	知りたい，学びたいと思う勤勉性を獲得し，劣等感を克服する	疑問を投げかけて理解する，おそれを打ち消すために大人びた振る舞いをする．医療者とコミュニケーションを断つ，テレビや眠気を理由に逃げるなど

(辻尾有利子：集中治療における小児の鎮痛・鎮静. 重症患者ケア6(3)：517-531，2017より引用)

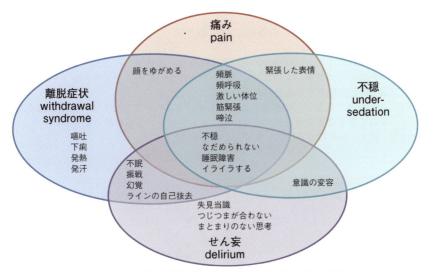

図2 痛み・不穏・離脱症状・せん妄により生じる子どもの行動
(辻尾有利子：集中治療における小児の鎮痛・鎮静. 重症患者ケア6(3)：517-531, 2017 より引用)

2 鎮痛管理

1. 小児の疼痛管理

- 「痛み」とは、「実際に何らかの組織損傷が起こったとき、または組織損傷を起こす可能性があるとき、あるいはそのような損傷の際に表現される、不快な感覚や情動体験」と定義されています(国際疼痛学会)．「痛み」には感覚や情動体験的な要素が多く含まれており，患者が「痛み」を訴えたときには「痛み」が存在することを，すべての医療スタッフが理解することが重要です[3]．
- 痛みに関する伝導経路は在胎25週前後の胎児期に完成しているといわれています．また、在胎35週以前の早産児では侵害疼痛に対する受容範囲が広く、かつ閾値が低いため、繰り返し刺激を受けると感受性が高まりやすいという特徴があり、痛みの予防的ケアがより重要となります．
- 小児は痛みを正確に表現することができず、時に「かゆい」などのまったく異なる言語で表現することもあります．一方で「痛い」という表現が的確に「痛み」を訴えているとは言い難いこともあります．
- 病状の経過やフィジカルアセスメントの客観的情報をトータル的にアセスメントし、評価することが重要であり、周術期管理や処置など疼痛が予測される場面においては「痛み」は存在するものとして予防的な介入を考慮します．

2. 集中治療を受ける子どもの苦痛に対するケア

- 集中治療を受ける子どもは身体的苦痛のみではなく，精神的，社会的，霊的苦痛というさまざまな側面で苦痛を感じています．これらの全側面の苦痛「全人的苦痛（トータルペイン）」（図3）を緩和することが重要です．
- 薬物的介入のみではなく，交感神経の興奮を抑えるようにマッサージやポジショニング，安楽・安心できる環境調整などの非薬物的な介入を行い，交感神経の興奮を抑えることで悪循環（図4）を断ち切ることも重要となります．

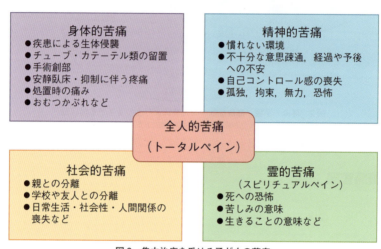

図3　集中治療を受ける子どもの苦痛

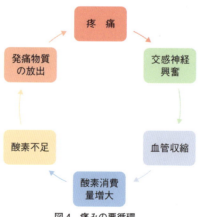

図4　痛みの悪循環

● 小児は生理機能が未熟であり年齢や体重が薬物の体内動態にも大きく影響するため、薬剤の種類や投与量を十分に考慮したうえで慎重に使用する必要があります（表4）．また，鎮痛薬の減量・中止時は痛みの再発や離脱症状に注意する必要があります．

表4 小児に使用される主な鎮痛薬

一般名	商品名（規格）	投与量	特徴・注意点
フェンタニルクエン酸塩	フェンタニル（2）	初期投与量：1〜2μg/kg/h 持続投与量：2〜10μg/kg/h 単回使用量：1〜5μg/kg	・疼痛効果はモルヒネの50〜100倍で、効果発現が速い（IV後1〜2分） ・呼吸抑制あり ・循環への影響が少ない ・脂溶性に富み蓄積性があり、中止後覚醒まで時間を要す ・退薬症状を起こしやすい
モルヒネ塩酸塩	モルヒネ塩酸塩（10mg/1mL）	持続投与量：10〜20μg/kg/h 単回使用量：0.05〜0.2mg/kg	・フェンタニルよりも作用時間が長い ・ヒスタミン遊離作用による低血圧，気管攣縮，そう痒など，腎・肝不全では減量を考慮する 　＊喘息の小児の使用は控える ・退薬症状を起こしやすい ・呼吸抑制，悪心・嘔吐，消化管運動抑制，尿閉
塩酸ケタミン	ケタラール®（500mg/10mL/1V）	静注初回量：1〜2mL/kg 必要に応じて初回量または半量を追加投与 筋注：4〜8mg/kg	・鎮痛・鎮静作用あり ・効果発現時間が速い（IV後1分以内） ・分泌物増加，幻覚 ・頭蓋内圧上昇作用があり、脳圧上昇患者への使用は注意
アセトアミノフェン	アセリオ®（1,000mg/100mL）アセトアミノフェン坐薬	（注射薬） 投与間隔4〜6時間以上 2歳未満：7.5mg/kg/回（30mg/kg/day 以下） 2歳以上：10〜15mg/kg/回（60mg/kg/day 以下） （坐薬） 10〜15mg/kg/回 投与間隔4〜6時間以上 60〜75mg/kg/day まで	・副作用が少ない ・肝機能障害の予防に2歳未満は30mg/kg/day、2歳以上は60mg/kg/dayが限度
ペンタゾシン	ソセゴン®（15mg/1mL/1A）	成人15mg/回筋注 その後3〜4時間ごとに反復	・モルヒネの1/2の鎮痛作用 ・血圧上昇，頻脈，悪心・嘔吐
ブプレノルフィン塩酸塩	レペタン®（0.2mg/1mL/1A）	成人4〜6μg/kg/回筋注 初回は4μg/kg その後6〜8時間ごとに反復	・モルヒネの20〜50倍の鎮痛作用 ・呼吸抑制あり
フルルビプロフェンアキセチル	ロピオン®（50mg/5mL/1A）	成人1回50mgをゆっくり静注（必要時12時間ごと） 小児は1mg/kg（成人量を超さない）	・NSAIDsで唯一の注射薬 ・COXに作用し、解熱・鎮痛・抗炎症作用があるが解熱は「術後，各種癌」にのみ適応 ・鎮痛部位に特化して作用を発揮できる

3．疼痛評価スケール

● 自ら痛みを伝えることができる子どもに対しては，VAS（Visual Analog Scale）やNRS（Numerical Rating Scale），FRS（Face Rating Scale）などの自己申告スケールが推奨されています（図5）．

- 自ら痛みを訴えることのできない子どもに対しては，医療者が客観的に評価する非申告スケールとして，FLACC（Face, Legs, Activity, Cry, Consolability）（表5）やCHEOPS（表6），BPS（Behavior Pain Scale）（表7）などが使用されます．また，成人で使用されている尺度にCPOT-Jがあります．参考として表8に挙げます．
- 評価スケールの使用と同時に心拍数や血圧などのバイタルサインの変化（生理的反応）の評価も重要な指標となります（図6）．
- 子どもの認知発達段階を含め，それぞれの特徴をふまえたスケール（表9）を選択する必要があります．

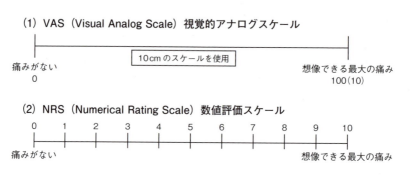

(1) VAS（Visual Analog Scale）視覚的アナログスケール

(2) NRS（Numerical Rating Scale）数値評価スケール

(3) FRS（Face Scale）表情尺度スケール

図5 主な自己申告スケール

表5 FLACC			
	スコア0	スコア1	スコア2
表情 Face	表情の異常なし，または笑顔	ときどき顔を歪める，しかめっ面をする，視線が合わない，関心を示さない	頻繁にまたはずっと下顎をふるわせ，歯をくいしばる
脚 Legs	正常な姿勢，リラックスしている	落ち着かない，じっとしていない，緊張している	蹴る，脚を抱え込む
活動性 Activity	静かに休んでいる 正常な姿勢，容易に動くことができる	もだえている，前後に移動する，緊張している	反り返る，硬直，けいれんしている
啼泣 Cry	泣いていない （覚醒，入眠にかかわらず）	うめき声またはしくしく泣いている，ときどき苦痛を訴える	常に泣いている，悲鳴，むせび泣いている，頻繁に苦痛を訴える
精神的安定 Consolability	満足している，リラックスしている	触れてあげたり，抱きしめてあげたり，話しかけることで気を紛らわせ安心する	あやせない，苦痛を取り除けない

それぞれの分類は0～2点で点数化され，合計0～10点の行動スコア評価となる [0点＝リラックスし快適，0～3点＝軽度の不快感，4～6点＝中等度の痛み，7～10点＝重度の不快感／痛み]
(Merkel SL, et al：The FLACC：A behavioral scale for scoring postoperative pain in young children. Paediatric Nurs 23(3)：293-297, 1997 より引用)

表6 CHEOPS（4〜13点）

項目	定義	点数
啼泣	泣いていない	1
	しくしく泣く	2
	大声でなく	3
表情	普通	1
	しかめ面	2
	微笑み	0
発語	しゃべらない，痛み以外の訴え	1
	痛みの訴え	2
	他のことをはっきり話す：訴えがない	0
姿勢	じっとしている	0
	バタバタ動く	1
	えび反り，ふるえ，直立，緊張	2
手の動き	傷に触ろうとしない	1
	傷に触ろうとする	2
脚	リラックスしている，穏やかな動き	1
	バタバタしている，蹴る，立つ	2

(McGrath PJ, et al：CHEOPS：A behavioral scale for rating post-operative pain in children. Adv Pain Research Therapy. 9：395-402, 1985 より引用)

表7 BPS[2)]

項目	患者の様子	スコア
表情	穏やか	1
	一部硬い（眉が下がっているなど）	2
	まったく硬い（きつく目を閉じるなど）	3
	しかめ面	4
上肢	無動	1
	一部曲げている	2
	大きく曲げ，指も曲げる	3
	常に縮んだ姿勢	4
人工呼吸	同調している	1
	時に咳嗽，大部分は人工呼吸器に同調している	2
	人工呼吸器とファイティング	3
	人工呼吸器の調整が効かない	4

表8 CPOT-J（参考）

指標	説明		得点
表情	筋の緊張が全くない	リラックスした状態	0
	しかめ面・眉が下がる・眼球の固定，まぶた口角の筋肉が萎縮する	緊張状態	1
	上記の顔の動きと目をぎゅっとするに加え固く閉じる	顔を歪めている状態	2
身体運動	全く動かない（必ずしも無痛を意味していない）	動きの欠如	0
	緩慢かつ慎重な運動・疼痛部位を触ったりさすったりする動作・体動時注意をはらう	保護	1
	チューブを引っ張る・起き上がろうとする・手足を動かす/ばたつく・指示に従わない・医療スタッフをたたく・ベッドから出ようとする	落ち着かない状態	2
筋緊張（上肢の他動的屈曲と伸展による評価）	他動運動に対する抵抗がない	リラックスした状態	0
	他動運動に対する抵抗がある	緊張状態・硬直状態	1
	他動運動に対する強い抵抗があり，最後まで行うことができない	極度の緊張状態あるいは硬直状態	2
人工呼吸器の順応性（挿管患者）	アラームの作動がなく，人工呼吸器と同調した状態	人工呼吸器または運動に許容している	0
	アラームが自然に止まる	咳き込むが許容している	1
	非同調性：人工呼吸の妨げ，頻繁にアラームが作動する	人工呼吸器に抵抗している	2
	または		
発声（抜管された患者）	普通の調子で話すか，無音	普通の声で話すか，無音	0
	ため息・うめき声	ため息・うめき声	1
	泣き叫ぶ・すすり泣く	泣き叫ぶ・すすり泣く	2

(山田章子, 他：日本語版 Critical-Care Pain Observation Tool (CPOT-J) の信頼性・妥当性・反応性の検証. 日集中医誌 23：133-140, 2016 より引用)
＊CPOT-J は成人で使用されている尺度で，ここでは参考として示す.

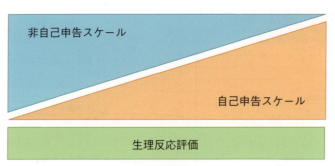

図6 年齢と疼痛評価方法
(山下正夫:小児の術後疼痛. 日本臨床麻酔学会誌 29(2):266-274, 2009 を参照して作成)

表9 主な鎮痛評価スケールの特徴

	非自己申告スケール			自己申告スケール	
	FLACC	CHEOPS	BPS	NRS/VAS	FS
対象年齢	2か月～7歳	0～5歳		8歳以上	3～8歳
指 標	表情, 足の動き, 活動性, 泣き方, 精神的安定(あやしやすさ)	啼泣, 表情, 発語, 姿, 手の動き, 脚	表情, 上肢の動き, 人工呼吸器との同調性	数あるいは言葉が書かれた横線・縦線での連続した痛みの強さを規定	子どもの顔の表情で痛みの強さを規定
スコア範囲	0～10 (5項目合計) 1～3 軽度不快 4～6 中等度不快 7～10 重度・痛み	6項目の合計13点満点 Score>4 以上で痛みありと判定	3項目各4点の合計12点満点 Score>5 で痛みありと判定	NRS:0～11 (11段階) VAS:100mmのスケールの中での長さ (100段階) ともに目標<3	フェース 0～6 (6段階)
留意点	合計スコアが基準に満たない場合も痛みの存在を完全に否定せず, 注意深い観察と評価が必要		挿管中に使用	精神状態による影響を受けやすいため, 心理的変化を考慮する必要性がある	
奨励度	B		B	信頼/妥当性あり	信頼性あり

(辻尾有利子:集中治療における小児の鎮痛・鎮静. 重症患者ケア 6(3):517-531, 2017. 日本集中治療医学会 J-PAD ガイドライン作成委員会:日本版・集中治療室における成人重症患者に対する痛み・不穏・せん妄管理のための臨床ガイドライン. 日集中医誌 21(5):539-579, 2014 を参照して作成)

3 鎮静管理

1. 集中治療における子ども不安・不穏の要因

- 人工呼吸中の鎮静のためのガイドラインによると興奮・不穏状態の原因として**表10**に示すような内容が挙げられています。
- 特に小児は認知発達段階にあり, さまざまな欲求を啼泣や不穏などにより表出する場合も多く, 身体的・心理的苦痛に加えて, 社会・生理的な欲求についても興奮・不穏の原因として考慮する必要があります。

表10　興奮・不穏状態の原因[2)]

1. 痛み
2. せん妄（ICUにおける不穏の原因として最も多い）
3. 強度の不安
4. 鎮静薬に対する耐性，離脱（禁断）症状
5. 低酸素血症，高炭酸ガス血症，アシドーシス
6. 頭蓋内損傷
7. 電解質異常，低血糖，尿毒症，感染
8. 気胸，気管チューブの位置異常
9. 精神疾患，薬物中毒，アルコールなどの離脱症状
10. 循環不全

2．集中治療を受ける子どもの不穏・興奮に対するケア

● 目標とする鎮静深度は，その子の年齢や病態によって異なるため，覚醒に伴う身体症状の変化や安全性について個別にアセスメントし，客観的なスケールを使用して医療者間で共有することが重要となります．

● 小児に使用する主な鎮静薬について表11に示します．過剰・過少鎮静に伴う弊害を考慮し，至適鎮静深度維持のために適切な種類と投与量を選択します．また，離脱症候群にも注意が必要です．

表11　小児に使用される主な鎮静薬

一般名	商品名（規格）	投与量	特徴・注意点
ミダゾラム	ミダゾラム（10mg/2mL/1A）	初期投与量：0.1mg/kg/h 持続投与量： 新生児：0.03〜0.06mg/kg/h 乳児・小児： 　0.06〜0.12mg/kg/h	・即効性 ・健忘作用，抗けいれん作用 ・呼吸抑制あり ・退薬症状が出現しやすい ・長時間（100時間以上）の使用で効果が減弱することがある
デクスメデトミジン塩酸塩	プレセデックス®（200μg/2mL/1V）	初期負荷投与量： 　6μg/kg/h×10分 維持投与量： 　0.2〜0.7μg/kg/h	・即効性 ・呼吸抑制はない ・徐脈，低血圧が生じる ・軽度の鎮痛作用がある ・排泄半減期は約2時間
プロポフォール	プロポフォール（200g/20mL/1A）	麻酔導入時：2〜4mg/kg （乳児3.8mg/kg，10〜16歳児2.7mg/kg）	・血管痛，脂肪製剤，PRIS* ・小児で人工呼吸中の持続鎮静としては禁忌
フェノバルビタール	フェノバール® ワコビタール®坐薬	（内服）30〜200mg/1〜4回/day （成人） （坐薬）4〜7mg/kg/day	・長時間作用，呼吸抑制が少ない
抱水クロラール	エスクレ®坐薬 （250mg，500mg） エスクレ®注腸用キット （500mg）	小児では30〜60mg/kgを標準とし，総量1.5g/dayを超えない	・作用するまでに時間を要する ・呼吸抑制は少ない ・ただし，全身状態悪化時には呼吸循環変動に注意
トリクロホスナトリウム	トリクロリール®シロップ（100mg/1mL）	0.2〜0.8mL/kgを基準とし，総量20mL/dayを超えない	・無呼吸，呼吸抑制のリスクあり ・抱水クロラールとの併用は過量投与となるため注意

* PRIS（propofol infusion syndrome）：高用量，長時間投与において，代謝性アシドーシス，徐脈性不整脈，横紋筋融解症を呈する致死的な合併症

3. 鎮静評価スケール

●小児の集中治療領域においては，COMFORT Scale，COMFORT Behavior Scale，State Behavioral Scale（SBS）などが推奨されています（**表12～15**）．

表12 主な鎮静評価スケールの特徴

	COMFORT	COMFORT-B	SBS
対象年齢	6か月～	新生児～学童期	6週～6歳
指標	心拍数，血圧，覚醒，不穏，興奮，呼吸，体動，筋緊張，表情	覚醒，不穏/興奮，呼吸の反応（人工呼吸），啼泣（自発呼吸），体動，筋緊張，表情	人工呼吸，咳，刺激への反応，医療者への関心，ケアへの協力，あやしへの反応，体動
スコア範囲	8～40 17＜過鎮静 17～26 至適深度 26＞浅い鎮静	6～30 11＜過鎮静 11～22 至適鎮静 22＞浅い鎮静	－3，－2，－1，0，＋1，＋2 0＝平穏，覚醒
留意点	人工呼吸管理中に使用，観察に時間を要する	COMFORT Scaleから心拍数と血圧の項目を削除し簡略化＋非挿管時の啼泣の項目を追加したもの	人工呼吸管理中に使用
奨励度	A	A	B

(辻尾有利子：集中治療における小児の鎮痛・鎮静．重症患者ケア6(3)：517-531，2017．日本呼吸療法医学会人工呼吸中の鎮静ガイドライン作成委員会：人工呼吸中の鎮静のためのガイドライン．人工呼吸24(2)：146-167，2007を参照して作成)

表13　COMFORT Scale

評価項目	評価内容	点数
覚醒度	深い睡眠	1
	浅い睡眠	2
	うとうとしている	3
	覚醒	4
	興奮状態	5
平穏/興奮	平穏	1
	わずかに不安	2
	不安	3
	非常に不安	4
	パニック状態	5
呼吸の反応 (人工呼吸)	咳なし，自発呼吸なし	1
	自発呼吸があるがほとんど押されるまま	2
	ときどき咳，ファイティングする	3
	人工呼吸から独立して呼吸，常に咳	4
	ファイティング，咳，息詰まり	5
体動	体動なし	1
	ときどき　わずかに体動あり	2
	しばしば　わずかに体動あり	3
	四肢に限定した活発な動き	4
	体幹，頭部を含めた活発な動き	5
血圧	平常時以下	1
	平常時と同等	2
	稀に（1～3）15%以上の上昇	3
	しばしば（3回以上）15%の上昇	4
	常に15%以上の上昇	5
心拍数	平常時以下	1
	平常時と同等	2
	稀に（1～3）15%以上の上昇	3
	しばしば（3回以上）15%の上昇	4
	常に15%以上の上昇	5
筋緊張	完全に弛緩	1
	筋緊張低下	2
	筋緊張正常	3
	筋緊張更新，手指・足趾屈曲	4
	著しい筋硬直，手指・足趾屈曲	5
表情	顔筋が完全に弛緩	1
	顔筋の筋緊張正常	2
	いくつかの顔筋で緊張あり	3
	すべての顔筋の緊張あり	4
	顔をゆがめる，しかめる	5

・過去24時間の平均動脈圧や心拍数のベースラインを決定することや観察に時間を要するため，意識障害や人工呼吸器装着中の重症な乳児～学童期の小児に適応される
・過去24時間の心拍数・血圧（平均動脈圧）のベースを決定し2分間観察（15～20秒ごと）して点数化する
・17～26点が適切な鎮痛・鎮静レベルである
(Ambuel B, et al：Assessing distress in pediatric intensive care environments-The COMFORT Scale. Journal of Pediatric Psycholigy 17(1)：107-108, 1992 より引用)

表 14　COMFORT Behavior Scale

評価項目	評価内容	点数
覚醒度	深い睡眠	1
	浅い睡眠	2
	うとうとしている	3
	覚醒	4
	興奮状態	5
平穏/興奮	平穏	1
	わずかに不安	2
	不安	3
	非常に不安	4
	パニック状態	5
呼吸の反応 （人工呼吸）	咳なし，自発呼吸なし	1
	自発呼吸があるがほとんど押されるまま	2
	ときどき咳，ファイティングする	3
	人工呼吸から独立して呼吸，常に咳	4
	ファイティング，咳，息詰まり	5
啼泣 （自発呼吸）	泣かずに静かに息をしている	1
	めそめそ泣いている，あるいはうめいている	2
	うめき泣き	3
	声を出して泣いている	4
	叫び声をあげて泣く	5
体動	体動なし	1
	ときどき　わずかに体動あり	2
	しばしば　わずかに体動あり	3
	四肢に限定した活発な動き	4
	体幹，頭部を含めた活発な動き	5
筋弛緩	完全に弛緩	1
	筋緊張低下	2
	筋緊張正常	3
	筋緊張更新，手指・足趾屈曲	4
	著しい筋硬直，手指・足趾屈曲	5
顔貌	顔筋が完全に弛緩	1
	顔筋の筋緊張正常	2
	いくつかの顔筋で緊張あり	3
	すべての顔筋の緊張あり	4
	顔をゆがめる，しかめる	5

（辻尾有利子：集中治療における小児の鎮痛・鎮静．重症患者ケア6(3)：517-531，2017 を参照して作成）

表15 State Behavioral Scale (SBS)

−3	反応なし	自発的な呼吸努力がみられない 咳をしない，もしくは吸引時のみ咳き込む 侵害刺激に反応しない ケア提供者に注意を向けることができない (侵害刺激を含む)いかなる処置にも苦痛を示さない 動かない
−2	侵害刺激に反応	自発呼吸だが，まだサポートされた呼吸である 吸引/体位変換により咳き込む 侵害刺激に対し，反応がみられる ケア提供者に注意を向けることができない 侵害的な処置は嫌がりそうだ 動かない/ときおり四肢を動かす，もしくは体をずらす
−1	やさしいタッチもしくは声に反応	自発呼吸だが，まだサポートされない呼吸は無効である 吸引/体位変換により咳き込む タッチ/声に反応する 注意を払うことができるが，刺激をやめると眠ってしまう 処置に苦痛を示す 刺激をやめ，慰めるようなタッチや呼びかけを行うと落ち着くことができる ときおり四肢を動かす，もしくは体をずらす
0	覚醒し，おとなしくしていることができる	自発呼吸で有効な呼吸をしている 体位変換時に咳き込む/ときどき自発的に咳き込む 声に反応する/外的な刺激なしで反応する ケア提供者に自発的に注意を向ける 処置を嫌がる 刺激をやめ，慰めるようなタッチや呼びかけを行うと落ち着くことができる ときおり四肢を動かす，もしくは体をずらす/体動が増加する(落ち着きがない，モゾモゾしている)
1	落ち着きがなく，おとなしくしていることが難しい	自発呼吸で有効な呼吸をしている/人工呼吸器での呼吸が困難である ときどき自発的に咳き込む 声に反応する/外的な刺激なしで反応する いつの間にか寝入る/ケア提供者に自発的に注意を向ける 安全でない行動がときどきある 5分間試しても，相変わらずおとなしくすることができない/なだめることができない 体動の増加(落ち着かない，モゾモゾしている)
2	不穏	人工呼吸器での呼吸は困難であるかもしれない 自発的に咳き込んでいる 反応するために外的な刺激を必要としない ケア提供者に自発的に注意を向ける 安全でない(ETTを噛む，ライン類を引っ張る，一人にできない) なだめることができない 体動の増加(落ち着かない，モゾモゾしている，または左右にのたうち回る，足をばたつかせる)

＊通常のケアの間に患者を評価するが，反応を評価するために，穏やかな声かけ，やさしく触れる，侵害刺激を与える．
(Curley M A Q et al：State Behavioral Scale (SBS)：A sedation assessment instrument for infants and young children supported on mechanical ventilation. Pediatr Crit Care Med, 7(2)：107-114, 2006 より引用)

4．鎮痛・鎮静に伴う合併症：離脱症候群

- 鎮痛・鎮静薬の使用に伴う合併症として「離脱症候群」があります．
- 「離脱症候群」とは5日以上の投与や総投与量が多いときに，急な投与量の減量・中止などをすると発症するといわれている症候群で，ベンゾジアゼピン系，オピオイド系薬剤，デクスメデトミジンなどの投与中止に伴い出現します．

- 離脱症候群の主な症状は，不眠，消化管障害，発汗，悪心・嘔吐，振戦，不安，鼻漏，頻脈，下痢，筋けいれんなどがあります．
- 離脱症候群の評価方法として WAT-1（Withdrawal Assessment Tool version 1）があります（**表 16**）．
- 離脱症候群は除外診断で判断されるものであること，オピオイドを減量しても落ち着かない場合には，「痛み」が原因であることも考えられること，症状が敗血症と共通するものが多いことなどから判断が遅れる可能性があるため，リスクを考慮した評価と対策をすることが重要です．
- 予防策として，薬剤（ベンゾジアゼピン系，オピオイド系薬剤など）の計画的な減量と非薬物療法や他の薬剤（内服への切り替えなど）の使用の工夫などで総投与量を減らすことが必要です．

表 16　WAT-1

過去 12 時間で	軟便・水様便	あり＝1	なし＝0
	嘔気・嘔吐	あり＝1	なし＝0
	体温＞37.8℃	あり＝1	なし＝0
刺激前 2 分間観察	鎮静状態	SBS≦0 か睡眠・覚醒・穏やか＝0　SBS≧1 か覚醒・苦しんでいる＝1	
	振戦	なし・軽度＝0	中等度・重度＝1
	発汗	あり＝1	なし＝0
	まとまりのない動き・反復運動	なし・軽度＝0	中等度・重度＝1
	あくび・くしゃみ	なし・1 回＝0	2 回以上＝1
刺激後 1 分間観察	触れてビクッと動く	なし・軽度＝0	中等度・重度＝1
	筋緊張	正常＝0	増加＝1
刺激後の回復	落ち着く（SBS≦0）までの時間	＜2 分＝0　　2〜5 分＝1　　＞5 分＝2	

WITHDRAWAL ASSESSMENT TOOL（WAT-1）手順
・WAT-1 は，オピオイドもしくはベンゾジアゼピンが遷延（5 日を超えるなど）して注射，もしくは持続投与された患者を，薬剤の減量が始まった日から評価する．最後の投与から 1 日 2 回 72 時間評価する．
・The Withdrawal Assessment Tool（WAT-1）は SBS1 とともに少なくとも 12 時間ごとに繰り返し評価するべきである（8：00 と 20：00 ± 2 時間など）．SBS1 評価に用いる刺激は離脱症状を観察する刺激として使用可能．
患者記録から情報を入手する（これは刺激の前後どちらでも可能）
・ゆるい便/水様便：12 時間以内にゆるい便/水様便（下痢）の記録がされている場合 1 点．記録がない場合 0 点．
・嘔吐/むかつき/吐き気：12 時間以内に嘔吐/むかつき/吐き気の記録がされている場合 1 点．記録がない場合 0 点．
・体温＞37.8℃：12 時間以内に最も多く記録されている体温が 37.8℃を超える場合 1 点．そうでない場合 0 点．
2 分間の刺激前の観察
・興奮状態：刺激前の 2 分間の観察で覚醒か不快である場合（SBS1：≧+1）1 点．覚醒/睡眠/穏やか/協力的である場合（SBS1≦0）0 点．
・振戦：刺激前の 2 分間の観察で，中等度か重度の振戦が観察される場合 1 点．なし/軽度または間欠的である場合 0 点．
・発汗：刺激前の 2 分間の観察で，わずかでも発汗している場合 1 点．発汗していない場合 0 点．
・まとまりのない運動/反復運動：刺激する前の 2 分間の観察で，中等度または重度のまとまりのない運動/反復運動，頻繁に頭を振る，手足をバタバタさせる，胸を反り返すなどを観察した場合 1 点．全くない（または軽度）場合 0 点．
・あくび/くしゃみ：刺激する前の 2 分間の観察で，2 回以上あくびやくしゃみが観察されたら 1 点．0 回，または 1 回の場合 0 点．
1 分間の刺激観察
・タッチにびっくりする様子：タッチにびっくりする様子が刺激中に中等度に，または過剰に起きた場合 1 点．全くない（または軽度）場合 0 点．
・筋緊張：刺激中に筋緊張が増加する場合 1 点．正常な場合 0 点．
刺激後の回復
・平穏な状態（SBS1≦0）に戻るまでの時間：平穏な状態（SBS1≦0）に戻るまでの時間が刺激後 5 分超の場合 2 点．2 分から 5 分の場合 1 点．2 分未満の場合 0 点．
11 項目で合計 WAT-1 スコアを取る（0-12 点）
・3 点以上で離脱症候群とする．
(日本呼吸療法医学会人工呼吸中の鎮静ガイドライン作成委員会：人工呼吸中の鎮静のためのガイドライン．人工呼吸 24(2)：146-167，2007．Franck LS, et al：The Withdrawal Assessment Tool-1（WAT-1）an assessment instrument for monitoring opioid and benzodiazepine withdrawal symptoms in pediatric patients. Pediatr Crit Care Med 9(6)：573-580, 2008 を参照して作成)

4 小児のせん妄

1. リスク因子

- ICU患者におけるせん妄は，注意力の障害を主体とした急性に発症する脳の機能障害すなわち，多臓器不全の一つであり，その発症率は80％以上という報告もあります．リスクとしては**表17**に示すような要因があります．
- 重症小児は身体機能の低下からせん妄の直接因子を多くもつこと，ベンゾジアゼピン系薬剤など直接因子とされている薬剤の使用が多いことなどからもリスクは高いことが考えられます．

表17　集中治療を受ける患者のせん妄のリスク要因

準備因子	直接因子	誘発因子
・高齢 ・認知機能障害 ・重篤な身体疾患 ・頭部疾患既往 ・せん妄既往 ・うつ病 ・喫煙 ・アルコール ・2歳未満	（脳の機能を低下させる要因） ●重篤な病態 　・アシドーシス 　・電解質異常 　・貧血 　・感染症，敗血症 　・低酸素血症 　・疾患の重症度 　・頭蓋内圧の上昇 　・排尿・排便障害 ●薬剤 　・ベンゾジアゼピン系 　・オピオイド系薬剤 　・昇圧剤 　・抗てんかん薬 　・抗コリン，抗不安薬 　・化学療法剤，ステロイドなど	●身体的要因 　・人工呼吸 　・感覚の遮断（眼科的後など） 　・疼痛，発熱，かゆみなど 　・身体の不動化 　　（鎮静・抑制・ドレーンなどの留置） 　・侵襲的処置 　　（気管吸引など） ●精神的要因 　・心理的ストレス（不安） 　・面会制限 ●環境変化 　・不適切な照明，光の遮断 　・騒音 　・情報の遮断 ●睡眠障害 　・不眠，リズム障害

＊赤字は小児におけるリスク要因[4]
（Lipowskiの分類．辻尾有利子：集中治療における小児の鎮痛・鎮静．重症患者ケア 6（3）：517-531，2017 を参照して作成）

2. せん妄評価スケール

- 小児の集中治療領域で推奨されている評価方法にはpCAM-ICU（Pediatric Confusion Assessment Method for the Intensive Care Unit，5歳以上に適応），CAPD（Cornell Assessment Pediatric Deririum），離脱症状とせん妄を評価できるSOS-PD（Sophia Observation Symptoms Pediatric Delirium scale）などがあります（**図7**，**表18**，**19**）．

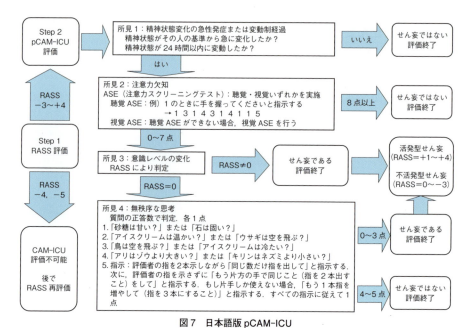

図7 日本語版 pCAM-ICU

(古賀雄二, 他:小児重症患者のせん妄評価法:日本語版 pCAM-ICU. 日クリティカルケア看護会誌7(1):45-51, 2011 より転載)

表18 CAPD

RASS スコア (-4 か-5 であれば実施しない)
あなたの勤務帯を通しての, 患者とのかかわりに基づいて下記の質問に答えて下さい.

	一度もない 4	めったにない 3	ときどきある 2	よくある 1	いつも 0	点
1. 世話してくれる人とアイコンタクトができますか?						
2. 目的のある行動をしますか?						
3. 周囲の状況に関心がありますか?						
4. 要求と欲求を伝えていますか?						

	一度もない 0	めったにない 1	ときどきある 2	よくある 3	いつも 4	
5. 落ち着きがないですか?						
6. なぐさめられないですか?						
7. 活動が低下していませんか? 起きている間, 動きが少なくなっていませんか?						
8. かかわりに反応するのに時間がかかりますか?						
					合計点	

*質問項目5から点数の基準が逆転する. CAPDの合計点が9点以上でせん妄と判断する. 2歳以下の幼い患児は発達段階により評価する行動様式が異なるため, 対象患者の年齢に合わせて Ancker Point (表20) を参考に評価する.

表19 CAPD Anker Point（2歳以下）

	新生児	4週齢	6週齢	8週齢	28週齢	1歳	2歳
1. 世話してくれる人とアイコンタクトができますか？	顔に目線が向かう	視線を少しの間保持する．90度目で追う	視線を保つ．	自分の正中線を横切って動く，世話をしてくれる人や物を目で追う．試験者が手で持ったものを注目する．	視線を保つ．親を好む．話す人を見る．	視線を保つ．親を好む．話す人を見る．	視線を保つ．親を好む．話す人を見る．
2. 目的のある行動をしますか？	原始反射に従って，頭を左右に動かす．	手を差し出す（ある程度，協調性のない行動を伴ってよい）	手を差し出す	差し出された物を左右対称的な動きで，逆らわずにつかもうとする．	なめらかな動きで手を差し出す	手を差し出して物を取ろうとする．姿勢を変えようとする．動ければ立ち上がろうとする	手を差し出して物を取ろうとする．姿勢を変えようとする．動ければ立ち上がろうとする
3. 周囲の状況に関心がありますか？	穏やかに覚醒している．	はっきりと覚醒している 世話してくれる人の声の方を向く 世話してくれる人のにおいのする方を向くことがある	はっきりと覚醒している時間が増える 世話してくれる人の声の方を向く 世話してくれる人のにおいのする方を向くことがある	頭を縦に振ったり，ベルの音に眉をひそめたり，優しく話しかけると表情が明るくなったり，笑顔になる．	他の家族よりも母親をより好む．新しい物と慣れ親しんだ物を区別する．	他の家族よりもまず親を好む．気に入った世話をしてくれる人から離されると動揺する．お気に入りの毛布や動物のぬいぐるみなどの，慣れ親しんだ物に癒される．	他の家族よりもまず親を好む．気に入った世話をしてくれる人から離されると動揺する．お気に入りの毛布や動物のぬいぐるみなどの，慣れ親しんだ物に癒される．
4. 要求と欲求を伝えていますか？	お腹がすいたときや不快なときに泣く	お腹がすいたときや不快なときに泣く	お腹がすいたときや不快なときに泣く	お腹がすいたときや不快なときに泣く	要求があると声をだしたり，指し示したりする．例）空腹，不快，物や周囲に興味があるとき．	一語文や身振りを使う．	3〜4語文や身振りを使い示す．自分でトレイに行きたいと示すことがある．
5. 落ち着きがないですか？	はっきり覚醒をした状態が継続しない	おだやかな状態が継続しない	おだやかな状態が継続しない	おだやかな状態が継続しない	おだやかな状態が継続しない	おだやかな状態が継続しない	おだやかな状態が継続しない
6. なぐさめられないですか？	ゆする，歌う，授乳する，心地よくすることでなだめることができない．	ゆする，歌う，授乳する，心地よくすることでなだめることができない．	ゆする，歌う，授乳する，心地よくすることでなだめることができない．	ゆする，歌う，授乳する，心地よくすることでなだめることができない．	普段の方法でなだめることができない．例）歌う，抱っこする，話しかける	普段の方法でなだめることができない．例）歌う，抱っこする，話しかける，本を読む	普段の方法でなだめることができない．例）歌う，だっこする，話しかける，本を読む（癲癇を起こしても，落ち着かせることはできる）
7. 活動性が低下していませんか？起きている間，動きが少なくなっていませんか？	手足を曲げることはほとんどなく，原始反射の他は力が抜けている状態である．（子供はほとんどの時間を心地よく，寝ている）	手を差し出す，蹴る，握ることをほとんどしない（ある程度の協調性のない行動を伴ってもよい）．	手を差し出す，蹴る，握ることをほとんどしない（より協調性のある行動がみられるかもしれない）．	目的を持って握る，頭や腕を動かすことがほとんどない．例え，不快なものを押しのけるなどをしない．	手を差し出す，握る，ベッドの中で動きまわることはほとんどない．ものを押しのけることをほとんどしない．	遊ぶ，起き上がる，引っ張ろうとすることはほとんどない．もし動けても，はいはいや歩き回ることはしない．	より複雑に遊び，起き上がろうとし，周りを動き回ることはほとんどない．もしできたとしても立ったり，歩いたり，ジャンプすることはほとんどない．
8. 関わりに反応するのに時間がかかりますか？	音をたてない．予測される反射行動がない．（把握反射，吸啜反射，モロー反射）	音をたてない．予測される反射行動がない．（把握反射，吸啜反射，モロー反射）	不快な刺激に蹴ったり泣いたりしない．	関わりへの反応に，喃語を話す，笑う，見つめることをしない．	関わりの中で，喃語を話したり，笑顔になって笑ったりしない．（関わりを拒否した場合でも）	簡単な指示に従わない．話せる場合でも，子供が理解できる言葉での簡単な要求に従わない．	1〜2段階の簡単な命令に従わない．話せる場合でも，より複雑な指示に従わない．

(Traube C, et al：Cornell Assessment of Pediatric Delirium：A valid, rapid, observational tool for screening delirium in the PICU. Crit Care Med 42（3）：656-63, 2014 より著者の許可を得て逆翻訳法を使用し翻訳．翻訳と評価：星野晴彦，松石雄次朗，下條威武，榎本有希，城戸崇裕，井上貴昭筑波大学 医学医療系 救急・集中治療医学分野）

3. 予防策

- 予防策は，リスク因子の減少と早期離床です（表20）．

表20　せん妄のリスク因子と予防策

リスク要因		予防策
直接因子	薬　剤	ハイリスク薬剤使用の回避・減量 ・適切な鎮静評価と薬剤の選択
誘発因子	身体的要因	身体的苦痛を必要最小限にする ・身体抑制の必要性を適宜検討する ・気管吸引や体位変換などの侵襲的な処置は必要性を十分に検討したうえで実施する ・発達段階に応じた説明を行う（プレパレーションなど） ・家族の協力を得る　など
	環境的要因	昼夜のリズムの調整 ・夜間の騒音，光の調整 ・日中活動性の向上（日中の離床や遊びの導入など） 精神的ケア ・家族面会の工夫　など

先輩からのアドバイス

- 予期せぬ苦痛は，その後の入院生活における恐怖心や不安につながります．意識のある患者に対しては，プレパレーションや自己紹介，処置中のディストラクションなどの発達に合わせた予防的な介入が不可欠です．
- 子どもの苦痛を理解するためには，その言動の背景にある習慣など日頃の様子を知ることがとても重要な手がかりとなります．例えば，愛用のタオルやぬいぐるみなどをそばに置いておくことで安心感につながることも少なくありません．家族から普段の様子やこだわり，落ち着く方法などの情報を得ておくことが重要です．

文　献

1) 辻尾有利子：集中治療における小児の鎮痛・鎮静．重症患者ケア 6(3)：517-531, 2017
2) 日本呼吸療法医学会人工呼吸中の鎮静ガイドライン作成委員会：人工呼吸中の鎮静のためのガイドライン．人工呼吸 24(2)：146-167, 2007
3) 日本集中治療医学会 J-PAD ガイドライン作成委員会：日本版・集中治療室における成人重症患者に対する痛み・不穏・せん妄管理のための臨床ガイドライン．日集中医誌 21(5)：539-579, 2014
4) Traube C, et al：Delirium in Critically Ill Children：An International Point Prevalence Study. Crit Care Med 45(4)：584-590, 2017

（坂本佳津子）

第 3 章　重症小児患者の基本的な管理とケア

1. 小児の集中治療管理に必要な基本的ケア
⑦体位とリハビリテーション

> **ここをおさえよう！**
> - ☑ 小児でも ICU-AW はあることを考慮し観察する．
> - ☑ 早期リハビリテーションの基本はポジショニングである．患者全体を見て体位を確認し整えることで動きやすい体位を考える．
> - ☑ 小児に対する早期リハビリテーションは，安全管理を考えながら患者に合わせて実施する．

● 近年，重症疾患に対する病態理解や治療の進歩によって ICU での死亡率は低下し，成人領域では集中治療後症候群（post-intensive care syndrome：PICS）として ICU 退室後の患者の QOL 低下にも注目が集まっています．PICS とは，ICU 在室中あるいは退院後に生じる運動機能障害，認知機能障害，精神障害であり，長期予後に影響を与える病態です．運動機能障害の中には ICU-acquired weakness（ICU-AW）という概念もあり，ICU 退室後の QOL に大きくかかわるため非常に重要です．小児においても PICS や ICU-AW は少なからず発症すると報告もされています[1]．

● この病態に関してはまだ不明確な部分が多いため，早期発見や予防介入が重要となります．

1 ICU-AW とは

● ICU 入室した重症患者で神経筋疾患でもないにもかかわらず全身に筋力低下を発症する患者がおり，その多くは廃用症候群といわれていることがあります．しかし，廃用症候群というだけでなく，その病態には ICU-AW という概念があることが 2012 年よりいわれています．

● ICU-AW の定義は重症患者が筋力低下をきたした場合，その原疾患である重症疾患以外に筋力低下をきたす誘因がない場合，とされます[2]．重症患者における成人領域での ICU-AW の発生頻度は，非常に高い頻度で発生すると報告されています（**表 1**）．

表 1　ICU-AW 発生因子と頻度

発生因子	発生頻度
5〜7 日の人工呼吸器装着患者	26〜65%
10 日以上の人工呼吸器装着患者	67%
24 時間 ICU で治療された患者	11%
7〜10 日間 ICU で治療された患者	24〜55%
急性呼吸窮迫症候群（ARDS）患者	60%
急性呼吸窮迫症候群（ARDS）患者（退院時）	36%

（Greet Hermans, et al：Clinical review：intensive care unit acquired weakness. Crit Care 19(1)：274, 2015 を参照して作成）

● ICU-AW の病態には，CIP（critical illness polyneuropathy），CIM（critical illness myopathy）の 2 つの病態があり，CIP と CIM が重なる病態の CINM（critical illness polyneuropathy and myopathy）に分類されます（**図 1**）．

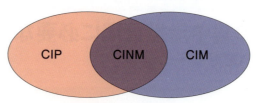

CIP : critical illness polyneuropathy
　　　遠位筋の弱化，遠位運動感覚神経の軸索変性
CIM : critical illness myopathy
　　　近位筋の弱化，ミオシンの減少，タイプⅡ筋
　　　線維萎縮，壊死
CINM : critical illness polyneuropathy and myopathy
　　　CIP と CIM 両者の混在

図1　ICU-AW の病態

(Stevens RD, et al：A framework for diagnosing and classifying intensive care unit-acquired weakness. Crit Care Med 37(10)：S299-308, 2009 より引用)

●四肢麻痺は数週～数か月で回復するとされていますが，数か月～数年と長期に運動機能を低下させる場合があります．特に CIP を合併した場合では年単位で運動機能に後遺症が残存すると報告されています．一方，CIM は比較的短期間で回復することが報告されています．ICU-AW の発症により死亡率が増加することや，筋力低下により人工呼吸期間の延長などが報告されています（表2）．

表2　ICU-AW 発症による長期アウトカム
ICU および入院期間の延長
ICU および病院死亡率の増加
人工呼吸期間
医療関連の入院費用の増加

1. ICU-AW のメカニズム

●ICU-AW のメカニズムは図2のようにいくつかの要因によって発生しているといわれています．多臓器不全，長期臥床や不動による身体的不活動，高血糖，ステロイドや筋弛緩薬の使用による薬剤性がリスクファクターとして挙げられます．敗血症，廃用，飢餓状態，がん，臓器不全といった全身の筋消耗状態にリスクファクターが重なって発生します．

●高度炎症反応に伴う末梢神経の微小循環障害が神経軸索を障害することが主な機序と考えられています．また，全身性炎症反応時では，血管透過性亢進に伴う神経周囲の浮腫，活性酵素種の増加などを介して，末梢神経を障害するとされています．

2. ICU-AW の診断基準

●診断としては，まずは ICU-AW を疑い，それに気づくことが重要です．ICU-AW は，重症疾患発生後における全身的筋力低下を認めることで気づきます．そのとき，重症病態に関連する中枢神経や神経疾患が除外されていることが前提となります．ICU-AW での筋力低下はびまん性・左右対称性・弛緩性ですが，脳神経支配筋は維持されており，顔をしかめる，瞬きなどで反応することができるのが特徴です．簡単な筋力のテストを実施し

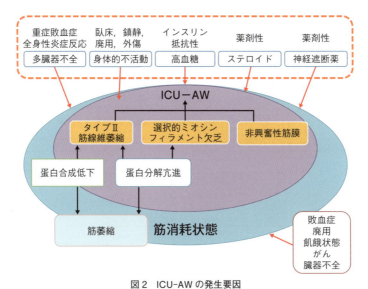

図2 ICU-AWの発生要因

(Schefold JC, et al：Intensive care unit-acquired weakness（ICUAW）and muscle wasting in critically ill patients with severe sepsis and septic shock. J Cachexia Sarcopenia Muscle 1(2)：147-157, 2010 より引用)

MRCスコア（Medical Rre-search Council scoring）の合計点が48点未満，平均4点未満，または，人工呼吸器に依存している状態であるとICU-AWの診断基準（**表3**）を満たします．また，CIP，CIM，CINMの診断基準も示します（**表4～6**）．

	表3 ICU-AWの診断基準
1	重症疾患発症後における全身的筋力低下の進展
2	びまん性（近位筋・遠位筋），左右対称性，弛緩性の筋力低下で一般的に脳神経機能は残存
3	MRCスコア*：合計<48点，平均<4点（検査可能な筋群において24時間以上隔てて2回以上実施）
4	人工呼吸器に依存している
5	既存の重症疾患と関連しない筋力低下の原因が除外されている

(Stevens RD, et al：A framework for diagnosing and classifying intensive care unit-acquired weakness. Crit Care Med 37(10)：S299-308, 2009 より引用)

＊MRCスコア（上肢3種類，下肢3種類の関節運動×左右，合計12検査を実施する）

最低点：0×12＝0点
最高点：5×12＝60点
平均：合格点÷12

0－筋収縮なし
1－筋収縮あり，四肢の動きなし
2－四肢の自動運動あるが，重力に抗しない
3－四肢の自動運動があり，重力に抗する
4－重力と抵抗に抗しうる自動運動
5－最大抵抗に抗しうる自動運動

	表4 CIPの診断基準
1	ICU-AWの基準を満たす
2	2つ以上の神経において，複合筋活動電位の振幅が正常下限の80％未満
3	2つ以上の神経において，感覚神経活動電位の振幅が正常下限の80％未満
4	神経伝導速度が正常ないしほぼ正常で，伝導ブロックが存在しない
5	反復神経刺激における減衰反応がない

表5　CIMの診断基準

疑診	①下記の1かつ2かつ3 or 4を満たす ②下記の1かつ5を満たす
確診	下記の1かつ2かつ3または4かつ5を満たす
1	ICU-AWの基準を満たす
2	2つ以上の神経において，感覚神経活動電位の振幅が正常下限の80％以上
3	2つ以上の筋において，針筋電図で短時間・低振幅の運動単位電位が早期ないし正常リクルートメントとともにみられる（線維攣縮の有無は問わない）
4	2つ以上の筋において，直接筋刺激で興奮性低下（神経刺激/筋刺激による活動電位比が0.5以上）がみられる
5	筋生検でミオパチー所見がみられる

表6　CINMの診断基準

1	ICU-AWの基準を満たす
2	CIPの基準を満たす
3	CIMの疑診または確診の基準を満たす

- ICU-AWは，CIP，CIMとその両方の特徴を合わせもつCINMに分類されますが，それぞれの厳密な鑑別は難しく，治療法に明確な違いはありません．そのため，CIPやCIMの鑑別よりICU-AWの診断を行い，介入していくことが重要です．

3．ICU-AWの予防ポイント

- 現在ICU-AWの有効な治療法は確立されていないため，発生の関連因子を避けることが考えられる予防方法です．
- 特に多臓器不全，身体不活動，高血糖，ステロイドや筋弛緩薬のリスクファクターを避けます．
- 身体不活動を回避するために早期リハビリテーションは予防として有用である可能性があります．
- 筋弛緩薬や鎮静薬の過度な使用を減らしリハビリテーションを行える環境を整えます．

2　小児ICUでのリハビリテーションの実際

- 成人領域では，早期リハビリテーションはQOLを改善し，ICU期間を短縮すると報告されています．また，NICU領域でも発達を促すケアを受けた児で，機能的予後が改善するとの報告があります．
- 一方，小児ICU（pediatric ICU：PICU）領域では，高いエビデンスレベルの報告は乏しい状況であり，PICU内でどの程度リハビリテーションが行われているかの後方視的調査にとどまっているのが実情です．

1．体位を整えるということはリハビリテーションの第一歩

- 体の他動運動や自動運動を行うためには，患者が苦痛の少ない安楽な体位（良肢位）を保つことが重要です．良肢位は年齢や元々の骨格によっても異なり，その患者の体や状態に合わせた体位に調整することが必要です．
- 一般的にポジショニングでは頭部・体幹を正中位に保ち体のアライメントを整えることや

体の支持する面積を広くすることで体位を安定化させることが体位調整の基本です．
- 体位の確認は，体の軸のずれがないことを見ることがポイントです．
- 良肢位であっても長時間同じ体位でいることは褥瘡発生や荷重側肺障害のリスクとなるため，適宜体位を調整します．

①基本姿勢
（1）仰臥位のポイント（図3）
- 頭部挙上を行うときには腰部がベッド可動点に位置するように体の位置を調整し，ベッドの側面から確認をします．
- 乳幼児の頭部挙上では可動点に腰部を合わせることで腹部の圧迫につながり，横隔膜の挙上や安楽な呼吸の抑制につながるため発達段階を考慮した体位の調整が必要となります．

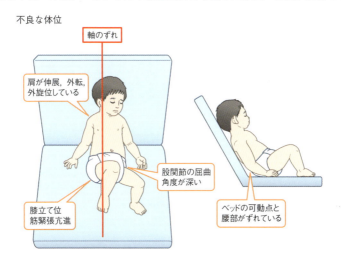

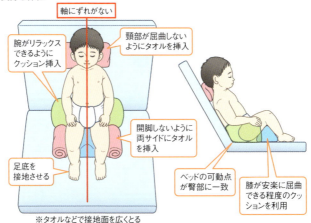

図3　仰臥位の不良な体位と良好な体位

体がずり落ちて体位が崩れるのを防止するために砂嚢などを用います．
- 患者がリラックスしているか，股関節が開きすぎていないか，頭部体幹がまっすぐに位置するようにタオルなどで調整します．

(2) 側臥位のポイント（図4）
- 基本的にベッドはフラットで使用します．肩幅の枕を使用し軸がまっすぐになるように保ち体幹にもタオルを入れて肩の圧迫を避けるように注意します．また，胸側または背面に支持をつくることで体位を安定させ，リラックスできるようにします．

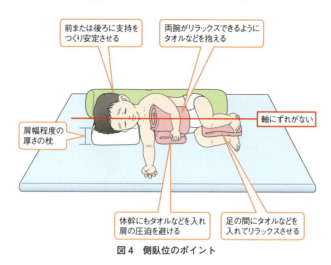

図4 側臥位のポイント

(3) 腹臥位のポイント（図5）
- 人工呼吸器患者などでは気管チューブやライン類の計画外抜去のリスクが高いため，体位

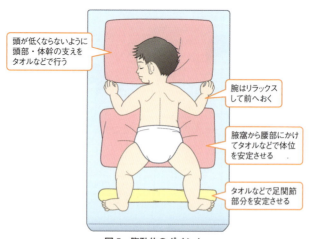

図5 腹臥位のポイント

変換時には安全に実施できる人数を集め，必要時に実施します．腕はリラックスして前に出します．頭部が低くなりすぎないようにタオルで支えます．

(4) 前傾側臥位のポイント（図6）
- 腹臥位よりも頸部の捻れが少ないですが，体幹が捻れやすいためタオルなどで支えるとよいでしょう．また，体幹下にタオルを入れて下側の上肢の圧迫を軽減します．

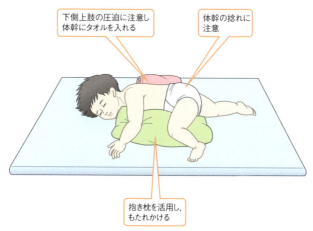

図6　前傾側臥位のポイント

(5) 側彎/拘縮での体位調整
- 側彎や関節拘縮がある場合は，通常の基本姿勢をとることが困難となるため，個別の対応が必要です．
- 体の支持面積を広くとることや体の不安定を防ぎ緊張の助長を予防するためにクッションやタオルなどで隙間をつくらないように調整することがポイントです．
- 継続性を考え理学療法士とともに患者に合った体位調整方法を検討することが求められます．

2．早期リハビリテーション

- 小児では新生児から思春期までとPICUに入室する患者は幅広いため成長発達段階によって活動範囲が異なります．基本的な成長発達段階のADLとともに入院前のその児のADLを家族から聴取しておくことで，目指すADLのゴールが明らかになるため重要な

表7　安静度とリハビリテーション内容の一例

安静度	内容	例
仰臥位水平位～腹臥位	自動運動	お尻上げ，上下肢の運動
	他動運動	体位変換，ROM-Ex
ベッド上坐位～車椅子	自動運動（負荷あり）	端坐位での筋トレ
	自動運動（負荷なし）	端坐位保持
立位	自動運動	立ち上がり，車椅子移乗
立位（歩行可）	自動運動	歩行器での歩行訓練

＊国立成育医療研究センターPICUでの離床プランの一例

情報収集のポイントです.
- 小児では成長発達段階の違いから，リハビリテーションプランを統一することは難しいため，それぞれにプランを考える必要があります．プランの多様化はスタッフが異なる場合に継続性が難しいため，できるだけシンプルにすることが求められます．安静度を基準に

注意点：各関節5回ずつ，ゆっくりと愛護的に行う．

①肩関節の回旋：手と手を合わせるように両手を前に伸ばす，横へ伸ばす

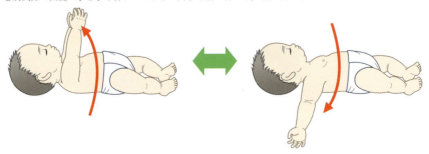

②肩関節の外転：掌を上にして肩まで上げる

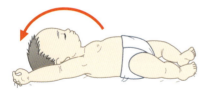

③指伸節のストレッチ：手を広げて指伸ばし

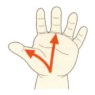

④股関節の屈曲：両足を骨盤まで持ち上げる

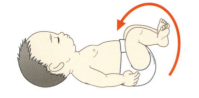

⑤膝関節の屈曲：膝の曲げ伸ばし

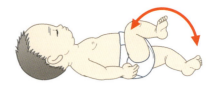

⑥股関節の外転：足を外に開く，閉じる

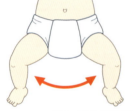

⑦足関節の背屈：膝下を支えながら足首を曲げる

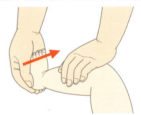

図7　国立成育医療研究センターでの1歳以下のROM-Exの一例

成長発達段階を考慮したリハビリテーション内容を検討します（表7）．
● ROM-Ex（図7）では基本的に2歳児以降は成人と同じ方法で実施することが可能です．しかし，自動運動の促しでは，おもちゃなどを用いて興味を引き，手を延ばさせたり，ボールをキックしてもらったりすることで下肢の自動運動を促すという工夫が必要となります．

① リハビリテーション中の観察と中止基準（表8，9）

表8　リハビリテーション中の観察項目

中枢神経	不機嫌，興奮，不安，意識レベル，眼球上転などの有無
呼　吸	SpO_2，$ETCO_2$，呼吸回数，呼吸パターン，努力呼吸（肩呼吸・鼻翼呼吸・陥没呼吸など），呼吸音，人工呼吸器のパラメータの変化
循　環	心拍数，血圧，心電図の波形の変化，中心静脈圧の変化
医療機器環境	点滴ライン・ドレーンや尿道留置カテーテルなどのチューブ・気管チューブの位置・固定状況・過度に引っ張られていないか 使用している医療機器の作動状況，リハビリテーションに必要なスペースの確保
症状所見	創部保護の固定・汚染状況，発汗，表情，疼痛，嘔気，末梢冷感，めまい，疲労

表9　早期リハビリテーションの中止基準（小児）

呼　吸	SpO_2＜85％への低下，頻呼吸，呼吸仕事量の増大
循　環	不整脈，持続する頻脈，高血圧，低血圧
一般的指標	ライン・チューブ類の逸脱，骨格筋の外傷，疼痛や不快感による鎮痛・鎮静薬の増量

（Cameron S, et al：Early mobilization in the critical care unit：a review of adult and pediatric literature. J Crit Care 30(4)：644-672, 2015 を参照して作成）

文　献

1) Kukreti V, et al：Intensive care unit acquired weakness in children：Critical illness polyneuropathy and myopathy. Indian J Crit Care Med 18(2)：95-101, 2014
2) Stevens RD, et al：A framework for diagnosing and classifying intensive care unit-acquired weakness. Crit Care Med 37(10)：S299-308, 2009
3) Betters KA, et al：Development and implementation of an early mobility program for mechanically ventilated pediatric patients. J Crit Care 41：303-308, 2017
4) Stevens RD, et al：Neuromuscular dysfunction acquired in critical illness：a systematic review. Intensive Care Med 33：1876-1891, 2007
5) Greet Hermans, et al：Clinical review：intensive care unit acquired weakness. Crit Care 9(1)：274, 2015

（平塚未来）

第 3 章　重症小児患者の基本的な管理とケア

2. 小児の人工呼吸管理

ここをおさえよう！

- ☑ 小児は相対的に気道が短く，頸部の伸展や屈曲，体位変化によって気管チューブ先端位置が変化しやすいことに留意する．
- ☑ 呼吸器との同調性を得るためには，不快刺激の除去に努め，適切なトリガー設定を行い，適切な鎮静を得る必要がある．
- ☑ 人工呼吸器関連肺炎予防に向けてバンドルアプローチを行う．
- ☑ NPPV 導入時は，インターフェイスの選択とフィッティングが重要であり，これらが不適切であると有効性が得られない．

1　侵襲的陽圧換気療法

1．IPPV の適応

- ●小児は成人に比べて，進行性の呼吸障害による心停止が多いとされています．小児の心肺停止の発生率は成人に比べて低い一方で，いったん心肺停止に至った小児の転機は不良であり，呼吸障害に対する早期介入が求められます．
- ●呼吸障害は，呼吸努力により酸素化・換気能が維持されている呼吸窮迫状態と，呼吸努力によっても酸素化・換気能のいずれかまたは両方が維持できない呼吸不全状態に分けられます．SpO_2 や血液ガス分析は介入に対する評価には有用ですが，人工呼吸の適応を判断するうえで最も重要なのは，呼吸努力の増悪や付随する循環障害や意識障害といった臨床的所見やその変化です．
- ●人工呼吸の適応として，①酸素化障害，②換気能障害，③呼吸仕事量の軽減，④深鎮静を要する状態，などが考えられます（**表1**）．
- ●侵襲的陽圧換気療法（invasive positive pressure ventilation：IPPV）は，①確実な気道

表 1　小児の人工呼吸の適応

絶対的適応	酸素化障害	チアノーゼ（$F_iO_2≧0.6$ にて） $PaO_2<70$ mmHgr（$F_iO_2≧0.6$ にて） $A-aDO_2>300$ mmHgr（$F_iO_2=1.0$） 静脈血混合比>15〜20%
	換気能障害	気道開通性障害 無呼吸 低換気状態（$PaCO_2$ 上昇） 意識障害や循環不全に伴う呼吸性アシドーシスの進行
相対的適応	換気能保持	頭蓋内圧亢進，意識障害 循環不全
	呼吸仕事量の軽減	慢性呼吸不全の増悪 循環不全
その他の適応	一時的な深鎮静	検査や処置に深鎮静を要する場合 移動のために深鎮静を要する場合

（志馬伸朗 編著：小児 ICU マニュアル，第 6 版．永井書店，p93，2012 を参照して作成）

確保，②気管吸引が可能，③確実な酸素投与・換気量の維持，などの利点がありますが，欠点として，①上気道のバイパス，②気道損傷のリスク，③患者の苦痛（鎮痛・鎮静を要する），などがあります．

2. 人工呼吸と生体への影響

- 自然呼吸では，横隔膜と肋間筋の収縮により胸腔内に陰圧が生じることにより，空気を肺に取り込み吸気が行われ，肺の弾性に応じて呼気が行われます．呼気時に気道内は陽圧になりますが，胸腔内は陰圧のままです．
- 一方，人工呼吸では，人工気道を介して吸気ガスを送り込み，その圧で肺が膨らむことによって吸気が行われ，肺の弾性に応じて呼気が行われます．一般的に呼気終末陽圧（positive end expiratory pressure：PEEP）をかけることで肺の虚脱を防ぎ，呼吸仕事量を軽減させます（PEEP）．このように人工呼吸では，吸気時も呼気時も胸腔内圧は陽圧となり，生体にさまざまな影響を与えます（表2）．

表2　陽圧呼吸による生体への影響

	メリット	デメリット
呼吸器系	酸素化の改善 換気の改善 呼吸仕事量の軽減 呼吸の担保 気道確保	呼吸器関連肺障害 シャント効果による酸素化増悪 荷重側肺障害 呼吸筋萎縮 呼吸器関連肺炎 声門下狭窄 肺痰機能低下
循環器系	静脈還流量減少による前負荷軽減 胸腔内外圧較差増大による後負荷軽減	静脈還流量減少 心拍出量低下 尿量減少 浮腫
脳神経系		頭蓋内圧上昇 せん妄
消化器		消化管障害 呑気による胃拡張
その他		精神的ストレス 皮膚障害

- 陽圧呼吸では背側の横隔膜可動性が低下するため，水平臥床では背側の換気が低下し，無

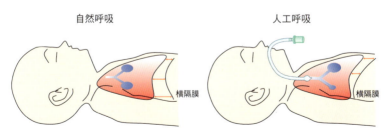

図1　自然呼吸と人工呼吸の換気と血流（臥床時）

気肺も生じやすくなります（荷重側肺障害）。一方で、血流は背側に増加するために、換気血流不均衡をきたします（図1）．

2　気道の管理

1．気管チューブのサイズと挿入長

- 小児では、カフなし気管チューブとカフ付き気管チューブが用いられ、気管－気管チューブ間のリークが最小限にとどまるサイズが選択されます（表3, 図2）．
- 挿入長（図3）は、通常、中立位で気管中部に先端が位置するように固定されます．胸部X線上で「第2・第3胸椎間」「気管分岐部より0.5cm頭側と両側鎖骨中線の間」などが

表3　小児の気管チューブのサイズ選択（ID：mm）

	カフ付き気管チューブ	カフなし気管チューブ
新生児〜1歳	3.0	3.5
1歳〜2歳	3.5	4.0
2歳以上	年齢/4＋3.5	年齢/4＋4.0

（日本蘇生協議会　監：JRC蘇生ガイドライン2015．医学書院、p195, 2016を参照して作成）

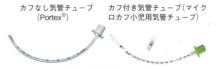

図2　気管チューブ
（画像提供：スミスメディカル・ジャパン（左），ハリヤード・ヘルスケア・インク（右））

気管チューブ内径による簡易式*	挿入長（cm）＝挿管チューブID×3
年齢による簡易式（1歳以上）**	挿入長（cm）＝年齢（歳）/2＋13（経鼻：＋2cm）
体重による簡易式（1歳未満）**	挿入長（cm）＝体重（kg）/2＋8（経鼻：＋1cm）

図3　小児の挿入長の簡易式
（*Phipps LM, et al：Prospective assessment of guidelines for determining appropriate depth of endotracheal tube placement in children. Pediatr Crit Care Med. 6：519-522, 2006, **Lau N, et al：New formulae for predicting tracheal tube length. Paediatr Anaesth. 16(12)：1238-43, 2006 より引用）

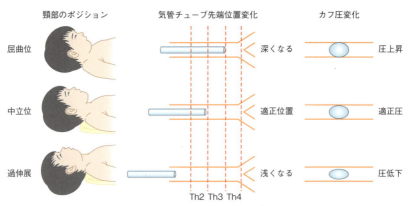

図4　頸部のポジションと気管チューブ先端位置・カフ圧の変化
（三浦規雅：人工呼吸療法．重症患者ケア6(3)：509, 2017より引用）

目安になります．また，カフ付き気管チューブではカフによる声帯損傷の可能性を考慮して，挿入長を調整する必要があります．
- 気管チューブ先端位置は，頸部の進展位では浅く，屈曲位では深く変化します．また，頭部の回旋によっても浅くなるとされています（図4）．

2．カフ圧とリーク

- カフ付き気管チューブでは，気管 – 気管チューブ間のリークを最小限にすることができますが，リークは，①換気量の低下，②分泌物の誤嚥，③カプノグラフィや換気量モニタ信頼性低下，④呼吸器との同調不良，などが生じる原因となります．
- 成人での適正カフ圧は 20〜30 cmH₂O とされていますが，小児の適正カフ圧はより低いと考えられ，10〜20 cmH₂O でリークが最小限になる圧で十分にその役割を果たすことができる可能性があります．
- カフ圧は中立位と比べ頸部の伸展位で低下し，屈曲位で上昇するとされています．体位変換や移動時など頸部の角度に変化が生じた際には，気管チューブ先端位置やカフ圧の変化を予測した観察が必要です（図5）．

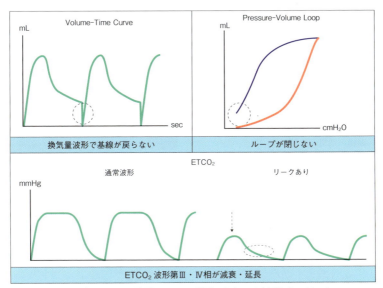

図5 グラフィック波形，ETCO₂ 波形からわかる意図しないリーク

3．気管チューブの固定（図6）

- 小児は，口腔内分泌物が多く，首振りなどの体動も激しいため，気管チューブ固定用テープは緩みやすくなります．また，特に乳幼児では相対的に気道が短いため，1〜3 cm 変わると計画外抜管や片肺挿管になるおそれがあります．
- 一般に，経鼻挿管は経口挿管に比べると固定性はよくなり，患者の不快感も少ないと考え

られますが，鼻孔周囲の皮膚損傷を起こしやすいことに留意して，観察，皮膚保護に努める必要があります．

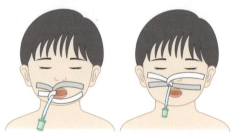

図6　挿管チューブの固定方法の一例

3　人工呼吸管理

1．人工呼吸器装着中の観察

● 人工呼吸器装着中の観察ポイントは，①患者の状態，②モニタ・計測値，③検査データ，④人工呼吸器・回路，に分けることができます（表4，図7，8）．

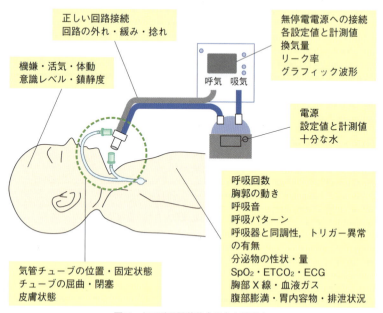

図7　人工呼吸器装着中の主な観察点

	表4　人工呼吸器装着中患者の主な観察ポイント
患者の状態	人工呼吸器との同調性が得られているか，トリガー異常はないか，分泌物除去の必要性があるか，呼吸努力が生じていないか，適切な鎮痛・鎮静が得られているか
モニタ・計測値	バイタルサインの異常はないか，換気量は適正か，予期せぬリークはないか，異常グラフィック波形はないか
検査データ	胸部X線画像所見（気管チューブ位置，無気肺，胸水，肺炎，気胸など）に異常はないか，動脈血液ガス（酸素化，換気能，酸塩基平衡など）に異常はないか
人工呼吸器・回路	呼吸器設定は適切か，アラーム設定は適切か，回路は正しく接続されているか，気管チューブの固定は適切か，加温・加湿は適切か，無停電電源に接続されているか

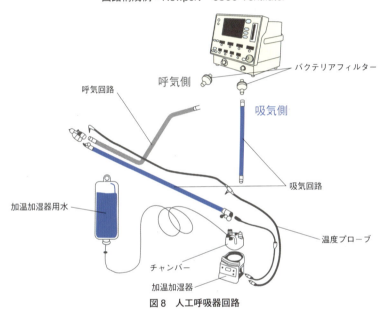

図8　人工呼吸器回路

2. 換気モードとグラフィック

- 人工呼吸器の吸気ガスを送り込む方法として，量規定換気（volume control ventilation：VCV）と圧規定換気（pressure control ventilation：PCV）があります（**表5**）．VCVでは，換気量と時間が規定され換気圧は患者の肺胸郭コンプライアンスによって変化します．PCVでは，換気圧と時間が規定され1回換気量は患者の肺胸郭コンプライアンスによって変化します．
- 小児では，気道・気管チューブ間のリークの存在や過剰気道内圧による圧損傷の回避を目的に，PCVが選択されることが多いと考えられます．
- 人工呼吸器にはさまざまな換気様式がありますが，主に用いられるのは，換気回数を担保しつつ自発呼吸との同調性も得られる同期式間欠的強制換気（synchronized intermittent

表5 PCVとVCVの特徴

モード	メリット	デメリット
PCV	・最高気道内圧を規定できる． ・自発呼吸との同調性がよい． ・リークがあっても換気量が保たれやすい． ・換気分布の改善が期待できる．	・換気量が規定できない．
VCV	・換気量を規定できる．	・過剰な気道内圧がかかるおそれがある． ・自発呼吸との同調性が悪い． ・リークがあると換気量が低下する． ・換気分布の不均等が生じる．

mandatory ventilation：SIMV, 図9）に調節換気間での自発呼吸に圧補助（pressure support：PS）を付加したSIMV＋PSです．また，自発呼吸が非常に弱い場合には，強制換気を行いつつ自発呼吸に強制換気を同期させる補助/調整換気（assist control：A/C，図10）も選択されます．
● 持続気道陽圧（continuous positive airway pressure：CPAP，図11）によりPEEPを維

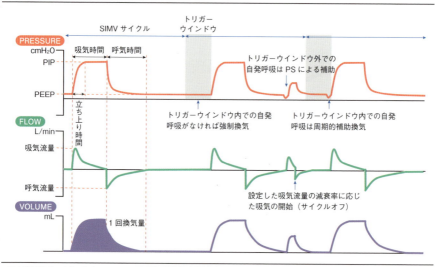

最大吸気圧（peak inspiratory pressure：PIP），呼気終末陽圧（positive end expiratory pressure：PEEP）

図9　SIMV＋PSの基本3波形と仕組み（PCVの場合）

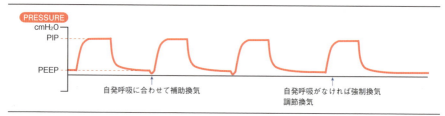

図10　A/Cの圧波形と仕組み（PCVの場合）

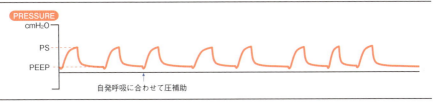

図11　CPAP＋PSの圧波形と仕組み（PCVの場合）

持しつつ吸気に圧補助を付加するCPAP＋PSが，自発呼吸トライアル（spontaneous breathing trial：SBT）では主に使用されます．

3．トリガー（吸気の開始）

● 呼吸器に自発呼吸を感知させるためにトリガーを設定する必要があります．フロートリガー（0.6〜1.0 L/min）は，設定した分時流量あたりに相当する吸気が発生した場合に自発呼吸だと認識します．圧トリガー（2.0 cmH$_2$O前後）は，設定した陰圧が吸気により発生した場合に自発呼吸だと認識します（図12）．一般的にフロートリガーのほうが鋭敏で感度がよいと考えられます．

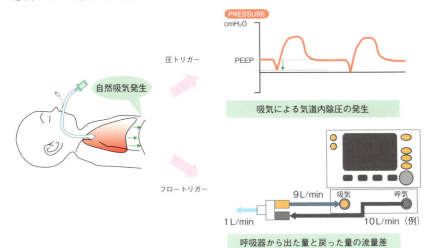

図12　フロートリガーと圧トリガー

● 小児は，1回換気量が少ないことや，カフなし気管チューブの使用によるリークの存在などにより，トリガー調整が難しく，呼吸器との同調性を得られにくいことがあります．また，細い気管チューブが抵抗となりトリガーレベルを発生させるまでにタイムラグがあるため吸気努力が生じることもあります．トリガー異常（図13）を発見するためには，患者の呼吸パターンを観察するのに合わせて，呼吸器のグラフィックモニタ波形を活用します．また，腹壁の動きと呼吸器の反応の不一致や，流量膨張式蘇生バッグに切り替えての自発呼吸の確認も有用です．

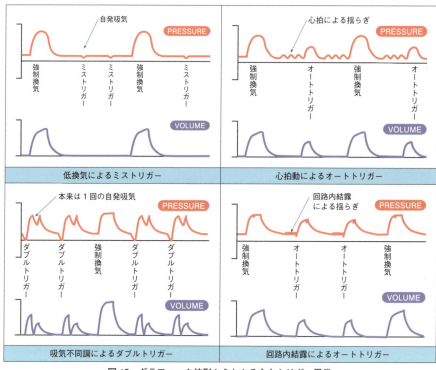

図13 グラフィック波形からわかる主なトリガー異常

4. サイクルオフ（呼気の開始）

- 強制換気では，設定した吸気時間が経過すると呼気弁を開放して呼気に切り替わります．自発呼吸に対する補助換気では，ターミネーションクライテリアによって呼気切り替えのタイミングを設定します．
- ターミネーションクライテリアは，吸気流量の減衰から吸気終了を判断させるもので，最大吸気流量に対して設定した割合まで流量が減衰したところで吸気を終了し呼気弁を開放（サイクルオフ）します（図14）．

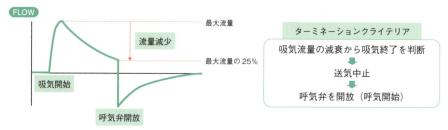

図14 ターミネーションクライテリア

- 呼気への切り替えが早すぎても遅すぎても，同調性を損ない，患者に苦痛をもたらします．サイクルオフ異常（図15）を発見するためには，不規則な頻呼吸やファイティングなどの観察に合わせて，呼吸器のグラフィックモニタ波形を活用します．

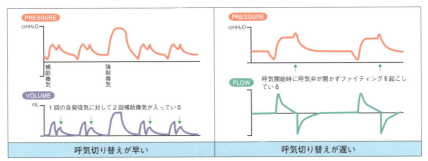

図15 グラフィック波形からわかる主なサイクルオフ異常

5. 加温・加湿

- 自然呼吸では，気道粘膜を空気が通過する過程で加温・加湿され，生理的には気管分岐部付近で37℃・絶対湿度44mg/L・相対湿度100％になります．人工呼吸では，生理的な加温・加湿がされないため，低温で乾燥した空気が直接気管支へ送り込まれてしまいます．その結果，線毛上皮細胞の損傷や線毛運動の低下，分泌物の乾燥・固形化が生じ，気道粘膜損傷，気道閉塞，無気肺，肺炎を引き起こす要因となります．そのため，適切な加温・加湿を行う必要があります．
- 加温・加湿の方法は，加温加湿器と人工鼻（heat and moisture exchanger：HME）があります（図16）．人工鼻は，過剰な結露を生じず簡便で低コストですが，死腔や気道抵抗を生じるため，換気量が少なく呼吸筋も弱い小児では移動時などの短時間の使用に限定され，加温加湿器が主に使用されています．なお，加温加湿器と人工鼻は併用してはいけません．

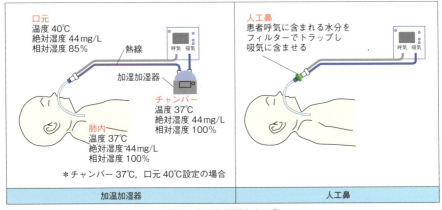

図16 加温加湿器と人工鼻

6. VAP の原因と対策

● 人工呼吸における合併症として，人工呼吸器関連肺炎（ventilator-associated pneumonia：VAP）があります．主な原因としては，①気管チューブを介した上気道細菌の下気道への侵入や胃内容物の逆流による誤嚥，②汚染した呼吸器回路や結露を介した細菌の吸入，が挙げられます．VAP を予防するための方策として確立した方法はありませんが，いくつかの対策を組み合わせるバンドルアプローチが有効であるとされています（表6，7）．

表6　JSICM 人工呼吸器関連肺炎予防バンドル	
手指衛生を確実に実施する	・目に見える汚れがなければ，速乾式アルコール製剤を使用する． ・目に見える汚れがある場合，流水と石鹸を用いた手洗いを行う．
人工呼吸器回路を頻回に交換しない	・7 日未満での交換は推奨しない． ・結露は，発見したとき，体位交換前に無菌的な手技で除去する．
適切な鎮静・鎮痛を図る．特に過鎮静は避ける	・RASS −3〜0 を目標とし，日中の鎮静薬中断・減量を検討する． ・鎮静の目的や目標スコアについて協議・評価を行い，共通認識をもつ．
人工呼吸器からの離脱ができるかどうか，毎日評価する	・個々の施設に応じた人工呼吸離脱プロトコルを作成し，適用する． ・SBT が実施可能か協議・評価し，その結果を共有する．
人工呼吸中の患者を仰臥位で管理しない	・30 度を一つの目安とする． ・経管栄養剤注入中は確実に実施する．

（日本集中治療医学会 ICU 機能評価委員会：人工呼吸器関連肺炎予防バンドル 2010 改訂版より引用）

表7　IHI 人工呼吸器バンドル
・30〜40 度ベッド頭側を挙上する． ・毎日，鎮静薬の中断と抜管可能かどうかの評価を行う． ・消化性潰瘍（PUD）の予防を行う． ・深部静脈血栓症（DVT）の予防を行う． ・毎日，クロルヘキシジンを用いた口腔ケアを行う．

（Cambridge MA：How-to Guide：Prevent ventilator-associated pneumonia. Institute for Healthcare Improvement, 2012 より引用）

● 治療上の禁忌がなければ，頭部挙上位や後傾側臥位から体位変換を始めます（図 17）．15 度程度の浅い角度から始めて，徐々に角度をつけていきます．体位変換ごとにバイタルサインを確認します．また，気管チューブ先端位置が変わることを想定して，呼吸音の聴取，胸上がりの左右差の観察，$ETCO_2$ 波形の変化，換気量の変化も確認します．

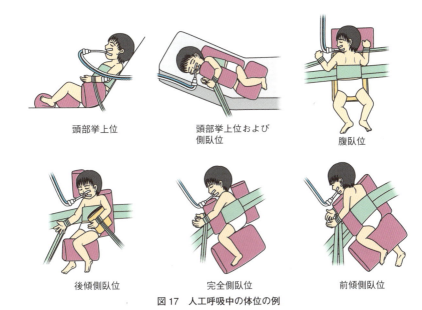

図17 人工呼吸中の体位の例

● 鎮静度はスケール（表8, 9）を活用することで経時的変化を評価しやすく，また医療者間で共通の目標鎮静度を設定しやすくなります．

表8　Richmond Agitation-Sedation Scale（RASS）

評価者	スコア	用語	説明
30秒間の観察	4	好戦的な	明らかに好戦的な，暴力的な，スタッフに対する差し迫った危機
	3	非常に興奮した	チューブ類またはカテーテル類を自己抜去：攻撃的な
	2	興奮した	頻繁な非意図的な運動，人工呼吸器ファイティング
	1	落ち着きのない	不安で絶えずソワソワしている，しかし動きは攻撃的でも活発でもない
	0	意識清明な，落ち着いている	
呼びかけ刺激	−1	傾眠状態	完全に清明ではないが，呼びかけに10秒以上の開眼およびアイ・コンタクトで応答する
	−2	軽い鎮静状態	呼びかけに10秒未満のアイ・コンタクトで応答
	−3	中等度鎮静	呼びかけに動きまたは開眼で応答するがアイ・コンタクトなし
痛み刺激	−4	深い鎮静状態	呼びかけに無反応，しかし，身体刺激で動きまたは開眼
	−5	昏睡	呼びかけにも身体刺激にも無反応

表9 State Behavioral Scale（SBS）

−3	反応なし	自発的な呼吸努力がみられない 咳をしない，もしくは吸引時のみ咳き込む 侵害刺激に反応しない ケア提供者に注意を向けることができない （侵害刺激を含む）いかなる処置にも苦痛を示さない 動かない
−2	侵害刺激に反応	自発呼吸だが，まだサポートされた呼吸である 吸引/体位変換により咳き込む 侵害刺激に対し，反応がみられる ケア提供者に注意を向けることができない 侵害的な処置は嫌がりそうだ 動かない/ときおり四肢を動かす，もしくは体をずらす
−1	やさしいタッチもしくは声に反応	自発呼吸だが，まだサポートされない呼吸は無効である 吸引/体位変換により咳き込む タッチ/声に反応する 注意を払うことができるが，刺激をやめると眠ってしまう 処置に苦痛を示す 刺激をやめ，慰めるようなタッチや呼びかけを行うと落ち着くことができる ときおり四肢を動かす，もしくは体をずらす
0	覚醒し，おとなしくしていることができる	自発呼吸で有効な呼吸をしている 体位変換時に咳き込む/ときどき自発的に咳き込む 声に反応する/外的な刺激なしで反応する ケア提供者に自発的に注意を向ける 処置を嫌がる 刺激をやめ，慰めるようなタッチや呼びかけを行うと落ち着くことができる ときおり四肢を動かす，もしくは体をずらす/体動が増加する（落ち着きがない，モゾモゾしている）
1	落ち着きがなく，おとなしくしていることが難しい	自発呼吸で有効な呼吸をしている/人工呼吸器での呼吸が困難である ときどき自発的に咳き込む 声に反応する/外的な刺激なしで反応する いつの間にか寝入る/ケア提供者に自発的に注意を向ける 安全でない行動がときどきある 5分間試しても，相変わらずおとなしくすることができない/なだめることができない 体動の増加（落ち着かない，モゾモゾしている）
2	不穏	人工呼吸器での呼吸は困難であるかもしれない 自発的に咳き込んでいる 反応するために外的な刺激を必要としない ケア提供者に自発的に注意を向ける 安全でない（ETTを噛む，ライン類を引っ張る，一人にできない） なだめることができない 体動の増加（落ち着かない，モゾモゾしている，または左右にのたうち回る，足をばたつかせる）

＊通常のケアの間に患者を評価するが，反応を評価するために，穏やかな声かけ，やさしく触れる，侵害刺激を与える．
(Curley MAQ, et al：State Behavioral Scale（SBS）：A sedation assessment instrument for infants and young children supported on mechanical ventilation. Pediatr Crit Care Med, 7(2)：107-114, 2006 より引用）

- 口腔ケアは，IHI 人工呼吸器バンドル（表6）に組み込まれていますが，0.12％以上のグルコン酸クロルヘキシジン（chlorhexidine gluconate：CHG）を用いた口腔ケアを示しており，日本においてはCHGの口腔粘膜使用は禁忌となっています．
- しかしながら，口腔内細菌の下気道への侵入がVAPの原因となっていることからも，VAP予防のために口腔ケアを積極的に取り入れていくことは理にかなっているといえます．また，小児患者にとって口腔ケアは成長発達援助という重要な目的であることを認識しなければなりません（図18）．

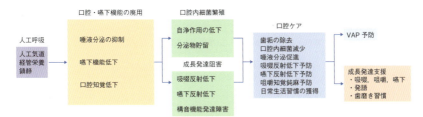

図18 小児の人工呼吸中における口腔ケアの意義

● 小児は，口腔内に占める舌の割合が大きいため，口腔内観察が難しく盲目的な操作になりがちです．可能な限り目視下で行い，困難な場合でも前後に口腔内の状況を十分に観察する必要があります．また，発達段階や病態に応じて注意するべき点（表10）をおさえて適切な方法を選択します（図19，表11，12）.

表10 発達段階や病態に応じた口腔ケアの注意点

発達段階	乳歯萌出前	ガーゼやスポンジによる口腔内清拭
	乳歯期	歯ブラシやスポンジブラシによるブラッシングや口腔内清拭
	生え変わり時期	乳歯の脱落による誤嚥，口腔内損傷の予防
	永久歯期	歯ブラシを使用したブラッシング，スポンジブラシによる口腔内清拭
病態	舌の浮腫による歯列内収容困難	マウスピースやプロテクターの作成
	筋緊張亢進による舌損傷	口腔内損傷の予防，筋緊張のコントロール
	出血傾向，抗凝固療法	柔らかい歯ブラシの使用（もしくは控える） スポンジブラシによる口腔内清拭
	易刺激性に状態が悪化する病勢	鎮静下にケアを行う

（三浦規雅：小児の人工呼吸管理．"新人工呼吸ケアのすべてがわかる本"道又元裕 編，照林社，p335，2014 より転載）

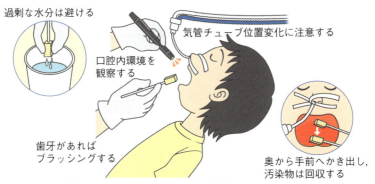

図19 口腔ケアのポイント

（三浦規雅：小児の人工呼吸管理．"新人工呼吸ケアのすべてがわかる本"道又元裕 編，照林社，p335，2014 より転載）

表11　口腔ケアの手順

① 発達段階・病態に応じたアセスメント
② 体位調整（禁忌がなければ頭部挙上30度以上か側臥位とする）
③ 口腔内観察
④ （歯牙あり）ブラッシングおよびスポンジブラシによる口腔清拭，汚染物の回収
　　（歯牙なし）スポンジブラシやガーゼによる口腔清拭，汚染物の回収
⑤ 口腔内吸引
⑥ 口唇周囲の清拭
⑦ 口唇・口腔の保湿
⑧ 呼吸状態や気管チューブの位置・固定を評価

表12　小児の口腔ケアで生じる可能性のある有害事象

・乳歯や動揺歯の予期せぬ脱落，それに伴う誤嚥や出血
・気管チューブの位置変化に伴う計画外抜管
・口腔粘膜損傷
・嘔吐誘発，それに伴う誤嚥
・迷走神経刺激

7. 計画外抜管の要因と対策

● 小児は，発達段階の問題から意識清明であったとしても療養上の指示を守ることは難しく，わずかな刺激で興奮して激しい体動が始まることもあります．また，分泌物も多く，気管チューブ（ETT）の固定テープが緩みやすく，計画外抜管に至るおそれがあります．気管が短い小児では，見た目が挿管されていても気管挿管から食道挿管に入れ替わってしまっている状態（いわゆる中抜け）での計画外抜管もしばしば経験します．
● 計画外抜管が疑われるときには，カプノグラフィによるETCO$_2$波形表出の有無や，ジャクソンリースによる手動換気時の胸上がりの有無などが判断の助けになります（図20，表13）．

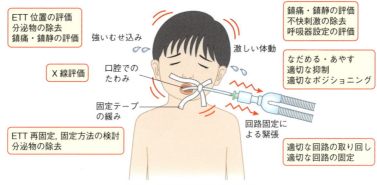

図20　計画外抜管の要因と対策

表13 見た目に挿管されているようで計画外抜管が疑われるときの判断指標の例

- $ETCO_2$波形が表出されない，あるいは不規則に乱れている．
- 手動換気で胸上がりがない，あるいは腹部が上がる．
- 手動換気と同調なく呼吸音が聴取されるか，腹部で換気音が聴取される．
- 呼吸器との同調性が全く得られず呼吸努力が著明である．
- 胸郭の動きがなく，呼吸音が聴取されない．
- 声が出ている．

8. 人工呼吸中のSpO_2低下

- 人工呼吸中の突然のSpO_2低下や換気量の低下，あるいは高圧・低圧警報などが生じた場合でも，まず患者の状態を確認します．バイタルサインの確認とともに速やかに確認するべきポイントとしてDOPEが挙げられます（図21）．
- DOPEとは，Displacement（人工気道の位置異常），Obstruction（気道の閉塞），Pneumothorax（気胸），Equipment failure（機器・装置の不具合）のことで，その確認する順番も大切です（図22）．まず，ジャクソンリースによる手動換気に切り替えることで原因検索と低酸素対応を行うことができます．

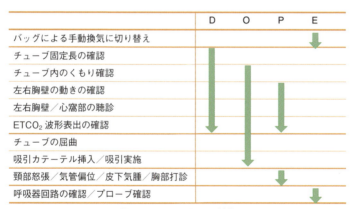

図21　DOPEに沿った対応
（谷　昌憲：小児呼吸不全患者の管理．急性・重症患者ケア1(1)：213，2012より引用）

- 小児では，VCVに比べてPCVに優位性があると考えられますが，PCVでは気道抵抗や肺胸郭コンプライアンスに応じて同じ圧設定でも換気量が変化することに注意が必要です（図23）．換気量の低下は，呼吸器による計測値のほか，SpO_2低下，$ETCO_2$上昇，胸上がりの減少，エア入りの減弱から判断できます．これらが観察されたならば，原因検索と対応が必要です．

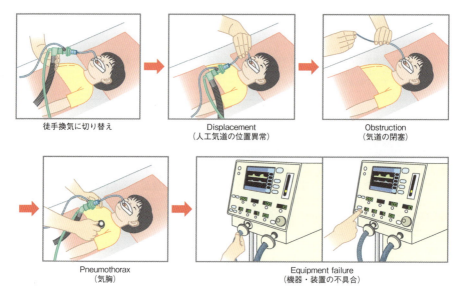

図22 DOPEの確認の実際

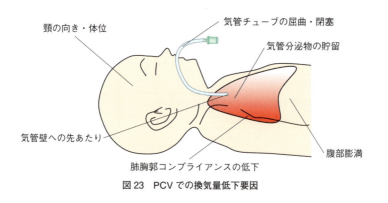

図23 PCVでの換気量低下要因

9. 人工呼吸からの離脱

- 人工呼吸の適応となった病態に治癒または改善傾向を認め，人工呼吸離脱の障害となる問題がなければウィーニングを進めていきます（**図24**）．一般的には，設定圧や換気回数の漸減を段階的に行い，最終的にはCPAP＋PSによる自発呼吸トライアル（spontaneous breathing trial：SBT）を行って離脱の可否を判断します（**表14**）．
- SBTでは，細い気管チューブの抵抗が患者の呼吸仕事量を増大させることを加味して，PSを適切に設定する必要があります（**表15**）．また，無計画に長時間のSBTを行うことは，呼吸筋疲労を生じさせることにつながります．計画的にSBTを行い，呼吸状態・循

環状態・意識状態の変化を観察し，SBT 継続の可否を繰り返し評価することが必要です．

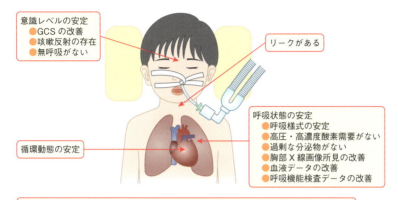

図 24　小児の人工呼吸離脱要件の一例

表 14　小児の SBT の一例

	$F_iO_2≦0.4〜0.6$　$CPAP≦5cmH_2O$（$PS≦5〜8cmH_2O$）	30〜120 分経過	以下の問題が生じない
呼吸状態	頻呼吸，徐呼吸，無呼吸	循環状態	循環不全徴候の出現（頻脈，徐脈，低血圧，尿量異常，末梢冷感，冷汗など）
	呼吸パターンの悪化，努力呼吸の増悪		致死的な不整脈の出現，心電図異常
	酸素化悪化，換気能低下	意識状態	不穏
	不十分な咳嗽反射		覚醒遅延
	胸部 X 線画像所見増悪（無気肺，胸水，肺炎像など）		けいれん

表 15　気管チューブサイズに応じた最低限の PS 設定の一例

気管チューブサイズ（ID：mm）	Pressure Support（cmH_2O）
3.0〜3.5	10
4.0〜4.5	8
≧5.0	6

（Hazinski MF：Nursing Care of the Critically Ill Child 3rd Edition. Elsevier，2013 より引用）

10．抜管と抜管後の問題

- SBT により呼吸器離脱可能と判断されれば抜管を試みます．通常，カフ圧を抜いてエアリークの存在を確認するエアリークテストを行います．ただし，乳幼児においてはエアリークがないことが必ずしも再挿管率と相関していないため，エアリークがないことのみを理由として挿管期間を延長させることは避けるべきです．
- 総合的に抜管可能と判断されても，さまざまな原因により再挿管が必要となる可能性は常に考慮する必要があります．特に上気道の問題（図 25，表 16）による気道開通性の障害は早急に対応しなければなりません．患者の状態をアセスメントし起こりうる問題を予測

し備えておく必要があります．したがって，抜管時には再挿管に要する物品（**表 17**）を準備しておくことが望ましいと考えられます．

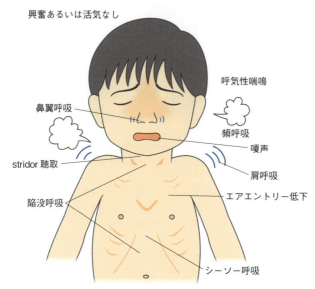

図 25　上気道障害を疑う臨床症状

表 16　抜管後の上気道の問題と対応

問　題	原　因	対　応
咽頭けいれん	不十分な覚醒による抜管操作	β 刺激薬吸入
気道浮腫	長期挿管 水分過多 手術操作による局所の炎症	β 刺激薬吸入 利尿薬投与 ステロイド投与
舌根沈下	中枢神経障害 鎮静薬による覚醒遅延 舌の浮腫	肩枕挿入 体位調整 エアウェイ留置
分泌物貯留	嚥下反射低下 咳嗽反射低下	口腔・鼻腔吸引 咽頭部低圧持続吸引の留置
器質的な狭窄	先天性気道狭窄 腫瘤・腫瘍	エアウェイ留置 再挿管，気管切開考慮

（三浦規雅：小児の人工呼吸管理．"新人工呼吸ケアのすべてがわかる本"道又元裕　編．照林社，p364，2014 より転載）

表 17　抜管時に備えるべき物品

吸　引	気管吸引カテーテル，口腔・鼻腔吸引カテーテル，吸引器
酸素供給	流量膨張式蘇生バッグ，マスク，酸素流量計，酸素マスク
気道確保	経口エアウェイ（経鼻エアウェイ*，図 26），肩枕，気管チューブ（適合サイズ，0.5mm 細いサイズ），喉頭鏡，ブレード，スタイレット，マギール鉗子*，リドカインスプレー，潤滑ゼリー*，固定用テープ
薬　剤*	吸入薬，鎮静薬，鎮痛薬，筋弛緩薬，抗コリン薬など必要に応じて

*必要あるいは適応に応じて

- 抜管後，意識障害や器質的な問題で気道確保が困難な場合，経口・経鼻エアウェイを用いて気道確保を補助することができます（図26）．

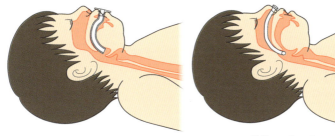

経口エアウェイ　　　　　　　経鼻エアウェイ

図26　経口エアウェイと経鼻エアウェイ

4　非侵襲的陽圧換気療法

1．NPPV の適応

- 非侵襲的陽圧換気療法（noninvasive positive pressure ventilation：NPPV）は，呼吸不全に対する治療的適応と予防的適応があり，NPPV 導入によって気管挿管による侵襲的陽圧換気療法（invasive positive pressure ventilation：IPPV）を回避できる可能性があります．しかし，一般的には酸素化・換気能の改善や心拍数や呼吸数の安定化などの臨床所見の改善が 1〜2 時間程度で認められないのであれば，IPPV への移行を考慮する必要があります（表18，19）．
- NPPV の装着により，IPPV と同様に，①呼吸仕事量の軽減，②酸素化の改善，③換気の改善，④心臓前負荷・後負荷の軽減，といった効果が期待できる一方で，IPPV に比べて導入と離脱が簡便ですが，気道の不確実さ，分泌物の貯留，嘔吐のリスクなどを考慮しなければなりません．

表18　小児のNPPVの適応例

- 抜管後呼吸不全（予防的/治療的）
- 下気道閉塞性病変：気管支喘息，急性細気管支炎
- 肺実質障害：肺炎，無気肺
- 上気道狭窄：喉頭軟化症などの機能的なもの
- 免疫不全児の呼吸不全
- 気管・気管支軟化症
- 急性心原性肺水腫：先天性心疾患では第一選択ではない

表19　小児のNPPVの適応外基準の一例

- 気道の開通が困難：球麻痺，多量の分泌物，気道異物
- 著しい誤嚥のリスク：咳反射・嚥下機能の障害
- 呼吸停止，重度呼吸不全（ARDS）
- 不安定な循環動態，多臓器不全
- 興奮状態，治療に非協力的
- マスク密着が困難な顔面外傷や熱傷，解剖学的異常

（藤原直樹：非侵襲的陽圧換気法．救急・集中治療 22（3・4）：391，2010 より引用）

2. インターフェイスの選択

- 鼻だけを覆う鼻マスクは，閉塞感も少なく吐物や分泌物の排出もしやすい利点があります．しかし，呼吸不全時には口呼吸が主体となるため，開口によるリークが生じ NPPV の効果が得られにくいことがあり，鼻口を覆う鼻口マスク（フェイスマスク）や顔全体を覆うトータルフェイスマスクが選択されます（図27，28）．
- いずれのインターフェイスにおいても適切なフィッティングが，NPPV の効果発現，患者の快適性，合併症の予防の観点から重要です．過度の圧迫はエアクッションやジェルがつぶれ，リークや皮膚障害の原因となるため避けなければなりません．適切なフィッティングが得られれば，インテンショナルリーク（呼気ポートからの意図されるリーク）は通常 20L/min 以下になります．吸気・呼気回路の2本で構成される回路ではインテンショナルリークは設けません．
- 意図しないリークは最小限であることが理想ですが，ある程度のリークは補正されます（許容量は機種と設定により異なる）．自発呼吸がトリガーでき，必要な圧が得られ，不快感を生じない範囲で許容することも必要です．
- 吸気回路のみで構成される回路で使用されるマスクには，窒息を防止するために呼気ポー

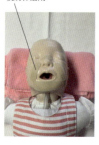
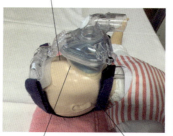
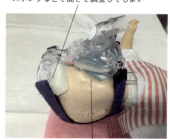

図27　鼻口マスク（フェイスマスク）

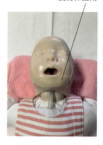
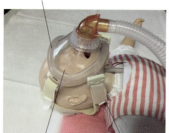
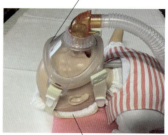

図28　トータルフェイスマスク

トとベントが開口しています．ベントには安全弁が備わっており，NPPV 停止中は安全弁が垂れ下がりベントが開口され，作動中は安全弁が上がりベントが閉口する仕組みになっています（図29）．マスクを患者に装着する前に，この機構が正常に作動するか確認します．

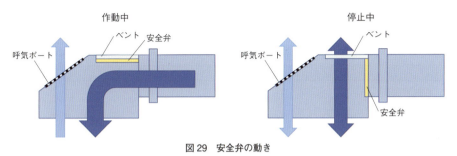

図29　安全弁の動き

3．換気モード

- NPPV には，吸気時・呼気時ともに一定の陽圧をかける持続気道陽圧（continuous positive airway pressure：CPAP）と，吸気時に吸気圧（inspiratory positive airway pressure：IPAP），呼気時に呼気圧（expiratory positive airway pressure：EPAP）をかける二相式気道陽圧（bilevel positive airway pressure：bilevel PAP）があります．
- bilevel PAP には，すべての自発呼吸に対して補助換気を行う S モード（spontaneous mode），自発呼吸に関係なく一定間隔で強制換気を行う T モード（timed mode），自発呼吸があれば補助換気を行い，一定時間自発呼吸を感知しなければ強制換気を行う S/T モード（spontaneous/timed mode）があります．NPPV での第一選択は，S/T モードです．自発呼吸に対する補助換気を設定された吸気時間で行う PC モード（pressure control ventilation：PCV）もあります（図30）．

4．NPPV 装着中の観察

- NPPV 装着中の観察ポイントは，人工呼吸器（IPPV）装着中と同様に，①患者の状態，②モニタ・計測値，③検査データ，④人工呼吸器・回路，に分けることができます（表20，図31，32）．

	表20　NPPV 装着中患者の主な観察ポイント
患者の状態	人工呼吸器との同調性が得られているか，トリガー異常はないか，分泌物除去の必要性があるか，呼吸努力が生じていないか，適切な鎮痛・鎮静が得られているか
モニタ・計測値	バイタルサインの異常はないか，換気量は適正か，予期せぬリークはないか，異常グラフィック波形はないか
検査データ	胸部 X 線画像所見（気管チューブ位置，無気肺，胸水，肺炎，気胸など）に異常はないか，動脈血液ガス（酸素化，換気能，酸塩基平衡など）に異常はないか
人工呼吸器・回路	呼吸器設定は適切か，アラーム設定は適切か，回路は正しく接続されているか，気管チューブの固定は適切か，加温・加湿は適切か，無停電電源に接続されているか

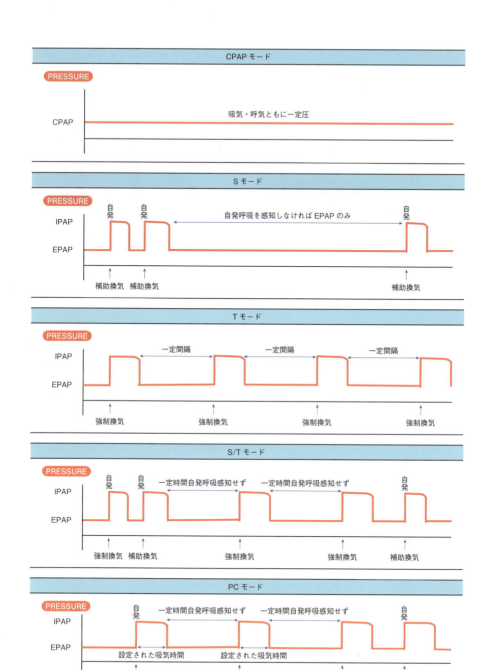

図30 NPPVのモード

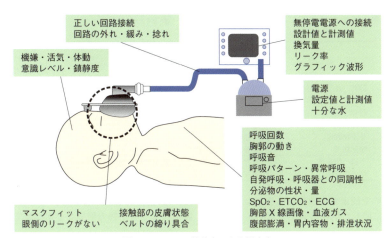

図31 NPPVの装着中の主な観察点

回路構成例：BiPAP Vision（呼気ポート付きマスク使用）

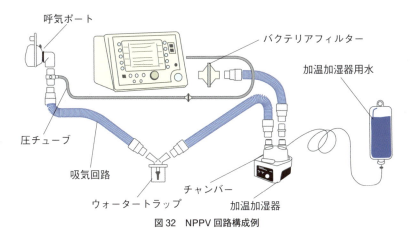

図32 NPPV回路構成例

5．NPPVの問題と対応

- インターフェイスの圧迫やバンドによる皮膚障害は，適切なインターフェイスの選択と皮膚保護剤の使用により予防することができます．最適なフィット感が得られない場合に，安易にバンドを強く締めると皮膚損傷のリスクを高めるだけではなく，鼻腔圧迫による気道閉塞やリークの増加も生じます．その場合，タオルやスポンジなどを活用することで，最適なフィット感を得ることも可能です．
- NPPVの効果を得るには，同調性が重要です．同調性が得られない場合，鎮静薬の使用も検討する必要がありますが，多くの場合，不快感を除去することにより，同調性が改善し，

鎮静薬の使用を最小限に抑えることができます（**表21**）．

表21　NPPV装着に伴う不快感の原因と対応

原　因	対　策
マスクによる圧迫	マスクフィッティング調整，インターフェイス変更検討
口腔，鼻腔の乾燥	リーク調整，加湿器の設定の見直し
マスク内の過剰な結露	結露除去，加温加湿器設定の見直し
眼球圧迫	マスクフィッティング調整，インターフェイス変更検討
眼球乾燥	眼側へのリークをなくす
分泌物貯留	分泌物除去
腹部膨満	胃管留置による脱気
不安，閉塞感	視界の確保，遊びなどの気分転換活動，鎮静薬使用
体位の苦痛	ポジショニング調整

● NPPVで酸素化や換気が改善しない場合，気道の開通性が不十分なことが考えられます．年齢に応じた肩枕の調整やポジショニング，吸引による分泌物の除去などが必要です．

先輩からのアドバイス

● どんなに適切な呼吸器設定を行っても，突然啼泣が始まり呼吸器との同調性がまったく得られなくなることがあります．乳幼児では，日常的に経験します．乳幼児にとって，啼泣は何かのメッセージを伝えようとしているのです．そのようなとき，安易に鎮静を深めてしまうと重大なことを見逃すおそれがあります．何を伝えようとしているのか，五感を働かせて患者を観察しましょう．

● 計画外抜管は未然に防ぎたい事象であり，患者の安全を保つのも看護師の重要な役割です．しかしながら，そのために過剰な鎮静，過剰な抑制，不自然な体位固定などを行うことは，患者に苦痛となり不要な合併症も引き起こします．患者に苦痛を与えることなく患者の安全を保つために創意工夫していくのが看護師の本来の姿でしょう．

● NPPVは脱装着も簡便で，IPPVに比べると落ち着いてみえることもあります．しかし，マスクフィットや気道の確保，分泌物の除去，合併症の予防，呼吸状態の評価など看護力が問われます．問題点と対策を十分に理解して看護にあたりましょう．

文　献

1) 植田育也 編：小児の呼吸管理—その常識は正しいか？—．救急・集中治療 28（9・10），2016
2) 三浦規雅：人工呼吸療法．重症患者ケア 6(3)：504-516，2017
3) 三浦規雅：小児の人工呼吸管理．"新・人工呼吸ケアのすべてがわかる本" 道又元裕 編．照林社，pp317-367，2014
4) 志馬信朗 編著：小児ICUマニュアル，第6版．永井書店，2012
5) 植田育也 編：徹底ガイド小児の呼吸管理Q＆A．救急・集中治療 22(3・4)，2010
6) 日本蘇生協議会 監：JRC蘇生ガイドライン2015．医学書院，2016
7) Phipps LM, et al：Prospective assessment of guidelines for determining appropriate depth of endotracheal tube placement in children. Pediatr Cit Care Med 6：519-522, 2006
8) Lau N, et al：New formulae for predicting tracheal tube length. Pediatr Anaesth 16(12)：1238-1243, 2006
9) Kim JT, et al：Head rotation, flexion, and extension alter endotracheal tube position in adults and children. Can J Anaesth 56(10)：751-756, 2009

10) Weiss M, et al：Tracheal tube-tip displacement in children during head-neck movement-a radiological assessment. Br J Anaesth 96(4)：486-491, 2006
11) Dullenkopf A, et al：Fit and seal characteristics of a new pediatric tracheal tube with high volume-low pressure polyurethane cuff. Acta Anaesthesiol Scand 49(2)：232-237, 2005
12) Bhardwaj N：Pediatric cuffed endotracheal tubes. J Anaesthesiol Clin Pharmacol 29(1)：13-18, 2013
13) Kako H, et al：The relationship between head and neck position and endotracheal tube intracuff pressure in the pediatric population. Pediatr Anaesth 24(3)：316-321, 2014
14) 日本集中治療医学会 ICU 機能評価委員会：人工呼吸関連肺炎予防バンドル 2010 改訂版，2010
15) Cambridge MA：How-to Guide：Prevent ventilator-associated pneumonia. Institute for Healthcare Improvement, 2012
16) Curley MA, et al：State Behavioral Scale：A sedation assessment instrument for infants and young children supported on mechanical ventilation. Pediatr Crit Care Med 7(2)：108-114, 2006
17) Mary FH：Nursing Care of the Critically Ill Child, 3rd Edition. Elsevier, 2013
18) Wratney AT, et al：The endotracheal tube air leak test does not predict extubation outcome in critically ill pediatric patients. Pediatr Crit Care Med 9(5)：490-496, 2008
19) 日本呼吸器学会 NPPV ガイドライン作成委員会：NPPV（非侵襲的陽圧換気療法）ガイドライン，改訂第 2 版．南江堂，2015
20) Essouri S, et al：Noninvasive positive pressure ventilation：five years of experience in a pediatric intensive care unit. Pediatr Crit Care Med 7(4)：329-334, 2006

（三浦規雅）

第3章 重症小児患者の基本的な管理とケア

3. 特殊なモニタリング
①頭蓋内圧（ICP）モニタリングとケアへの活用

> **ここをおさえよう！**
> - ☑ 頭蓋内圧（ICP）とは頭蓋内部の圧力であり，脳灌流圧との関係は『脳灌流圧（CPP）＝平均動脈圧（MAP）－頭蓋内圧（ICP）』で表される．
> - ☑ 脳灌流圧（CPP）の低値は，脳組織の虚血を示唆し不可逆的な脳組織障害をきたすおそれがある．
> - ☑ 頭蓋内圧（ICP）を亢進させる因子は，頭蓋内占拠性病変のほか，$PaCO_2$上昇，PaO_2低下，交感神経の緊張，頸静脈の圧迫などがあり，これらを抑えていくことが重要である．

1　ICPモニタリングの意義と適応

- 頭蓋内は，おおよそ脳組織，血液，脳脊髄液で構成されており，その容積および圧は一定です．しかし，何らかの病変（出血，浮腫，腫瘍など）が存在すると頭蓋内圧（intracranial pressure：ICP）は上昇します（図1）．小児のICPは成人に比べて低い値です（表1）．
- その結果，脳実質が圧排され脳灌流圧（cerebral perfusion pressure：CPP）が低下し，脳に不可逆的な障害をもたらします．ICPおよびCPPのモニタリングは，病勢を把握し適切な介入に役立ちます（表2）．

図1　頭蓋内圧の上昇

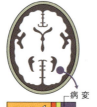

表1　頭蓋内圧の基準値

新生児	6mmHg未満
小児	3～7mmHg
成人	10mmHg未満

（David GN：Rogers' Textbook of Pediatric Intensive Care 4th Edition, LWW, 2008 より引用）

表2　ICPモニタリングの適応

頭部外傷	GCS≦8 低血圧 異常CT所見（正中偏位，脳槽の消失など）
脳炎・脳症	GCS≦8 脳波で全般性異常所見 意識障害遷延，もしくはけいれん群発

2　ICPモニタリングの実際

- 頭蓋内圧（ICP）は，マイクロセンサー先端を脳室内に留置することによってモニタリングします．マイクロセンサーは愛護的に取り扱い，過度な張力や計画外の抜去がされないように注意が必要です（図2）．
- また，刺入部からの出血や髄液漏，留置部位の血腫や感染に留意する必要があります．

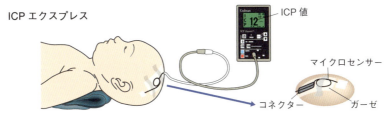

図2 ICPモニタリングのしくみ

3 ICPモニタリングの評価

- 脳循環には，一定の脳灌流を維持しようとする働き（自動調節能）があり，『脳灌流圧（CPP）＝平均動脈圧（MAP）－頭蓋内圧（ICP）』で表されます（図3）．
- 頭蓋内圧および脳灌流圧の治療閾値を示します．小児の頭蓋内圧亢進に対する治療閾値は15～20mmHgとされています（表3）．脳灌流圧40mmHg以下では，年齢に関係なく脳に不可逆的障害をきたすおそれがあるとされています（表4）．

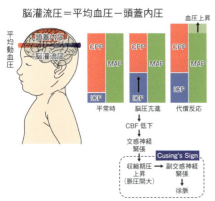

図3 ICPモニタリングの評価

表3 頭蓋内圧の治療閾値の一例	
1歳未満	＜15mmHg
1～8歳未満	＜18mmHg
8歳以上	＜20mmHg

(Sankhyan N, et al：Management of raised intracranial pressure. Indian J Pediatr, 77(12)：1409-1416, 2010 より引用)

表4 脳灌流圧の治療閾値		
乳幼児	≦	40mmHg
小児	≦	50mmHg
成人	≦	50～60mmHg

(Kochanek PM, et al：Guidelines the acute medical management for Severe TBI in Infants, Children, & Adolescents, 2nd Ed. Pediatr Crit Care Med 13(2)：252 2012. Nancy C, et al：Guidelines for the Management of Severe TBI, 4th Edition, 2016 より引用)

4 ICPモニタリングのケアへの活用

- ICPモニタリングを行う患者の目標は，頭蓋内圧を上げないことです．頭蓋内圧を亢進させる因子は複数存在しています．持続する脳圧亢進は脳に不可逆的障害を残す可能性があり，予防的介入が重要です．
- ICPの上昇を認めたならば，頭蓋内圧亢進の主因の増悪を考慮することはもちろんですが，頭蓋内圧亢進に影響を与えている要因の検索を行います（表5，図4）．

表5 頭蓋内圧亢進の原因と影響を与える因子		
頭蓋内出血	PCO_2 上昇	けいれん
脳浮腫	PO_2 低下	交感神経緊張
脳炎・脳症	低ナトリウム血症	頸静脈圧迫
水頭症	交感神経緊張	陽圧呼吸
脳腫瘍	高体温	怒責

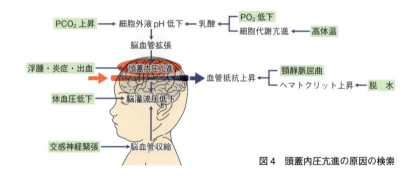

図4 頭蓋内圧亢進の原因の検索

1．脳灌流を維持・改善する

- 頭部30度挙上位，頭部正中位に保持することで静脈還流を良好に保ち，脳灌流の維持・改善を図ります（図5）．
- ICPの安定を得られるまで，長時間の同一体位となるため，良肢位の保持，除圧に努めます．
- ICP低下を図るため，高浸透圧剤を投与する場合があります（表6）．浸透圧が高く静脈炎を起こすおそれがあるため，原則として中心静脈投与とし，やむを得ない場合には注意深く観察します．

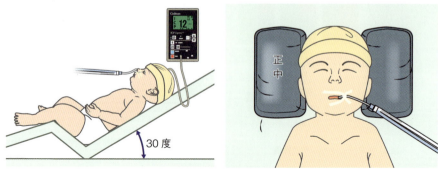

図5 脳灌流の維持・改善

表6 高浸透圧剤（D-マンニトール）		
静 注	20％マンニトール*	1.0～3.0kg（5～15mL/kg），100mL/3～10min かけて投与，1日最大総量200kg（1,000mL） 血漿浸透圧 320mOsm/kgH$_2$O 以下に保持する

*小児に関する特記事項なし

2．換気を適正に保つ

- PCO$_2$上昇は脳血管を拡張し，ICPの上昇をもたらします．PCO$_2$低下は脳血管を収縮し，一過性にはICPの低下をもたらしますが，脳血流量（cerebral blood flow：CBF）の低下を助長するおそれがあります．やむを得ず緊急避難的に短時間過換気にする場合もありますが，盲目的に過換気にすることは避ける必要があります．

- また，胸腔内圧上昇も ICP の上昇をもたらします．分泌物の貯留や無気肺形成の予防に努めます．要因のはっきりしない ICP の上昇は auto PEEP の発生も考慮すべきです．

3. 交感神経の緊張を避ける

- 覚醒や苦痛などによる交感神経の緊張は，ICP の上昇をもたらします．易刺激性に ICP の上昇を認めるときには，刺激は最小限にとどめ，面会者などにも見守ってもらうように説明をします．
- また，深い刺激の除去に努め，刺激に対する反応性を評価し，必要に応じて鎮痛・鎮静薬投与量の適正化を検討します．

4. 高体温を避ける

- 高体温は，脳代謝を活性化し脳血管を拡張させ，ICP の上昇をもたらします．体温の上昇と ICP の上昇との連動性を認めるときには，積極的に解熱剤を用います（表7）．

表7 解熱剤（アセトアミノフェン）の使用例

静 注	アセリオ®	2歳未満：7.5mg/kg，15分かけて投与，4〜6時間ごと，1日最大総量 30mg/kg
		2歳以上：10〜15mg/kg，15分かけて投与，4〜6時間ごと，1日最大総量 60mg/kg
坐 薬	アンヒバ®	10〜15mg/kg，4〜6時間ごと，1日最大総量 60mg/kg
内 服	カロナール®	10〜15mg/kg，4〜6時間ごと，1日最大総量 60mg/kg

先輩からのアドバイス

- 頭蓋内圧亢進傾向時，Cusing's Sign に典型的な徐脈をきたす前に頻脈傾向を示すことが多いです．脈拍数の上昇により心拍出量を増加させる機序によるものと考えられます．頻脈傾向を認めたときは，頭蓋内圧を亢進させている要因がないか検索してみましょう．
- 小児は相対的に頭部が大きく，頸部が短いため，わずかな頭部の傾きや捻れ，肩の位置などでも容易に頸静脈が屈曲し，ICP の上昇をもたらします．タオルや砂嚢などを使用して，ICP が低値を示すポジションの保持に努めましょう．

文 献

1) 日本脳神経外科学会，日本脳神経外傷学会 監：重症頭部外傷治療・管理のガイドライン，第3版．医学書院，2013
2) David GN：Roger's Textbook of Pediatric Intensive Care, 4th Edition, LWW, 2008
3) Sankhyan N, et al：Management of raised intracranial pressure. Indian J Pediatr 77(12)：1409-1416, 2010
4) Kochanek PM, et al：Guidelines for the acute medical management of severe TBI in infants, children, and adolescents, 2nd Edition, Pediatr Crit Care Med 13(2)：252, 2012
5) Nancy C, et al：Guideline for the management of severe TBI, 4th Edition, 2016
6) 荒木　尚：頭蓋内圧亢進症状のメカニズムとその原因．看護技術 55(9)：910-914，2009
7) 20%マンニットールインタビューフォーム
8) アセリオ®静注液インタビューフォーム
9) アンヒバ®インタビューフォーム
10) カロナール®インタビューホーム

（三浦規雅）

第3章　重症小児患者の基本的な管理とケア

3. 特殊なモニタリング
②持続脳波モニタリングとケアへの活用

> **ここをおさえよう！**
> - ☑ 小児は成人と比べけいれん発作の発症率が高いうえに，その多くが非痙攣性けいれん発作（NCS）であるため，EEGによるモニタリングが望ましいとされている．
> - ☑ 小児期に遭遇しやすいてんかん症候群の代表的な脳波所見は把握しておくとよい．
> - ☑ 脳波異常を観察した際，データファイルやカルテへ記録をすることを忘れない．
> - ☑ 持続脳波の電極を装着している部位は褥瘡形成しやすいため，予防策を講じよう．

1　持続脳波モニタリングの適応

- 救急車を利用する小児患者の約40〜80％はけいれんを主訴としており，逆にけいれんを主訴とする患者の約80％は救急車を利用するとされています[1-3]．つまり，小児の集中治療において，けいれんや脳機能障害は，頻繁に遭遇する臨床的問題です．
- 近年，ICUにおける重症患者のけいれん発作の検出，けいれん重積の治療，脳機能予後の評価などに対して持続脳波（continuous electroencephalogram：cEEG）が活用されるようになっています[4]．例えば，頭部外傷後早期けいれん（early posttraumatic seizure：EPTS）は脳圧亢進や重篤な予後と関連すると考えられ，頭部外傷の管理にcEEGを用いることの重要性が注目されています[5,6]．特に小児は成人と比べけいれん発作の発症率が高いうえ，その多くが非痙攣性けいれん発作（nonconvulsive seizure：NCS）であるため，cEEGによるモニタリングが望ましいとされています[5,7]．
- Amplitude-integrated electroencephalogram（aEEG）は独特のアルゴリズムで圧縮表示された持続脳波計です．主に新生児の脳機能モニタとして，欧米では1990年代より使用されており，cEEGに比べ装着や判読が比較的簡便なことから，急速に普及してきましたが，小児ICUや成人ICUでの使用報告は少数です[8]．
- ここでは，脳波モニタリングを用いる適応症例を示します（表1）．

2　持続脳波モニタリングの実際

- 脳波検査は探査電極8素子（Fp_1, Fp_2, C_3, C_4, O_1, O_2, F_7, F_8）に加えて左右の耳朶（A_1, A_2），心電図（両上肢）を装着し，基準電極（単極）導出法（8導出）と双極導出法（4導出）を合わせて記録しています（図1）．
- 緊急ポータブル式脳波検査に装着する電極数は上記に，vertex電極を加えた計13個ですが，緊急心電図検査でも10個の電極装着（上下肢と胸部6誘導）を要することを考慮すれば簡便に実施可能な検査といえます．実際，緊急ポータブル式脳波検査は慣れた者が施行する場合，3〜5分以内に電極装着が可能であることから，ポータブル式脳波検査は小児神経救急の臨床においては不可欠な緊急検査の一つであるといえます（図2）．

表1　脳波・臨床症候群（発症年齢別）[*1]
【新生児期】
良性家族性新生児てんかん（BFNE）
早期ミオクロニー脳症（EME）
大田原症候群
【乳児期】
遊走性焦点発作を伴う乳児てんかん
West症候群
乳児ミオクロニーてんかん（MEI）
良性乳児てんかん
良性家族性乳児てんかん
Dravet症候群
非進行性疾患のミオクロニー脳症
【小児期】
熱性けいれんプラス（FS+）
（乳児期から起こすことがある）
早発良性小児後頭葉てんかん症候群
ミオクロニー脱力発作を伴うてんかん
中心側頭部棘波を示す良性てんかん（BECTS）
常染色体優性夜間前頭葉てんかん（ADNFLE）
遅発性小児後頭葉てんかん（Gastaut型）
ミオクロニー欠神てんかん
Lennox-Gastant症候群
睡眠時持続性棘徐波（CSWS）を示すてんかん性脳症[*2]
Kandau-Kleffner症候群（LKS）
小児欠神てんかん
【青年期・成人期】
若年欠神てんかん（JAE）
若年ミオクロニーてんかん（JME）
全般性強直間代発作のみを示すてんかん
進行性ミオクローヌスてんかん（PME）
聴覚症状を伴う常染色体優性側頭葉てんかん（ADEAF）
その他の家族性側頭葉てんかん
【年齢との関連性が低いもの】
多様な焦点を示す家族性焦点性てんかん
（小児期から成人期）
反射てんかん

[*1] この脳波・臨床症候群の配置は，病因を反映したものではない．
[*2] 徐波睡眠時てんかん放電重積状態（ESES）と呼ぶことがある．
(Berg AT, et al：Revised terminology and concepts for organization of seizures and epilepsies：report of the ILAE Commission on Classification and Terminology, 2005-2009. Epliepsia 51(4)：676-685, 2010より一部改変)

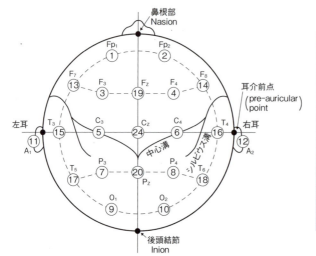

図1 脳波装着部位（電極の配置：10-20法）

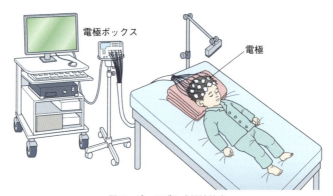

図2 ポータブル式脳波検査

3 持続脳波モニタリングの評価

- 子どもの覚醒期脳波においては，後頭部の基礎律動が年齢に依存して発達していきます．生後3か月頃より4〜5Hzのθ波が出現するようになり，生後6か月頃には4〜7Hzのθ波，生後10〜12か月頃には5〜8Hzのθ〜α波，4歳頃には7〜9Hzのθ〜α波，6歳頃には8〜9Hzのα波，9歳頃には8〜12Hzのα波，14歳頃には10〜12Hzのα波となります（図3）．
- また成長とともに，徐波の混在は減少し，振幅も徐々に減弱していきます．基礎律動の徐波化や全般性徐波の年齢不相応の増加は全般性脳機能障害が示唆され，1歳で5Hz未満，4歳で6Hz未満，5歳で7Hz未満，8歳以上で8Hz未満を異常としています．

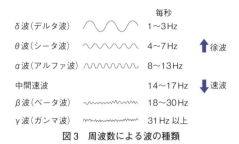

図3 周波数による波の種類

●小児てんかんにおいて，成人てんかんと比較して「てんかん症候群」の診断が大きな割合を占め，初診時に約3割の患児で特定のてんかん症候群の診断が可能であったとの報告もあります[9]．てんかん症候群は，図4に示すような脳波所見を認めます．

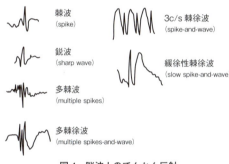

図4 脳波上のてんかん反射

●そして脳波所見が診断に直結するため，各症候群の脳波所見の特徴を理解しておくことが重要になります．以下，遭遇しやすいてんかん症候群と脳波所見について，概説します．

1. 小児欠神てんかん

●主に学童期に発症する特発性全般てんかんの一型であり，女児に多く，1回4～20秒程度，1日数十回と短時間かつ頻繁の意識減損する定型欠神発作を特徴とします（図5）．

2. West症候群

●主に乳幼児期に発症する難治性てんかんの一型であり，スパズム発作，精神運動発達退行，ヒプスアリスミアの三大徴候を有します．スパズム発作は，頭部を前屈させ両上肢を挙上させる発作であり，5～30秒程度の間隔で20～40回ほど群発する「シリーズ」を形成し，1日1～10シリーズほど出現することがあります．覚醒時に出現し，特に授乳中，入眠直前や出眠直後に出現しやすいといわれています．精神運動発達退行は，笑わなく，座らなくなる，寝返りをしなくなるなど，"できていたことができなくなる"特徴的な症状です．ヒプスアリスミアはギリシャ語のhypselos（高い）とarrhythmia（リズムのない）に由来する造語であり，発作間欠期脳波における特異的な所見のことです（図6）．

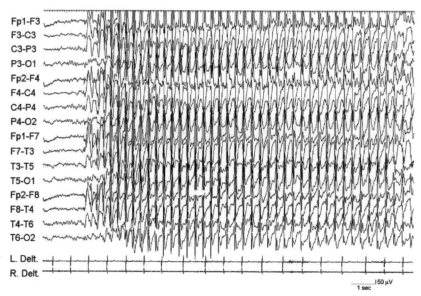

図5 小児欠神てんかんの発作時脳波所見

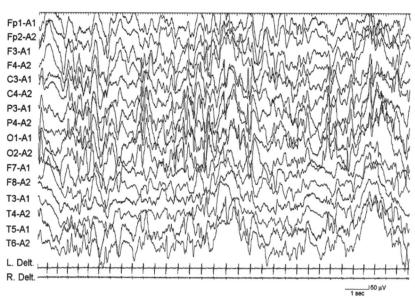

図6 West症候群(点頭てんかん)の発作時脳波所見

3. 若年ミオクロニーてんかん

● 主に思春期に発症する特発性全般てんかんの一型であり，女子に多く，起床直後を中心とした主に両上肢が屈曲する一瞬のミオクロニー発作，全般性強直間代発作，時に定型欠神発作の合併を特徴とします（図7）．正常なときの脳波は図8のようになります．

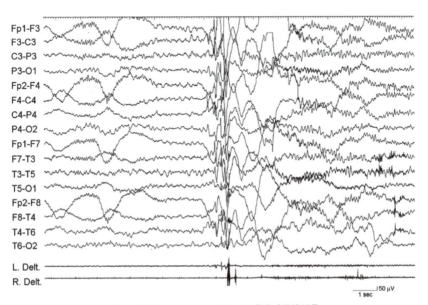

図7　若年ミオクロニーてんかんの発作時脳波所見

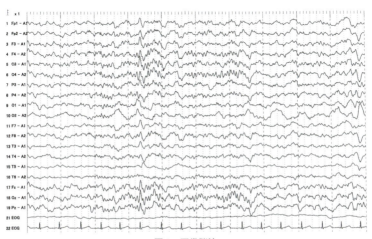

図8　正常脳波

4 持続脳波モニタリングのケアへの活用

1. 発作を発見したとき

- 図9のような脳波異常を観察した際, けいれんの様子や随伴症状をデータファイルやカルテへ記録します (表2).

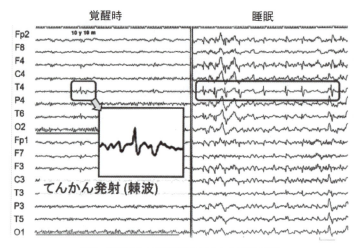

図9 覚醒時および睡眠時のてんかん反射の脳波

表2 脳波異常の観察時に記録する内容

記録すること	記録の際のポイントと留意点
けいれんの様子	・体が硬くなっているか ・脱力しているか ・ピクピク・ガクガクしているか ・左右差の有無 ・上下肢の動き ・持続時間 など
眼球偏位の有無	・位置 ・動き
チアノーゼの有無	・表情 ・顔色 ・口唇色
フィジカルアセスメント	・呼吸数 ・心拍数 など
呼びかけに対する反応	・大声で呼びかけない ・揺すらない

- 発作時, 嘔吐することがあるため, 前後で飲食の有無を確認し, 可能であれば, 側臥位を保持します.
- 危険物を患児から取り除くように環境整備を行います.
- 必要な処置, 対応ができるように準備します (酸素投与, 抗けいれん薬など).

2. 児へのケア

●図2および図10のように児は必要時，人工呼吸管理のもと，持続脳波の電極を装着しています．児へのケアとして，以下のようなことが考えられます．
① 皮膚など機器と接する箇所に愛護的な介入を行います．
② 正中固定など体位に制限がかかることが多くあります．褥瘡発生予防のための体圧分散マットレスの使用などの工夫をする必要があります．
③ 体位制限があるため，2時間ごとの除圧などを行います．特に後頭部には電極を装着しているため，圧迫による皮膚損傷が起こりやすくなっています．

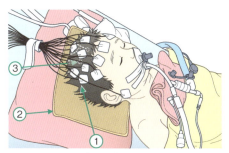

図10　実際の管理と介入箇所

文　献

1) Sakai R, et al：Factors associated with ambulance requests for febrile seizures. Pediatr Neurol 39(2)：97-101, 2008
2) 村上貴孝，他：けいれん性疾患の実態と保護者への指導．日小児会誌 112(3)：471-475, 2008
3) 菊池健二郎，他：小児専門病院におけるけいれん性疾患の救急医療の現状．埼玉県医学会雑誌 49：300-304，2004
4) Sutter R, et al：Continuous electroencephalographic monitoring in critically ill patients：indications, limitations, and strategies. Crit Care Med 41(4)：1124-1132, 2013
5) Arndt DH, et al：Subclinical early posttraumatic seizures detected by continuous EEG monitoring in a consecutive pediatric cohort. Epilepsia 54(10)：1780-1788, 2013
6) Vespa PM, et al：Nonconvulsive electrographic seizures after traumatic brain injury result in a delayed, prolonged increase inintracranial pressure and metabolic crisis. Crit Care Med 35(12)：2830-2836, 2007
7) Abend NS, et al：Electrographic seizures in pediatric ICU patients：cohort study of riskfactors and mortality. Neurology 81(4)：383-391, 2013
8) Stewart CP, et al：Seizure identification in the ICU using quantitative EEG displays. Neurology 75(17)：1501-1508, 2010
9) Berg AT, et al：Revised terminology and concepts for organization of seizures and epilepsies；report of the ILAE Commission on Classification and Terminology, 2005-2009. Epliepsia 51(4)：676-685, 2010

（原口昌宏）

第3章 重症小児患者の基本的な管理とケア

3. 特殊なモニタリング
③腹腔内圧（IAP）モニタリングとケアへの活用

> **ここをおさえよう！**
> - ☑ 腹腔内圧（IAP）とは腹腔内部の圧力であり，IAP の上昇は『腹部灌流圧（APP）＝平均動脈圧（MAP）－腹腔内圧（IAP）』で表される．
> - ☑ 腹腔内圧（IAP）値は，近似値をとる膀胱内圧（BP）が代替として測定され，その評価に用いられる．
> - ☑ 腹腔内圧を上昇させる因子は，腹壁コンプライアンスの低下，消化管内容物の増加，腹腔内容物の増加，血管透過性の亢進，大量輸液などがあり，原因に応じた介入により減圧を図る必要がある．

1 IAP モニタリングの意義と適応

- 腹腔内は，腹壁と横隔膜の軟部組織と，脊椎，肋骨，骨盤といった硬い組織で構成されています．その腹腔内圧（intra-abdominal pressure：IAP）は，腹壁と横隔膜の拡張のしやすさ（腹部コンプライアンス）と腹腔内容積により規定されます（**表1**）．
- 腹部コンプライアンスの低下，腹腔あるいは後腹膜内容積の増加によって，IAP が正常域を超えて亢進した状態を，腹腔内圧亢進（intra-abdominal hypertension：IAH）といいます．その状態が持続した結果，腹部コンパートメント症候群（abdominal compartment syndrome：ACS）を引き起こします．IAH/ACS のリスク因子が2つ以上存在する場合，IAP を測定することが推奨されています（**表2**）．
- その成因によって ACS は3つに分類されています（**表3**）．primary ACS は腹部外傷や重症膵炎など腹腔あるいは後腹膜腔に病変を有しているもので，IAP の上昇は急性です．一方で，secondary ACS は敗血症や熱傷など血管透過性が亢進し大量輸液を要し腹部組織浮腫や大量腹水を生じた結果であり，IAP の上昇は亜急性です．これらに対する治療後に発生した ACS が recurrent ACS です．

表1 腹腔内圧とその評価

	基準値	IAH		ACS
小児	4～10mmHg	＞10mmHg	grade なし	IAP＞10mmHg の持続的上昇に起因する新たな（あるいは悪化による）臓器障害/不全
成人	5～7mmHg（高度の肥満や妊婦 10～15mmHg）	≧12mmHg	grade Ⅰ：12～15mmHg grade Ⅱ：16～20mmHg grade Ⅲ：21～25mmHg grade Ⅳ：＞25mmHg	IAP＞20mmHg の持続に起因する新たな臓器障害/不全

(Kirkpatrick AW, et al：Intra-abdominal hypertension and the abdominal compartment syndrome：updated consensus definitions and clinical practice guidelines from the World Society of the Abdominal Compartment Syndrome. Intensive Care Med 39(7)：1190-1206, 2013 を参照して作成)

表2 IAH/ACS リスク因子

1. 腹壁コンプライアンスの低下 ・急性呼吸不全,特に胸腔内圧の上昇を伴う場合 ・筋膜縫合,腹壁に緊張のかかる閉創を行った腹部手術 ・重症外傷/熱傷 ・腹臥位,あるいは30度以上のベッド挙上 ・BMI高値,中枢性肥満 2. 消化管内容物の増加 ・胃蠕動の低下 ・イレウス ・大腸麻痺による通過障害 3. 腹腔内容物の増加 ・腹腔内出血/気腹 ・腹水/肝機能障害	4. 血管透過性亢進/蘇生輸液 ・アシドーシス(pH<7.2) ・低血圧 ・低体温(深部体温<33℃) ・大量輸血(1日に10単位以上) ・凝固障害(血小板数<5,500/mm^3, PT>15秒,PTT>通常の2倍,INR>1.5のいずれかを満たすもの) ・大量輸液(24時間に5L以上) ・膵炎 ・乏尿 ・敗血症 ・重症外傷/熱傷 ・damage control laparotomy

(織田 順:腹腔内圧測定法と Abdominal Compartment Syndrome の診断基準. ICU と CCU 34(7):505-512, 2010 より引用)

表3 ACS の分類

primary ACS	腹部あるいは骨盤領域の外傷や疾患に由来する ACS で,早期の外科的処置や画像下治療を必要とする
secondary ACS	腹部あるいは骨盤領域の外傷や疾患に由来しない ACS
recurrent ACS	primary あるいは secondary ACS に対する外科的あるいは内科的治療の後に再発生した ACS

(Kirkpatrick AW, et al:Intra-abdominal hypertension and the abdominal compartment syndrome:updated consensus definitions and clinical practice guidelines from the World Society of the Abdominal Compartment Syndrome. Intensive Care Med 39(7):1190-1206, 2013 を参照して作成)

2 IAP モニタリングの実際

- IAP は,腹腔内に穿刺し直接計測することが可能ですが,膀胱が充満した状態では,膀胱内圧(bladder pressure:BP)が IAP の近似値となるため,BP 測定(表4)により代替することが推奨されています.
- 圧トランスデューサーを使用した測定方法と,圧トランスデューサーを使用しない簡易的な測定方法があります(図1).この場合は,1cmH₂O = 1.36mmHg として測定値を求めます.

表4 小児の膀胱内圧(BP)測定方法

①患者を水平仰臥位にする. ②膀胱内の尿が排出されていることを確認する. ③生理食塩水 1mL/kg(最小 3mL,最大 25mL)を膀胱内に注入する. ④0点を中腋窩線上の腸骨棱に合わせる. ⑤呼気終末の値を読む.

(Kirkpatrick AW, et al:Intra-abdominal hypertension and the abdominal compartment syndrome:updated consensus definitions and clinical practice guidelines from the World Society of the Abdominal Compartment Syndrome. Intensive Care Med 39(7):1190-1206, 2013 を参照して作成)

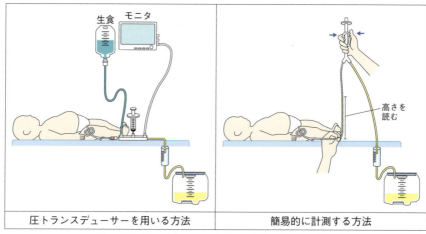

図1　圧トランスデューサーを用いる方法と用いない方法
(Kirkpatrick AW, et al：Intra-abdominal hypertension and the abdominal compartment syndrome：updated consensus definitions and clinical practice guidelines from the World Society of the Abdominal Compartment Syndrome. Intensive Care Med 39(7)：1190-1206, 2013 を参照して作成)

3　IAP モニタリングの評価

- IAP の上昇は，腹部灌流圧（abdominal perfusion pressure：APP）を低下させると考えられ，『腹部灌流圧（APP）＝平均動脈圧（MAP）－腹腔内圧（IAP）』で表されます．
- APP の低下は，肝障害，腎障害，腸管障害などの腹部臓器障害を引き起こします．さらに静脈還流が障害され，心拍出量減少や脳圧亢進を生じます．また，横隔膜が押し上げられることにより換気量が低下し，胸腔内圧は上昇します（**図2**）．
- IAH の遷延は人工呼吸期間の遷延，血液浄化療法の導入，循環作動薬の投与，経腸栄養開始の遅れなどから，患者転機を悪化させる因子となります．そのため，IAH の状態からいかに早く脱するかということが重要です．

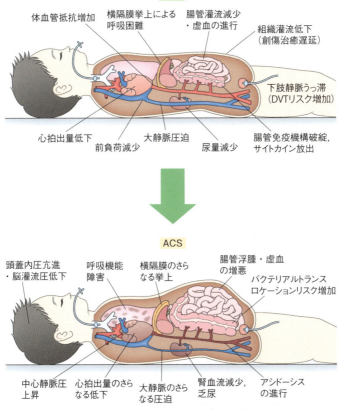

図2 腹腔内圧上昇による全身への影響

4 IAPモニタリングのケアへの活用

- IAPモニタリングを行う患者の目標は，腹腔内圧を減少させ，臓器障害/不全の進行を回避することです（図3）．IAHを認識したら，まず非手術的治療で腹部減圧を試みます（表5）．ACSへ進行した場合，primary ACSでは開腹減圧の適応となり，secondary/recurrent ACSでも非手術的治療による減圧が困難で臓器障害の進行があるならば開腹減圧の適応となります．
- 不適切な鎮痛・鎮静は，患者の苦痛を増すだけではなく，腹壁コンプライアンスの低下によってIAPを上昇させ，換気が悪化します．患者の鎮静度と腹腔内圧の相関を観察し，適正な鎮静度をチームで共有しておく必要があります．
- 消化管運動の低下により，胃や腸管に内容物が貯留することでIAPが上昇します．胃管や腸管による減圧や，ブジー・浣腸や直腸管による排便・排ガス促進を行います．
- 頭部挙上はIAPを上昇させ，下肢の伸展は腹壁コンプライアンスを低下させます．頭部

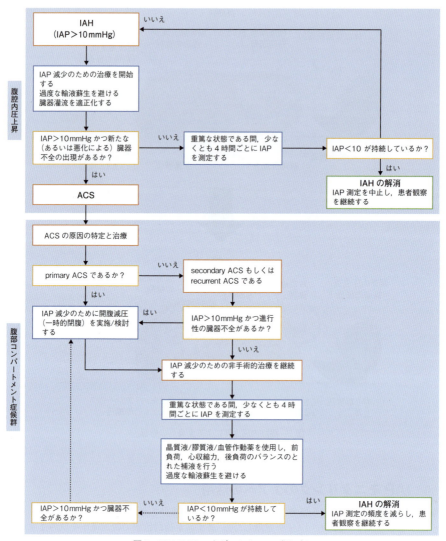

図3 IAH/ACS マネジメントアルゴリズム

(Kirkpatrick AW, et al：Intra-abdominal hypertension and the abdominal compartment syndrome：updated consensus definitions and clinical practice guidelines from the World Society of the Abdominal Compartment Syndrome. Intensive Care Med 39(7)：1190-1206, 2013 を参照し，小児の定義にあてはめて作成)

は VAP 予防も考慮して軽度の挙上（水平位を避ける）にとどめ，下肢は軽く膝を立てた状態とし腹壁の緊張緩和に努めます．側臥位では，腹部に圧迫が加わらないよう完全側臥位にします．ただし，開腹減圧を行っている場合，この限りではありません．

表5　IAP減少のための非手術的治療

1. 腹壁コンプライアンスの改善	・鎮静と鎮痛 ・筋弛緩薬の投与 ・頭部挙上30度以下とする
2. 消化管内容物の排出	・経鼻胃管による胃内減圧 ・直腸管による腸管減圧 ・胃腸運動促進薬の投与
3. 腹腔内容物の排出	・穿刺 ・経皮的ドレナージ
4. 体液バランスの適正化	・過剰な輸液蘇生を避ける ・利尿薬の投与 ・膠質液/高張液の投与 ・血液浄化療法
5. 臓器機能のサポート	・壁内外圧差（transmural pressure；tm）を用いて換気，肺胞再拡張を最適化する 　$Pplat_{tm} = Plat - 0.5 \times IAP$ ・エコーなど容積測定に基づく前負荷評価を行う 　肺動脈楔入圧や中心静脈圧を用いる場合は，壁内外圧差（tm）を用いる 　$PAOP_{tm} = PAOP - 0.5 \times IAP$ 　$CVP_{tm} = CVP - 0.5 \times IAP$

(Kirkpatrick AW, et al：Intra-abdominal hypertension and the abdominal compartment syndrome：updated consensus definitions and clinical practice guidelines from the World Society of the Abdominal Compartment Syndrome. Intensive Care Med 39(7)：1190-1206, 2013 を参照して作成)

先輩からのアドバイス

- IAH/ACSの状態では，体位の変化による血圧や換気量の変化が大きくなります．しかし，褥瘡や荷重側肺障害もまた起こりやすくなるため，リスクと病勢をアセスメントしながら予防的ケアに努めましょう．
- 進行するIAH/ACSでは，体幹の皮膚が過度に伸展し，特に下肢の浮腫も著明となります．ドレーンや点滴ラインの固定用テープなどによるMDRPU発生に注意して愛護的ケアに努めましょう．
- 開腹減圧を行う場合では，腸管色調や滲出液の変化に注意して観察しましょう．また，体温の低下も予測されるので，保温に努めましょう．

文　献

1) Kirkpatrick AW, et al：Intra-abdominal hypertension and the abdominal compartment syndrome：updated consensus definitions and clinical practice guidelines from the World Society of the Abdominal Compartment Syndrome．Intensive Care Med 39(7)：1190-1206, 2013
2) 織田　順：腹腔内圧測定法とAbdominal Compartment Syndromeの診断基準．ICUとCCU 34(7)：505-512，2010
3) 織田成人：Abdominal Compartment Syndromeに対する内科的，外科的治療．ICUとCCU 34(7)：513-518，2010
4) Kyoung KH, et al：The duration of intra-abdominal hypertension strongly predicts outcomes for the critically ill surgical patients：a prospective observational study. World J Emerg Surg 10(22), 2015

（三浦規雅）

第3章 重症小児患者の基本的な管理とケア

4. 重症小児患者とその家族へのケア
①子どもの成長発達と支援

ここをおさえよう！

- ☑ 子どもを支援していくには，まず，一般的な成長発達を理解したうえで，個別の成長発達の過程やおかれている状況を合わせて，総合的にアセスメントする必要がある．
- ☑ 重症小児ケアを担う看護師は，子どもが集中治療を受けるという体験について理解し，全身状態の評価，苦痛緩和を行いながら，子どもの可能性を引き出す支援を行う必要がある．
- ☑ プレパレーションは，子どもの知りたいことに焦点をあてること，プロセスとして集中治療室入室前から退室後も行うことが重要である．

1 子どもの成長発達と支援

1. 子どもの成長発達と支援の考え方

● 成長発達の原則を理解しておくと子どもとその家族への支援を行ううえでの方向性が見えてきます（表1）.

表1　成長発達の過程

時期区分	新生児期	乳児期			幼児期		学童期		思春期	青年〜壮年
		前期	中期	後期	前期	後期	前期	後期		
年齢	出生〜1M	1〜5・6M	5・6M〜1Y	1Y〜1Y6M	1Y6M〜3Y	3〜6Y	6〜9Y	9〜12Y	12〜15Y	15〜18Y	19Y〜
身体・運動	反射	首がすわる	座位，立位，寝返り，つかまり立ち，伝い歩き	自立歩行	走る，跳びはねる	運動遊具で遊ぶ	スポーツへの関心			
生活習慣				スプーンを使う，便意を予告	夜間のおむつが不要になる	食事・トイレの自立	衣服の着脱の自立				
認知 Piajet 言語 ボディイメージ	反射	偶然	興味	思考の始まり	認知の内面化，直観的思考 アニミズム		論理的思考の始まり（現実的な事柄に限る）	仮説演繹的な推理（仮説の設定，実験，結果の受容，仮説の修正・破棄）		
		喃語		単語	2語文　言語の発達					
						ボディイメージの発達	ボディイメージの獲得			
								操作的段階		
		感覚運動的段階			前操作的段階		具体的操作的思考	形式的操作的思考		
発達課題 Erikson		基本的信頼感と不信			自律性と恥，疑惑	積極性と罪悪感	勤勉性と劣等感	アイデンティティ確立と役割拡散	親密性と孤立	

（舟島なおみ：看護のための人間発達学．医学書院，pp28-36，2005などを参照して作成）

- 成長発達は，多くの部分が一定の順序で進むといわれています．例えば，運動発達において"首がすわり，坐位がとれるようになり，やがて自立歩行に進んでいく"などが挙げられます．
- ただし，いつも前に進むわけではなく，発達するときもあれば停滞するときもあることを知っておくことも重要です．また，昨日までできなかったことが，今日突然できるようになることもあり，転倒・転落など事故につながることもあります．子どもの安全を守るという点においても成長発達の可能性を念頭においておく必要があるでしょう．
- もう一つ重要なことは，発達には「個人差」があることです．子どものこれまでの成長発達の過程をふまえてアセスメントし，かかわることが求められています．
- なかでも，病気や障害をもつ子どもは，身体症状や治療の状況によって成長発達が左右されやすくなります．成長発達が緩やかであったり個人内差も生じやすい傾向にあります．
- 私たち看護師は，これらの「差」を認識したうえで，子どもそれぞれの気持ちや興味に沿って力が引き出せるように支援していくことが求められています．

2. 子どもの心理・社会的発達

- 看護師は，身体的な特徴をふまえて支援するだけでなく，子どもの認知発達が発達途上にあることを念頭におく必要があります．
- スイスの心理学者であるピアジェ（Piajet, Jean, 1896-1980）は認知の発達に焦点をあて，認知の発達を第4段階に分け，成人期ごろまでに完成するとしています[1]（表2）．

表2　ピアジェの認知発達

段階	年齢	認知発達段階	特徴
第1段階	誕生〜2歳	感覚運動期	感覚と運動によって外界と接し，認知する．反射から，偶然出くわす体験をし，次第に目的をもった行動をとるようになる．
第2段階	2〜7歳	前操作的思考期	感覚運動的に認知したことが内面化する．言葉を獲得し，物事を関連づけたりすることも進歩してくるが，判断は直観的で，知覚的に目立った特徴に左右されやすい．自己中心性とアニミズム（活動するものすべてが生きている）が特徴的である．
第3段階	7〜11歳	具体的操作期	論理的に思考や推理できるようになるが，その子どもにとって，現実的でない事柄，状況，物事に関しては十分に思考できない．
第4段階	11歳〜成人	形式的操作期	抽象的，論理的思考ができる．出来事，状況に対し，仮説を立て結論を見出すような形で推理できるようになる．

（舟島なおみ：看護のための人間発達学．医学書院，pp28-36, 2005 などを参照して作成）

- アメリカの精神分析家であるエリクソン（Erikson, Erik Homburger, 1902-1994）は，自我に焦点をあて，自我発達を8段階に分け，各発達段階で多様な危機に遭遇すること，その段階において獲得と克服しなければならない固有の課題について示しています[1]（表3）．

3. 子どもの病気の理解

- 子どもの病気の理解については，さまざまな見解があります．小畑[2]は，子どもの「病因」認知，すなわち「なぜ病気になったのか」という認識が大きく関与していると述べています（表4）．
- また，年齢だけでなく，生活経験によっても病気の理解に差が生まれると考えられます．子ども自身が病気や治療の経験をしたか，家族など身近な人が病気や治療を経験したかも影響します．また，その際にどのような説明を受け，どのように認識したのかが大きく影

表3 エリクソンの発達課題

段階	年齢	自我発達段階	特徴	発達課題（基本的活力）
第1段階	誕生～15か月	口唇愛期	母性的役割をもつ他者から安定した養育を提供されることで，基本的信頼関係を獲得し，不信感を克服できれば希望をもつことができる．	基本的信頼対基本的不信（希望）
第2段階	15か月～3，4歳	肛門愛期	親の役割をもつ人が重要他者になり，躾のプロセスの中で恥・疑惑の経験をしながら，自分の意思を用いることを通して自律性を獲得していく．	自律性対恥・疑惑（意思）
第3段階	3～6歳	男根期	家族が重要他者となり，外部環境の探索をはじめ，自分の意思で積極的に行動することで積極性を獲得していく．	自主性対罪悪感（目的）
第4段階	5，6歳～思春期	学童期	学校の友人や教師が重要他者となり，勉強やスポーツ，手伝いなどを通して，意味あることをしていこうという勤勉感が獲得される．逆に，できないことを自覚すると劣等感が生じる．	勤勉性対劣等感（適格）
第5段階	思春期～19歳	青年期	仲間集団や役割モデルとなる人々が重要他者となる．これまでの発達を統合しながら，社会との役割期待を受け，自分自身を認識していく．	同一性対同一性拡散（忠誠）

（舟島なおみ：看護のための人間発達学．医学書院，pp28-32，2005などを参照して作成）

表4 子どもの病気の理解

	病気の理解	子どもの理解の例
乳児	・病気を理解できない	
幼児前期	・見えないものは考えられない ・病気を罰と捉えやすい	「悪い子だったから病気になった」
幼児後期	・感染に関連した理解が進む	「汚いものに触ると病気になる」 「おなかにバイキンがいる」
学童前期	・「悪影響」による病気の理解になる ・外部にある原因と身体の内部への影響についての理解が進む	「健康に悪いことをすると病気になる」 「ウイルスが自分の体の中に入ってきて病気を引き起こす」
学童後期	・身体的要因を中心とした理解になる ・身体的要因に加え心理的な要因も関係していると理解する	（成人と似た理解ができるようになる）

（小畑文也：子ども・病気・身体2．小児看護22(8)：1009-1015，1999などを参照して作成）

響すると考えられます．
- 子ども自身が，時に偏った理解をしている可能性もあることも念頭においておく必要があるでしょう．

4. 子どもと遊び

- 子ども，特に乳幼児の生活にとって遊びは不可欠です．遊びは，運動機能の発達，情緒の発達，社会性の発達，創造性の発達を促すと同時に，緊張を緩和するなど，子どもの成長発達や精神的な安定にとって意義が大きいものであるとされています．
- 遊びは，その機能から「感覚遊び」「運動遊び」「模倣遊び・想像遊び」「受容遊び」「構成遊び」の5つに分類されます（表5）．特に乳幼児期には子どもの運動機能の発達や認知の発達などの成長発達に合わせ「遊び」も著明に発達します（表6）．

表5　遊びの分類

分類	内容	遊びの例
感覚遊び	視聴覚に働きかける遊び	メリー，ガラガラ
運動遊び	手足や身体を用いた遊び	ボール，スポーツ
模倣遊び・想像遊び	親などを模倣するようなごっこ遊び	ままごと
受容遊び	受け身の遊び	絵本，紙芝居，テレビ
構成遊び	何か作ったり描いたりするような遊び	積木，粘土，ブロック，お絵かき，折り紙

(中野綾美 編：小児看護学①小児の発達と看護（ナーシング・グラフィカ）．メディカ出版，pp126-128, 2014 などを参照して作成)

表6　成長発達と遊びの概要

	概要	支援	おもちゃの例
乳児	・「感覚遊び」と「運動遊び」がみられる． ・触れたり，見たりするおもちゃ，音の鳴るおもちゃなどを用いた親など身近な者との遊びが主である． ・おもちゃに限らず身近にあって興味をもてる物すべてが遊具になる．	・子どもが楽しめることを大切にする． ・子どもの喃語や身振りに応じて，コミュニケーションをとる． ・子どもの「やりたい」意思を読み取り，やれるように支援すること． ・遊びを支援するうえで，危険のない環境をつくる．	メリー，ガラガラ
幼児前期	・感覚遊びは減少し，運動機能の発達とともに手足を使う遊びの種類が増える． ・とりとめもない動きからごっこ遊びなどそれぞれの子どもの興味でさまざまな遊びを始める． ・まだ子ども同士のやりとりは難しい．	・子どもが自分自身の興味や関心から自由に遊べるように見守ることを大切にする． ・安全であること，衛生的な問題がないことなど，おもちゃの選択や環境に気を配る． ・時には，周囲の大人がモデルを示して遊びの発展や子ども同士のやりとりを支援する．	押し車，乗り物，ボール 人形，ぬいぐるみ 太鼓，笛 絵本，テレビ 砂遊び，クレヨン，積木
幼児後期	・友達と一緒に遊べるようになる．自分たちでルールをつくり遊ぶ． ・ごっこ遊びがさかんになり，友達とのやりとりを通し，妥協や協調を学び，社会性や人間性を磨いていく．		マット，ボール，滑り台 人形，ごっこ遊び道具 笛，太鼓，オルガン 絵本，テレビ，映画 粘土，絵の具，ビーズ
学童期	・1日の大半を学校で過ごすようになり，集団行動や仲間遊びを通して，個人と集団の関係を自然と体得して，社会性を身につける． ・スポーツへの関心が高まる時期でもある．	・近年は，TVゲームや塾，習い事により集団行動や仲間遊びが減少していると考えられ，学童期以降の遊び支援も課題になっている．	

(及川郁子 監：健康な子どもの看護．メヂカルフレンド社，pp152-155, pp190-198, pp212-215, 2005 などを参照して作成)

2　重症小児患者の成長発達と支援

1. "重症小児患者"の体験

● 病気によって子どもにもたらされる影響は，発達段階のほか，病気の理解，病気の種類などによって大きく異なります．

● 一般に，子どもは，病気や入院によって「（治療や検査で）痛いことがある」「好きな人（家族，きょうだい，友人）と一緒にいることができない」といった体験をしています．また，医療機器や白衣を着た医療スタッフなど子どもにとって見慣れないものとの出会いを体験することになります．そして，特に突然の入院の場合，「何が起こっているのかわからない」と戸惑い，不安を感じていることも多いといえます．

- 入院によるこのような体験により，退院後，子どもたちに睡眠障害，夜尿などが起こることがあります．多くは，退院後数週間～数か月で収まっていくとされていますが，心理的な混乱が強かった子どもは長期的に問題が残ることもあるといわれています．また，おおよそ7か月～3, 4歳までの子どもが入院による混乱に苦しみやすいとされています[5]．
- なかでも集中治療を受ける子どもは，麻酔後の影響や鎮静により意識が鮮明ではない中で，多くの見慣れない医療機器に囲まれ，行動が制限され「思い通りに動けない」といった体験をすることになります．また，呼吸苦や痛みなどの苦痛症状があることが多く，強い不安やストレスを抱き，心理的混乱が強くなりやすいと考えられます．
- また，集中治療を受ける患者に関して，集中治療室退室後さらには退院後において運動機能，認知機能，精神の障害が生じる（Post-Intensive Care Syndrome：PICS（米国集中治療医学会））可能性が指摘されています．PICSには精神的要因（種々のストレス，家族の不安など）やICU環境要因などが関係しているとされています（日本版敗血症ガイドライン2016）．

2. "重症小児患者"への成長発達を考慮した支援（表7）

- 小児看護で大切なこととしては，成長発達をふまえ子どもの体験の理解をすること，そのうえで，子どもと家族の力を引き出すこと，子どもと家族を成長発達していく存在として支援していくことなどが挙げられます．これは"重症小児患者"の看護でも同様です．
- 重症小児ケアに携わる看護師は，子どもの将来を見通しながら，複雑な病態や全身状態の

表7 小児の発達に応じた介入

	基本的考え方	具体的支援
新生児期	・呼吸循環器系の安定，ストレスからの保護，発達の促進を目的とする「ディベロップメンタルケア」の考え方が重要となる．	・ポジショニングやハンドリング，環境調整といった安静安楽の提供に加え，タッチケアなど快の刺激を与える支援を行う．
乳児期	・基本的信頼感を獲得していく時期で，人生の中でも重要な時期である． ・偶然ものに手を触れ，その感触や音を感じることで次第に意識的に手を伸ばしていくことが認知発達・運動発達につながる．本来は自然に身につくが，集中治療が長期に及ぶとそのような環境が生まれにくい．	・不快な体験が多い状況の中で「泣いたら抱っこされる」「不快が軽減される」といった安定した支援を継続する． ・安全に配慮しながら，成長発達を促すように，おもちゃを選択し，配置しておくなどして環境を整えていく． ・基本的生活習慣を継続し，阻害を最小限にして，自律性の獲得を促すケアを行う．
幼児期	・自律性を獲得していく時期である． ・集中治療を受ける子どもは，制限やストレスにより自律性の獲得が難しい． ・特に，幼児期の子どもにとって遊びは不可欠である．この時期の集中治療を受ける子どもの遊びには「緊張の緩和」「痛みの閾値を下げる」「子ども自身の表現につながる」という意味がある．	・集中治療室入室前に子どもが食事，排泄，更衣などがどの程度できるかを把握し，どのようなサポートが必要かを検討する． ・圧倒的な禁止や制限はせず，子どもが限られた状況の中でも自由に遊べる環境を整える． ・子どもの苦痛の程度，治療の状況，制限に合わせ，ベッド上でできる子どもが興味のある遊びを提案する． ・子ども自身が自分の体調に合わせた遊びを見出せるように環境を整える．
学童期	・有能感を獲得していく時期である． ・病気であることや入院・治療でさまざまなことが制限されることで劣等感を抱きやすいと考えられるため，治療を「頑張ったこと」として評価し，劣等感を抱くことがないことが大切である．	・子どもが治療の中でできていることを言語化したり，集中治療を乗り越えたことを支援する．

- 評価を行ったうえで，苦痛を緩和し病状と成長発達に応じた生活援助，子どもの力を引き出す支援を行う必要があります．
- 特に，小児の循環器疾患や呼吸器疾患，また熱傷や多発外傷では，長期の人工呼吸管理や多くの薬剤によるサポートを受け，集中治療が長期に及ぶことも少なくありません．その結果，行動制限や薬剤の影響などが生じ，正常な成長発達も阻害されてしまいます．
- 集中治療を受ける子どもは特殊な環境にあるといえ，どの成長発達段階にあっても，光や音の調整，ケアパターンの調整などにより睡眠や安静時間の確保，日常の生活に可能な限り近づける配慮は不可欠です．
- また，子どもにとって遊びが不可欠であるのは，これまでに述べた通りです．もちろん入院する子どもにとっても遊びは，楽しみや成長の場であることには変わりはありません．しかし，集中治療を受けている子どもは十分な配慮のもと提供されるべきであるともいえます．まずは，生理的なニードが満たされているかどうかをアセスメントし，鎮痛，呼吸ケアなどの支援を行う必要があるのはいうまでもないでしょう．
- ただし，病気や治療の種類・状況によっては，子どもにとって今がどのような意味をもつのか，予測される障害や将来を見極め，子どもにとって遊びを含めた「良い」時間を過ごすことが非常に重要な意味をもつこともあります．以上のように"重症小児患者"である子どもに対しては十分な配慮のもと，全身状態に応じた必要な発達支援を行う必要があります．

3．プレパレーション

- 子どもの成長発達と支援を考えるとき，「プレパレーション」という一連の支援も不可欠であるといえます．

①プレパレーションとは
- 通常「心理的準備」と訳され，子どもが病気や入院によって引き起こされるさまざまな心理的混乱に対し，準備や配慮をすることにより，その悪影響を避けたり，和らげ，子どもの対処能力を引き出すような環境を整えることを意味しています[6]．
- プレパレーションは子どもに正しい知識の提供，気持ちの表出，心理的準備を通して医療者と信頼関係を築くことを目的としています．

②プレパレーションのガイドライン
- さまざまな研究をふまえ Thompson[5] らによってプレパレーションの基本的なガイドラインが示されています（**表8**）．

表8 プレパレーションのガイドライン

①子どもと親の双方がプレパレーションの過程に加わるべきである．
②情報は子どもの認知能力に合わせて提供されるべきである．
③子どもが経験すると思われる感覚に力点がおかれるべきである．
④子どもと親はプレパレーション過程全体を通じて自分の情動を表出するように励まされるべきである．
⑤この過程は，プレパレーションを行う人と家族との信頼関係の発展をもたらすべきである．
⑥子どもと親は入院中に，緊張の強いあらゆる時点で，そうした信頼をおいている人から支援を受けるべきである．

(Thompson RH, et al（小林登訳）：病院におけるチャイルドライフ—子どもの心を支える"遊び"プログラム．中央法規出版，p39，p157，2000 より引用)

③プレパレーションの進め方
- 子どもの入院・来院が始まったときから，すでにプレパレーションは始まっており，一つのケアのプロセスであるといえます．このプロセスは5つに分けられています[7]（**表9**）．

●プレパレーションは,「処置をする際にする何か特別なこと」を指すのではありません.また,「何をしなければならない」ということではなく,具体的なその子どもの知りたいことなどのニーズに基づいている必要があります.まずは,子どもの世界を知ることからプレパレーションは始まる[8]といわれています.

表9 プレパレーションの5段階

第1段階	病院に来る前(外来看護師,両親によるかかわり)
第2段階	入院・処置のオリエンテーション(アプローチ方法の検討)
第3段階	(狭義の)プレパレーション(視覚的,聴覚的,触覚的に子どもが経験)
第4段階	処置中のディストラクション(気紛らわしのかかわり)
第5段階	処置後・退院後の遊び

(田中恭子:プレパレーションの5段階について.小児保健研究 68(2):173-176, 2009 などを参照して作成)

④プレパレーションの対象
●経験的知識に基づいて,出来事の説明を理解できる子どもはすべてプレパレーションがなされるべきであるといわれています[3].目の前にいるその子どもの成長発達の状況,病気や治療の理解などさまざまな状況をアセスメントしたうえで,家族とともにその子どもに合った支援がなされるべきです.

表10 年齢に合わせたツールの活用の仕方

	認知発達	認知発達の特徴	プレパレーションの方法	使えるツール例
乳児期	感覚運動期		家族への丁寧な説明,処置の際のディストラクションの実施.	レインボーメーカー(図1)
幼児前期	前操作的思考期 象徴的思考	言葉を獲得する	子どもが普段の生活で使っている言葉,状況など,体験に合わせた情報を用いる.人形を用いてみせる.	プレパレーション人形(図2)
幼児後期	前操作的思考期 直観的思考	知覚されたことに左右され直感的に捉える	選択肢を挙げて子どもが選べるようにする.具体的なものを見せたりし,現実と結びつけられるような説明をする.	絵本 病院ごっこ(おもちゃの聴診器など,病院のおもちゃなど)(図3)
学童期	具体的操作的期	因果関係への理解が進み,論理的に考えられるようになる	具体的に何をどうするのか,これから起こることをイメージができるように説明をする.	絵本,写真 実際のもの,場所

図1 ツイストレインボーメーカー
(halilit)

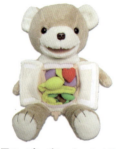

図2 プレパレーション人形*
(内藤デザイン研究所)

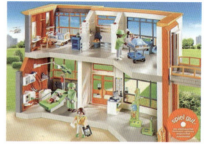

図3 お医者さんごっこ
(PLAYMOBIL®)

- 特に4歳を過ぎると子どもなりに理解できたことは納得して行うようになるため，プレパレーションがより効果的であると考えられています．
- 3歳以前の子どもでは，家族の言動次第で安心したり不安になることもあるため，家族にも丁寧に情報提供をし，支援をすることが特に重要になります．
- このように子どもの発達段階を考慮して家族と協力しながらプレパレーションの時期や内容，用いるツールなどを検討していくことが大事になります（**表10**）．

⑤ "重症小児患者" へのプレパレーション

- 集中治療を受ける子どものプレパレーションというと，処置の際の説明をイメージされる方が多いかもしれませんが，子どもにとってのプレパレーションは，入院前から手術，退院までの一連の流れの中で行われるものです．
- 重症小児患者へのプレパレーションは処置時の説明だけではなく，集中治療室への入室前から始まっているという意識をもっておくことも大事です．
- 計画的入院の場合（病棟訪問）：子どもや家族が手術や集中治療室への入室をどのように理解しているのかを把握し，「集中治療室へ入室するという体験」を乗り越えることをサポートしていくことが必要となってきます．手術前に入室している病棟へ集中治療室のスタッフが訪問すること自体が大事な看護・支援になります．子どもたちが手術から目が覚めて，違う環境にいることは必ず伝えておくとよいでしょう．子どもが体験すること，子ども自身が疑問や心配を抱いていることについて，年齢に合わせたツールを活用するなどしてわかるように説明しておくことも重要です（**表10**）．
- 緊急入院の場合：突然の入院，集中治療室への入室に対する戸惑いは特に大きいと考えられます．子どもが現状をどのように理解しているのか，過去の経験も含めて十分にアセスメントしたうえで，そのときの病状に合わせてかかわる必要があります．

*図2　監修元：国立成育医療研究センター　こころの診療部 児童・思春期リエゾン診療科 田中恭子医師

文　献

1) 舟島なおみ：看護のための人間発達学．医学書院，pp28-36，2005
2) 小畑文也：子ども・病気・身体 2．小児看護 22(8)：1009-1015，1999
3) 中野綾美 編：小児看護①小児の発達と看護（ナーシング・グラフィカ）．メディカ出版，pp120-128，2014
4) 及川郁子 監：健康な子どもの看護．メヂカルフレンド社，pp152-155，pp190-195，pp212-215，2005
5) Thompson RH, et al（小林　登 訳）：病院におけるチャイルドライフ―子どもの心を支える "遊び" プログラム．中央法規出版，p39，pp91-95，pp157-158，2000
6) 及川郁子：プリパレーションはなぜ必要か．小児看護 25(2)：189-192，2002
7) 田中恭子：プレパレーションの5段階について．小児保健研究 68(2)：173-176，2009
8) 平田美佳：チームで引き出そう，子どもの力―子どもに寄り添うケアとしてのプレパレーション．小児看護 29(5)：655-661，2006

（中谷扶美）

第3章 重症小児患者の基本的な管理とケア

4. 重症小児患者とその家族へのケア
②家族ケア

ここをおさえよう！

- ☑ 救急医療や集中治療の場において，家族は危機的状況に陥りやすい．
- ☑ 小児クリティカル領域における終末期医療の中で，わが子を看取る家族の悲嘆や危機は，最大級に分類され，最大級の支援を必要とする．
- ☑ 小児クリティカル領域における医療者は，倫理的葛藤を感じている．
- ☑ 家族の問題を捉えるためには，集団の理解，家族アセスメントの視点が必要であり，家族理論を用いることが有用である．

1 重症小児患者の家族のニード

- 危機とは「不安の強度な状態で，喪失に対する脅威，あるいは喪失という困難に直面して，それに対処するには自分のレパートリー（知識や経験などの備え）が不十分で，そのストレスを処理するのに，すぐ使える方法をもっていないときに体験する」と定義されています[1]．
- 救急医療や集中治療の場で出会う家族の多くが，予期しない，あるいは予想をはるかに超越した突発的な出来事を体験し，家族全員が混乱し，危機的な心理的状態に陥りやすいです．また自分の子どもが突然の病気や不慮の事故に遭い，生命を脅かされる状態となった場合，家族は相当な衝撃を受けることが予想されます．このように急性期にある子どもの家族が危機的状況に陥りやすい要因として，表1に示す要因が考えられます．
- 喪失に伴う悲嘆や危機の大きさは，対象との関係（緊密さ，関係の深さ，過去の経験，将来への期待）に比例するといわれています．また，終末期における選択医療には，表2に示すような選択肢があり，家族は短く切迫した時間の中で，患児を喪失するという事実を理解し，これらの選択を行わなくてはいけません．
- このように，小児クリティカル領域における終末期医療の中では，「子どもである」とい

表1 急性期にある子どもの家族が危機的状況に陥りやすい要因

要因	詳細
予測や準備が整っていないこと	家族は何の予測も準備できないまま現実に直面し，対応せざるを得ない状況におかれる．そのため，家族のストレスも，急激でありかつ深刻である．
子どもの死が想起されること	家族は，子どもの死への不安や恐怖心を感じる．特に家族の死は大きなストレスであるといわれている[2]．実際に子どもと対面した際にも，人工呼吸器などを装着した姿を目のあたりにして，容易に心理的混乱を生じやすい．
情報が十分に得られないこと	子どもの急変などに居合わせなかった家族は，病院スタッフからの連絡によって状況を知ることになる．さらに家族が病院に到着しても，処置や検査が終了するまで時間を要し，十分な情報を得られないまま長時間待たされることも少なくない．このことから，子どもの情報が得られないことによって，家族の不安や恐怖が増強し，心身の危機を強める結果になる．

表2 小児クリティカル領域における終末期における選択医療
①延命治療の継続
②現行の治療継続，新たな治療の差し控え（withhold）
③延命治療の中止（withdraw）
④心停止時の蘇生処置の拒否（DNAR）
⑤代替治療の移行（臓器移植）

＊家族に十分に説明を行い，家族と上記の合意を形成する対応をとることが多い．②，④のような症例のときは，医療チームの判断のもと，呼吸・循環の管理方法を変更することがある．（例）人工呼吸器設定圧の上限を設定する，循環作動薬の投与量を増量しない，血液検査を控える，血液製剤の投与を差し控えるなど．

表3 小児クリティカル領域における生命倫理の葛藤
・延命治療優先（苦痛許容）と緩和治療・QOL優先（縮命許容）
・がん治療の場合との違い（すでに集中治療が開始されている状態）
・はっきりしない状態での治療や看取りなどの決断

うだけでその家族には，最大級の支援が必要となります．なぜなら，成人領域と違い，家族は「代諾」（子どもの代わりに承諾すること）を必要とするからです．一方で，このような家族の決定を支える医療者は，表3に示すような困難から倫理的葛藤を感じています．
●わが国のガイドラインおよび指針の中では，家族援助は医療チームとして取り組むものであり，看護師はチームの一員として役割を遂行することが述べられています．

2 家族システム論と実際

●家族看護の危機的状況下において，家族自身が果たす課題として，Rolland[5]は表4を挙げています．これらを考慮した家族支援が医療者には求められています．まずは，家族という集団の理解，アセスメントの視点が重要になります．
●具体的には，家族発達理論，家族システム理論，家族ストレス理論を用いることができます[6]．また小児領域では，図1で示したように，家族システムだけではなく，夫婦システムやきょうだいシステムを含めたうえで，アセスメントする必要があります．
●FCC（図2）は，患児と家族がともに過ごしやすい環境，患児と家族の絆を強化すること，家族ができるケアが尊重される雰囲気，医療者と力を合わせて患児と穏やかな時間を過ごせるように相談し，工夫し，環境づくりをすることができるとされています．その結果，PICS-F（post-intensive care syndrome-family）＊を予防することや影響を最小限にする

表4 家族理論のまとめ

理論	特徴
家族発達理論	家族にも人の一生と同じように発達段階がある．家族の現在の段階とその段階の課題を成し遂げる力を家族周期によってアセスメントする．発達課題に到達していない場合，家族員の健康問題に取り組むことが困難になる．
家族システム理論	家族はシステム（構造と機能を有するもの）であり，システム内でのメンバーの相互作用，他システムとの相互作用に焦点をあてる．構造は，家族構成や健康状態，関心や理解度，地域環境を示す．機能は，構造による産物であり，家族間の関係性，コミュニケーション，相互理解，価値観，役割分担等を含む．家族システムでは，メンバーの行動がどのような反応を生じるのかなど，円環的因果関係に着目している．
家族ストレス理論	ストレスフルな出来事によって引き起こされた家族崩壊の程度を説明するために，ストレス因子・資源・認知に焦点をあて，アセスメントする．さらに家族がどのような対処を行い，その結果円滑に適応できているかを判断する．

（S.M.ハーモン・ハンソン（村田惠子，他 監訳）：家族看護学―理論・実践・研究．医学書院，pp169-175，2001 を参照して作成）

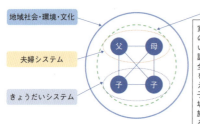

図1　小児領域における家族システム

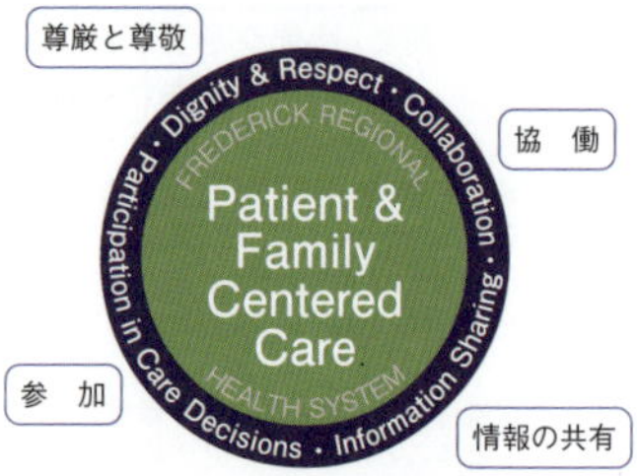

図2　FCCの概念図
(米国 Institut for Family-Center Care を参照して作成)

ことができ，家族へのケアを向上することができる可能性があります．

＊ICU入室患者の退室後の長期予後における後遺症を明らかにした概念であり，患者の家族を含んだものである．有害事象として，睡眠障害や不安，抑うつ，悲嘆などがあるとしている．

- このように，FCCは子ども，家族，医療者の3者にとって，有益であることが報告されています[7]．
- 家族が小児クリティカル領域で体験することは，表5に示すようなものが考えられています．そして家族全体としては，表6に示すような影響があります．
- 家族が危機を克服するため，看護師が行うことができる心理社会的支援を表7に示します．

表5　小児クリティカル領域における家族の体験

体験の種類	家族の状態
ショック	親にとって，子どもの突然の病気や不慮の事故は，大きな精神的衝撃を受ける．臨床では「先のことを考えることができない」「頭の中が真っ白だ」などの発言が聞かれる．
無力感と自責の念	子どもの姿を見て，「何とかしてやりたいけど…」何もできない気持ちと「このようになったのは自分のせいである」との罪悪感を抱く．特に先天性の疾患の患者の親は強くこの思いを抱く．
不安と希望の交錯	クリティカル領域ではすでに治療が開始になっている．子どもの死と手術や治療などの成功による子どもの生への期待を家族は常に抱いている．
医療者に任せるしかない気持ち	家族は自分が無力ゆえ，医療者を大きな存在に感じる．
自分を奮い立たせる気持ち	家族は手術や治療に関する重要な決断を委ねられる．そのため，自分の気持ちを鼓舞するようになる．
きょうだいの体験	家に残されたきょうだいは，大きな不安や戸惑いを感じていることがある．

表6　家族全体に及ぼす影響

影響の内容	家族の状態
家族間での相互理解の低下	家族はそれぞれが強いショックを受けているため，全体の状況を理解することが困難な状況にある．
コミュニケーションの変化	子どもの状態のことが気になり，話し合う時間を十分に設けることができず，会話が減少する傾向にあり，家族間でのコミュニケーションは不足しがちになる．
役割構造の変化	子どもへの看病などにより，他の家族が役割を担うなど，役割過重が生じ，大きな変化を強いられることがある．

表7 看護師ができる家族への心理社会的支援

①家族の能力を信じ，家族に寄り添う	・家族のつらさを感じながら，家族とともにいることが何よりも家族の支えになる． ・看護師が家族の抱く思いや体験を理解することで，家族は子どもと向き合うことができる．
②情報の提供と共有	・家族が事実を正確に理解するプロセスは重要である． ・看護師が内容の確認や補足をすることで家族の理解を補完する． ・家族が医療者に質問しやすい環境をつくる．
③家族のケアや意思決定への参加の支援	・家族が子どもに直接行えるケアは少ないため，傍観的な態度となりがちである．ケアに参加することで家族は存在意義を見出すことができる． ・看護師は，家族が意向やニードを伝えやすい環境をつくることで家族の意思決定を支える．
④快適な環境の提供	・家族間のコミュニケーション不足による相互理解の低下や，家族間の役割が変化するため，家族だけで過ごすことができる場を確保し，情報を共有できるような配慮をする．
⑤子どもの危機的状況を分かち合うための援助	・祖父母や親戚に，患児やきょうだいのことを理解してもらうことが家族の支えとなる． ・子どもの危機的状況を家族全員で分かち合い，家族の成長につながるような援助をする．
⑥きょうだいに対する親の役割	・患児だけに目を向けがちとなるが，きょうだいの心の安定も必要である． ・親ときょうだいのための時間を設けるような声かけを行う． ・ソーシャルサポートをどの程度得ることができるかアセスメントし，支援を検討する．

先輩からのアドバイス

●最後に，小児クリティカル領域においては，家族を医療チームの一員として，認識し，家族とのパートナーシップを築いていくことが不可欠です．家族と医療者がパートナーシップを築くためには，お互いの役割を理解し合うことや，お互いに尊敬と信頼を併せもっていること，平等な関係であること，情報を共有することが鍵となります．そのためには，看護の本質や医療者としてのあり方を再認識し，柔軟に家族を重要なパートナーとして捉え，家族の能力を引き出し，家族を支えることが必要です．そして多様な価値観に振り回されない柔軟性を身につけ，倫理的に吟味，判断できる能力をもつことが，専門職として看護師に求められています．

文献

1) 小島操子：看護における危機理論・危機介入―フィンク/コーン/アディレラ/ムース/家族の危機モデルから学ぶ．金芳堂，p6，2008
2) 鈴木和子，他：家族看護学―理論と実践．第3版．日本看護協会出版会，pp194-195，2006
3) 日本救急医学会，他：救急・集中治療における終末期医療に関するガイドライン―3学会からの提言．http://www.jaam.jp/html/info/2014/pdf/info-20141104_02_01_02.pdf（2018年5月閲覧）
4) 日本集中治療医学会倫理委員会，他：集中治療領域における終末期患者家族のこころのケア指針．http://www.jsicm.org/pdf/110606syumathu.pdf（2018年5月閲覧）
5) Rolland JS：A conceptual model of chronic and life-threatening illness and its impact on families．In Chilman CS, et al：editors：Chronic illness and disability (Families in Trouble Series Vol.2)．Sage, pp17-68, 1988
6) S. M. ハーモン・ハンソン（村田惠子，他 監訳）：家族看護学―理論・実践・研究．医学書院，pp169-175，2001
7) Woodside JM, et al：Family-centered service：developing and validating a self assessment tool for pediatric service providers．Children's Health Care 30(3)：237-252, 2001

（原口昌宏）

第3章 重症小児患者の基本的な管理とケア

4. 重症小児患者とその家族へのケア
③児童虐待問題

ここをおさえよう！

- ☑ 虐待によって傷ついた子どもが最初に搬送されるのは，救急医療や集中治療などの病院であり，医療者が第一発見者になることが多い．
- ☑ 子どもの虐待は，「子どもの健康と安全が危機的状況にある」という状態であり，医療者は子どもの治療とともに安全と成長を保障しなくてはいけない．
- ☑ さらに医療者は，この疾患の発生を予防し，早期発見・早期予防のために家族への援助が不可欠であることを認識しなくてはいけない．
- ☑ 子どもの虐待への関与の中心は，「子どもと家族への支援」であり，そのためには医療者だけではなく，地域や多職種とのネットワークを図り，再発予防に努めていかなくてはいけない．

1 児童虐待のスクリーニング

- ●ケンプは，子どもの虐待を「親や保護者や世話する人によって引き起こされた子どもの健康に有害なあらゆる状態」[1]であると定義しました．親が子どもを嫌っているとは限らず，たとえ子どものためと思っていても，結果として子どもの心身の健康を害せば虐待になり，親からではなく，あくまでも子どもの立場から判断することとしています．
- ●一般に虐待は，「物理的暴力を加える身体的虐待」「必要なケアを行わないネグレクト（養育の拒否・放棄・怠慢）」「子どもを性の対象として利用する性的虐待」「暴言や差別で心を傷つける心理的虐待」の4つに分類され，日本小児科学会は，**図1**のように視覚的に示しています．
- ●虐待が疑われる事例においては，子どもの表す言動などのサインから虐待を早期に発見し，予防するためにスクリーニングが必要です（**表1**）．

表1 主なスクリーニングテスト	
The Child Abuse Potential Inventory（CAPI）	身体的虐待のスクリーニングテスト．米国で開発され，児童保護機関など臨床の現場で広く活用されている．
虐待予防スクリーニングシステム南多摩方式（中板，2002）	要支援ケースを早期に発見し，虐待を未然に防ぐ援助システム．乳幼児健診などの母子事業を通して多くの保健所で活用されている．
F-TECL（Family-TECL）（四戸，他，2002）	児童虐待やDVなど，家族内の児童虐待による被害者のPTSDのスクリーニングが可能．

- ●児童虐待の増加に伴い，スクリーニングを実施することにより，子どもや養育者の言動などから早期に虐待を発見し，重篤な虐待への移行防止や虐待の予防等に向けた支援の方策が進められていることが示唆されます．

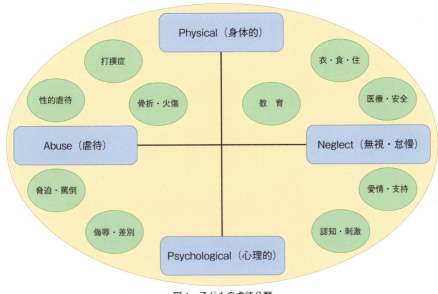

図1 子どもの虐待分類
(日本小児科学会:子ども虐待診療の手引き,第2版より改変)

2 児童虐待への対応

● 児童虐待における,医療機関での予後は,死亡率10%以上,再発35%以上との報告があります.さらに退院後の再発による死亡例もあります.死亡のほとんどは乳幼児です(**表2**).

表2 虐待による死亡例の主な死因	
身体的虐待	・頭蓋内外傷 ・腹部内臓外傷 ・窒息 ・溺死 ・薬物 など
ネグレクト	・感染症 ・脱水 ・突然死 ・慢性疾患の医療処置 ・凍死 ・数か月続く体重増加不良 など

● 長期予後は,外傷による障害だけでなく,成長発達障害や性格の歪みを残し,将来虐待する親になる可能性が高くなります.乳幼児期に全面依存する人から虐待されると,基本的信頼感や自尊心が育まれず対人関係障害を残し,恐怖体験の心的外傷が多重人格障害・境界域性格・薬物依存・非行や犯罪の原因となります.
● 現在,全国の児童相談所での児童虐待に関する相談対応件数は,児童虐待防止法施行前の平成11年(1999)度に比べ,平成24年(2012)度は5.7倍に増加しています(**図2**).そ

れに伴い，死亡件数も増加し，高い水準で推移しています（**表3**）．
● 発見時にまず必要なのは，緊急に分離すべきかどうかの重症度判断を行うことです．**表4**と**表5**に示す判断の目安や子どもの症状だけではなく，心理的・社会的背景も合わせ，統合的に判断していく必要があります．また，早期に分離が必要ないと判断した場合でも，待合室で待機している子どもと親を観察し，新たな危険が及ぶような対応を呈するときは，見ているだけではなく，言葉をかけながら，時にはあらためて情報収集をしながら介入していく必要があります（**図3**）．

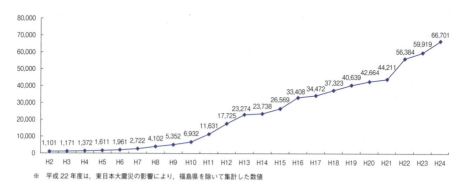

※ 平成22年度は，東日本大震災の影響により，福島県を除いて集計した数値

図2　児童虐待相談の対応件数の推移
（厚生労働省：児童虐待の現状より引用）

表3　児童虐待による死亡事例件数の推移

	第1次報告 (H15.7.1~H15.12.31)			第2次報告 (H16.1.1~H16.12.31)			第3次報告 (H17.1.1~H17.12.31)			第4次報告 (H18.1.1~H18.12.31)			第5次報告 (H19.1.1~H20.3.31)		
	虐待死	心中	計	虐待死	心中	計	虐待死	心中	計	虐待死	心中	計	虐待死	心中	計
例数	24	—	24	48	5	53	51	19	70	52	48	100	73	42	115
人数	25	—	25	50	8	58	56	30	86	61	65	126	78	64	142
	第6次報告 (H20.4.1~H21.3.31)			第7次報告 (H21.4.1~H22.3.31)			第8次報告 (H22.4.1~H23.3.31)			第9次報告 (H23.4.1~H24.3.31)					
	虐待死	心中	計	虐待死	心中	計	虐待死	心中	計	虐待死	心中	計			
例数	64	43	107	47	30	77	45	37	82	56	29	85			
人数	67	61	128	49	39	88	51	47	98	58	41	99			

（厚生労働省：子ども虐待による死亡事例等の検証結果等についてより引用）

表4　重症度判断の目安

生命の危機	次の可能性がある場合，緊急介入による即時の親からの分離が必要 頭部外傷，腹部外傷，窒息，医療放置や肺炎や脱水症，親子心中「殺しそう」との言動
重度	即時生命の危機はないが，子どもの健康・成長発達障害があり，早急の援助介入が必要
中等度	すぐに分離を要する健康障害はないが，長期には子どもの人格形成に問題を残すもの
軽度	暴力やネグレクトはあるが，一時的と予測されるか，親子関係の病理性が少ないもの
予備軍	実際の暴力やケア不足はないが，「叩いてしまいそう」「嫌い」「虐待しそう」と言う

（児童虐待防止協会：子どもの虐待ホットラインより改変）

表5 重症度判断のための評価指標

指　標	高リスク	中度リスク	低リスク
＊子の年齢・心身状態	4歳以下．心身障害，多動	5〜9歳．手がかかる	10歳以上．障害なし
＊身体的虐待の程度	緊急入院，治療を要する外傷	小さい傷，不明な外傷	外傷なし
＊ネグレクトの程度	援助を拒否する	必要なケアをしていない	単に偶発的
＊外傷の位置	頭，顔，性器	胴体	四肢
＊情緒行動問題	ひどい問題行動	問題行動あり	問題行動なし
＊保護者の能力	現実認識を欠く	軽度身体・精神問題あり	現実的な期待が可能
＊援助への協力度	問題を認識していない	文句を言う	協力的
＊育児知識	育児知識や技術がない	一貫性のない躾	適切な知識がある
＊育児援助者の存在	同居するが虐待する	代行者がときどき世話する	継続的安定的援助あり
＊保護者の虐待歴	再犯虐待歴，調査中	虐待歴あり	虐待歴なし
＊家族への援助者	地域で孤立	少しサポートあり	援助あり
＊虐待者と子の接触度	家に2人だけでいる	家に他の大人がいる	同居していない
＊家族の生活環境	乱雑な室内，家具破損	不潔	比較的清潔で安全
＊生活のストレス，危機	配偶者の死，夫婦不和	妊娠，出産，低収入	安定した家庭と経済
＊アルコール，薬物乱用	薬物かアルコールの常用	使用すると判断が鈍る	使用なし

（サンフランシスコ児童救急サービスより改変）

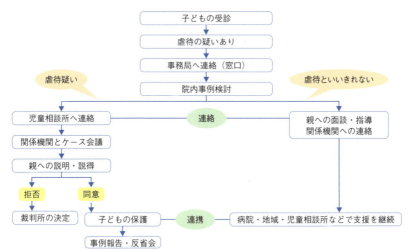

図3　児童虐待フローチャート

(脊山英徳，他：頭部外傷を伴う被虐待児への対応と脳神経外科医の役割．小児の脳神経 28(5)：336-342, 2003 を参照して作成)

3　児童虐待を受けた被害児への対応

● 平成24年度厚生労働省の児童虐待に関する報告によると（表6），小学生が35.2％と最も多く，次いで3歳〜学齢前児童が24.7％，0歳〜3歳未満が18.8％となっています．また小学校入学前の子どもの合計は，43.5％となっており，高い割合を占めています．

● 虐待を受けた被害児には，以下に示す表7のような特有の症状がみられます．看護師は，子どもの年齢相応の成長発達の特性を熟知しておく必要があります．子どもの成長発達に関する保護者の知識や認識が不適切である場合は，虐待のリスク要因として受け止める必

表6 虐待を受けた子どもの年齢構成別

	0歳～3歳未満	3歳～学齢前	小学生	中学生	高校生等	総　数
被虐待児	12,503 (18.8%)	16,505 (24.7%)	23,488 (35.2%)	9,404 (14.1%)	4,801 (7.2%)	66,701 (100.0%)

(厚生労働省：児童虐待の現状より引用)

表7 乳幼児虐待にみられる特有の症状

健康状態	特に注意すべき外傷	注目すべき精神症状
・外傷が多い ・体重増加不良，低身長 ・病気の放置 ・清潔保持不可（皮膚，口腔） ・発達遅れ（身辺自立早い） ・情緒行動問題 ・予防接種が少ない ・乳幼児健診が少ない	・頭蓋内外傷（Shaken baby，硬膜下血腫） ・腹部内臓外傷 ・骨折，脱臼 ・網膜出血 ・出血斑（首，頭部，腹部） ・火傷，溺水，薬物中毒	・情緒問題（寡動寡黙，過食拒食，睡眠障害，夜尿遺尿遺糞，多動，盗み，学習障害） ・攻撃性 ・心的外傷後ストレス ・解離性障害 ・基本的信頼感がない ・自尊心が低い

要があります．
●成長発達上のリスク要因がある場合には，その子だけではなくきょうだいの観察も重要な情報となります．さらに，虐待以外の疾患や原因を除外する必要があるため，医師やMSW（医療ソーシャルワーカー）などの医療チームにより慎重に情報を得る必要があります．器質的な疾患が原因ではなく，体重や身長の増加が成長曲線から逸脱している場合は，ネグレクトが疑われます．また，器質的な疾患を有する子どもが虐待されている場合もあることを，看護師をはじめとする医療者は認識しておく必要があります．
●被虐待児の虐待の種類別で多くの割合を占めているのが，身体的虐待（23,579件：35.3％），次いで心理的虐待（22,423件：33.6％），ネグレクト（19,250件：28.9％）となっています（表8）．

表8 被虐待児が受ける虐待の種類別割合

種　類	身体的虐待	ネグレクト	性的虐待	心理的虐待	総　数
	23,579 (35.3%)	19,250 (28.9%)	1,449 (2.2%)	22,423 (33.6%)	66,701 (100.0%)

(厚生労働省：児童虐待の現状より引用)

●このように身体的虐待，特に外傷は，子どもの虐待を最も明らかに表すサインになります．しかし，子どもに起こりやすい外傷に関する基本的な知識がなければ，親の言動に不自然さを感じることはできず，虐待を疑ったとしても適切な情報収集をすることができない結果となります．
●問診の際，看護師に求められるのは，収集した情報を論理的に整理し，受傷機転に不自然さはないか，子どもの心身の発達は相応であるか，他の家族構成員に責任転嫁していないかなどを一つひとつ丁寧に検討していくことです（表9）．また，親の話す内容に一貫性があるかなど不自然さを感じたときは，他のスタッフが同じ項目で内容を確認することも必要になります．さらに，体幹や臀部などの衣服で隠れている箇所などを含めた外表面全体の観察を行い，新旧混在する傷跡の有無なども合わせて観察していきます（図4）．

表9 親に対する問診の内容

・どのような外傷か
・どのようにして起こったのか
・いつ発生したのか　など

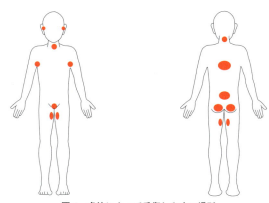

図4 虐待によって受傷しやすい場所
(坂井聖二,他:子ども虐待の臨床―医学的診断と対応.南山堂,p21,2006より引用)

4 児童虐待を行った家族への対応

●虐待を引き起こす背景は,容易には見えませんが,いつも**表10**の4条件が揃っています.虐待者の分布については,平成24年度,総数66,701件のうち,実母(38,224件:57.3%)が一番多くの割合を占め,次いで実父(19,311件:29.0%)となります(**表11**).

表10 虐待の4条件
①虐待しやすい親
②生活上のストレス
③社会的孤立
④親の意に添わない子ども

	表11 虐待者別の割合					
	実 父	実父以外の父	実 母	実母以外の母	その他	総 数
虐待者	19,311 (29.0%)	4,140 (6.2%)	38,224 (57.3%)	548 (0.8%)	4,478 (6.7%)	66,701 (100.0%)

(厚生労働省:児童虐待の現状より引用)

●虐待する親の多くが,**表12**に示すような背景があります.

表12 虐待する親の背景
・子どものときに大人から愛されずに育つ
・育児負担が大きい
・夫婦間に葛藤がある
・経済的な不安がある
・社会的に孤立している(援助者がいない)
・望まぬ妊娠
・新生児期の愛着形成不全
・育てにくい子ども
・義理の子ども

●虐待の診断が困難な理由は,親が事実を話さないことといわれており,ケンプも「子どもに特有の症状があり,特有の親の言動があり,特有の心理社会的背景があれば99%の確

率で診断できる」と述べています．表 13 には，救急外来時などによくみられる虐待を疑う親の特徴的な言動を示します．

表 13 虐待を疑う親の言動

疑わしい病歴の説明	病院でよくみられる親の行動
・矛盾する病歴：説明された病歴―傷・子どもの行動，父母の差異，説明内容の変化 ・子どもが自傷したと言う ・第三者のせいにする：きょうだい，ベビーシッター，友人 ・反復する疑わしい外傷 ・医療の受診の遅れや放置	・外傷や病状の程度を気にかけていない ・治療方法や予後について質問しない ・入院させるとすぐに帰ってしまう ・重度でも入院を拒否する ・医者や病院を度々変える ・面会や電話での問い合わせをほとんどしない ・面会は短時間で子どもと接触しない ・付き添いを拒む ・外来を中断する

● 子どもの虐待を疑うことは，決して加害者を特定して告発することがその目的ではなく，虐待を受けている子どもの心身を危険から守ることが最大の目的であることを忘れてはいけません．虐待の結果によって医療機関を受診する際には，親は自分の虐待行為を自覚し，大きな決断を要した場合があります．そのため，看護師は子どもの擁護の視点から，初めから虐待行為を特定し，親を責めてはならず，大きな決断をして受診した親の悩みや不安などを受け入れる姿勢が求められます．

● 児童相談所は子どもを児童福祉施設に措置する権限をもちます．さらに児童福祉法第 25 条は，すべての国民に「被虐待児の児童相談所への通告義務」を課しています．また，親が分離を承認しない場合には，児童福祉法第 28 条で家庭裁判所に提訴すること，第 29 条の立ち入り調査権をより活用するように，児童相談所を指導しました．虐待は医療だけで

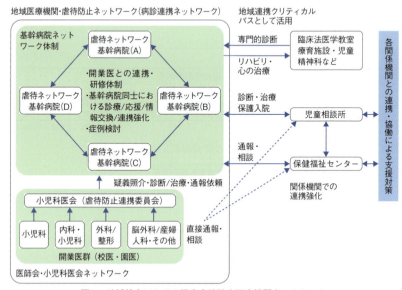

図 5 地域社会における児童虐待防止医療機関ネットワーク
(小林美智子：被虐待児に対応するための病院内および地域医療システムに関する研究．平成 15〜17 年度厚生労働科学研究費補助「被虐待児の医学的総合治療システムのあり方に関する研究」報告書：1-11, 2006 より引用)

は診断も治療もしきれないものです．児童相談所に通告して，調査権やケースワーク力，法的権限に依頼し，連携して診断や治療することが必須になります．さらに子どもの症状が重篤であったり，援助関係ができない場合には警察への通報も必要になります（図5）．
- 上記に述べたように，親に対して決して批判的な感情にならないことが重要になります．親に対して子どもの入院の必要性などを告知しにくい場合などは，その理由も児童相談所に伝え，対応を協議する必要があります．現在，虐待相談件数の増加に伴い，医療機関では医師や看護師，MSWなどの多職種によって結成された専門チームが，虐待が疑われる事例に対して活動しています．看護師はそうした専門チームに的確な情報提供していくことが求められており，上記に示した対応と，家族への援助を確実に行っていくことが重要になります（図6）．

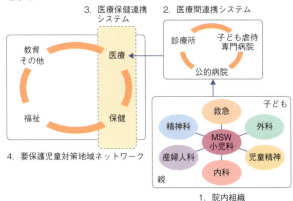

図6 子ども虐待医療における4つのシステム
(市川光太郎：園医・校医における児童虐待診断機能向上，及び医師会（園医，校医）と教育機関との連携強化体制の構築に関する検討．平成19年度厚生労働科学研究費補助「児童虐待等の子どもの被害，及び子どもの問題行動の予防・介入・ケアに関する研究」報告書：14-19，2008より引用)

文　献

1) Kempe CH, et al：The battered child syndrome. JAMA 181：17-24, 1962
2) 日本小児科学会子ども虐待問題プロジェクトクト：子ども虐待診療手引き．2006
 http://www.jpeds.or.jp/modules/guidelines/index.php?content_id=25（2018年5月閲覧）
3) 奥山真紀子：虐待の早期発見法とその対応．小児科臨床 59(4)：756-762，2006
4) Milner JS：Measuring parental personality characteristics and psychopathology in child maltreatment research. In：Starr RH, Wolf DA eds. The effects of child abuse and neglect-Issue and research. The Guilford Press, pp164-180, 1991
5) 四戸智明，他：家庭内の児童虐待によるPTSDスクリーニングに関する研究 TECL（Traumatic Event Check-List）開発の試み．アディクションと家族 19(2)：242-250，2002
6) 中板育美：スクリーニングシステムとMCGによる親子支援虐待予防活動の展開．地域保健 33(11)：15-30，2002
7) 花田裕子，他：潜在的児童虐待リスクスクリーニング尺度作成についての検討．子どもの虐待とネグレクト 8(2)：247-257，2006
8) 奥山真紀子：児童虐待の分類と概要．小児科診療 68(2)：208-214，2005

（原口昌宏）

第3章 重症小児患者の基本的な管理とケア

4. 重症小児患者とその家族へのケア
④終末期ケア

> **ここをおさえよう！**
> - ☑ 救急・集中治療領域における子どもの終末期を考えることは，法的にも倫理的にも複雑である．そのため，家族を含めたチームでその子にとっての最善について話し合うことが重要である．
> - ☑ 子どもを亡くした親の悲嘆は最大級であるといわれている．大きな悲嘆を抱えながら意思決定をしなければならない家族に対し，悲嘆サポート，意思決定サポート，危機回避のサポートが早期から必要となる．
> - ☑ 子どもが亡くなるということは，親やきょうだい，医療者自身にも多大なる喪失感や不全感を与える．子どもの死を受け止め，日常生活に適応するための悲嘆作業を遂行していけるようグリーフケアを行うことが重要である．

1 終末期の迎え方

- 集中治療室では医師や看護師，薬剤師，理学療法士などさまざまな職種が，子どもの生命の危機を救うべく治療・ケアを行っており，医療の発展とともに重症患者の救命率も上がっています．しかし，一方で治療や救命の限界と考えられる状態になってもさまざまな医療機器や薬剤を投じることで，命を引き伸ばすことが可能となっているともいえます．治療限界や「終末期」であることの判断やその後のとるべき選択肢が，法的にも倫理的にもより複雑になっている中で医療者がとるべき行動の道標として，終末期に関連した多くの勧告やガイドラインが示されています（**表1**）．

表1 終末期に関連したガイドライン

2004年	重篤な疾患を持つ新生児の家族と医療スタッフの話し合いのガイドライン	日本新生児成育医学会
2006年	集中治療における重症患者の末期医療のあり方についての勧告	日本集中治療医学会
2007年	終末期医療の決定プロセスに関するガイドライン	厚生労働省
	救急医療における終末期医療のあり方に関する提言	日本救急医学会
	終末期医療に関するガイドラインについて	日本医師会
2012年	重篤な疾患を持つ子どもの医療をめぐる話し合いのガイドライン	日本小児科学会

1. 終末期の定義

- 2014年の3学会合同ガイドラインでは「救急・集中治療における終末期」とは集中治療室などで治療されている急性重症患者に対し適切な治療を尽くしても救命の見込みがないと判断される時期であり，その判断のポイントを次のように示しています（**表2**）．
- 小児の終末期について言及したものはありません．
- 終末期の判断にあたっては，複数かつ多職種からなる医療チームの総意として判断することが不可欠です．

表2　救急・集中治療における終末期の判断

①重篤な疾病や不慮の事故などに対して適切な医療を行ったにもかかわらず死が不可避と考えられる場合
②不可逆的な全脳機能不全（脳死診断後や脳血流停止の確認後などを含む）であると十分な時間をかけて診断された場合
③生命が人工的な装置に依存し，生命維持に必須の臓器の機能不全が不可逆的であり，移植などの代替手段もない場合
④その時点で行われている治療に加えて，さらに行うべき治療方法がなく，現状の治療を継続しても近いうちに死亡することが予測される場合
⑤回復不可能な疾病の末期，例えば悪性疾患の末期であることが，積極的治療の開始後に判明した場合

2. 疾患による終末期に至る経過の特徴

● 救急・集中治療において終末期と判断されるに至った原因となる疾患や病態はさまざまであり，終末期の判断や終末期のケアを考えるにあたって重要な要素となります（**表3**）.

表3　疾患による終末期に至る過程の特徴

	現　状	特　徴
突然発症した重篤な疾病や不慮の事故	・不慮の事故，急変事象（CPAなど） ・救命のための治療や処置が実施されている ・前日まで元気だった状態から極めて短い時間経過 ・「脳死とされうる状態」となる場合の治療選択（臓器移植） ・虐待事例への対応	・家族が予期せぬ事態を受け止めきれていない状態で意思決定が求められる ・医療者との関係性が希薄 ・治療限界の判断のタイミングが困難
慢性疾患の悪化	・循環器疾患，血液疾患などの急性増悪 ・長期にわたる治療経過 ・悪化と改善を繰り返し，これまでにも生命の危機状態を乗り越えてきた（救命のチャンスと突然死の可能性）	・主治医と子ども・家族との関係性が深い ・治療限界・予後の判断が困難
予後不良な重症新生児	・13トリソミー，18トリソミー，無脳症など ・出生時より生命予後について示されている ・治療介入の必要性（医学的無益生の有無など）についてもその都度話し合いがもたれている	・主治医と子ども・家族との関係性が深い ・治療限界の判断が困難 ・これまでの意思決定の経過が重要

3. 終末期と判断した後の対応（図1）

①患者または家族の意思の確認（意思決定者の把握）
● 未成年においては15歳前後から一定の判断能力ありとする考えが一般的で，基本的に決定能力をもたない子どもの場合には意思決定は困難であり，親（親権者）が代理意思決定者となります．
● しかし，「児童の権利に関する条約」（1989）ではそれまでの子どもをどう保護するかという観点から「自己の意見を形成する能力のある児童がその児童に影響を及ぼすすべての事項について自由に自己の意見を表明する権利を確保する．（中略）児童の意見は，その児童の年齢および成熟度に従って相応に考慮されるものとする」というように，子どもの自律を尊重するという見方がされるようになっています．

②合同カンファレンス
● 医師・看護師だけではなく臨床心理士，精神科医，医療ソーシャルワーカーなど，多職種

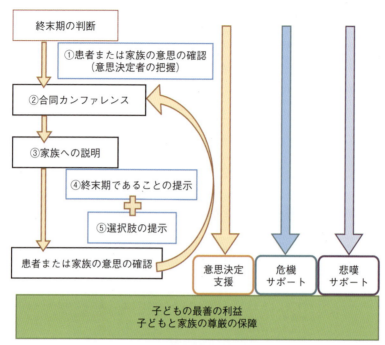

図1 終末期と判断した後の流れ

チームでカンファレンスを実施します.
- 医療チーム内で今患者が「終末期であること」(重症度と緊急性),「意思決定の内容」, 家族の準備性の把握(児の状態の理解, 意思決定者, キーパーソンとその人を支える家族背景など), 病状説明の具体的な日程・場所・同席者について共通認識をもちます.
- 医療者の中で終末期の判断のゆらぎや, 治療そのものが利益になるかどうかに争いがある場合には意思決定者である家族に大きな負担が強いられることになるため, 医療チーム内での総意を得ておくことが重要です.

③インフォームド・コンセント (Informed Consent：IC)
- 対象となる患者は意思疎通をとることが困難である場合がほとんどであり, 子どもの成長発達にかかわらずICの対象は家族となります.
- 集中治療室入室時からさまざまな不安やストレスを抱えている中で, 終末期にあるという事実を知らされることは, 家族にとってさらなるストレスとなり危機状態に陥ることが考えられます. ICと同時に, 家族が危機を回避していけるようにサポートしていく必要があります.
- ICの前には, 家族の危機回避のためのバランス保持要因が十分に機能しているかどうかのアセスメントを行い, 必要なサポートが整った状態で説明が受けられるように調整します (図2).
- 看護師は必ずICに同席し, 病状説明中の家族の反応や理解度, 医療チームの総意が誤解なく家族に伝わっているかどうかの確認を行います.

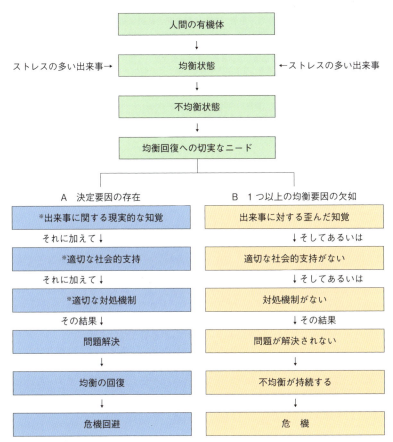

図2 ストレスの多い出来事におけるバランス保持要因の図式
(アギュララ DC（小松源助，他 訳）：危機介入の理論と実際．川島書店，p25，1997 より改変)

④終末期であることの提示
- 終末期であるという事実を知ることは，家族にとってとてもつらく，伝える医療者側のストレスも多大なるものがあります．しかし，ここで「出来事を正しく知覚すること」は家族がこれから意思決定や悲嘆作業を行っていくために最も重要なことです．
- Glaser ら[4]の分類する「医療者―家族間の死の認識に関する文脈（**表4**）」で示される4つのパターンのうち，オープン認識をもつことは，そのプラス面として，患者（家族）が迫りくる死を直視し予期悲嘆を自由に表現できること，死の迎え方についての話し合いを開始できることが挙げられます．
- 清水は，「家族のかかわりに自信がもてないことや相手を気遣う気持ちから，無意識のうちに相互虚偽認識にすり替わっていないか注意する必要がある」[5]と述べています．医療チームと家族の両者がオープン認識をもち，受け止めるべき子どもの「生命予後」または

表4　医療者—患者（家族）間の死の認識に関する文脈

閉鎖認識	・医療者は死を認識しているが，それを表さない（知らせない） ・患者/家族はまったく死を意識しない（疑わない）という状態
疑念認識	・医療者は死を認識しているが，それを表さない（知らせない） ・患者/家族は死を（または医療者を）疑っているという状態
相互虚偽認識	・医療者も患者（家族）も，死を認識しているがそのことに触れない，なかったことのようにふるまう．あるいはタブー視するという状態
オープン認識	・医療者と患者（家族）の両方が「差し迫った死」について知っており，双方が会話などを通じて死を認め合うような状態

(Glaser BG, 他（木下康二 訳）：死のアウェアネス理論と看護—死の認識と終末期ケア. 医学書院, pp29-109, 1988 をもとに作成)

「死の迎え方」に向き合うことを共通認識することが，曖昧な認識から生まれるすり替わりを避けることにもつながります．

⑤選択肢の提示

●子どもの終末期を告げられた家族に対して，今後の「見通し」と「選択肢」を示すことは危機介入の原則です．そのため，家族へのIC時には，「治療限界の告知」とともに「終末期の判断後に与えられる選択肢」（図3）も同時に提示します．選択肢は子ども一人ひとりに合わせて具体的に示します（表5）．

●明確な意思表示が困難な子どもにとっての「最善」は，「本人の意思」ではなく多くは家族（両親）の「意向」を尊重する形となります．しかし，子どもの思いを軽視する場合，家族全体の益のために子どもを犠牲にするように動く場合，その子の現実とかけ離れた希望や意向をもつ場合などは，家族にもケア的対応が必要となります．

●「代諾」する家族の精神的負担は計り知れないものです．清水[6]は，医療者は本人と家族の意思決定プロセスをファシリテーター役として支援する必要があると述べています．

●家族が選んだ選択肢はいつでも撤回・変更できることを十分に説明します．ただし，後戻りできない場合もあることも伝えます．

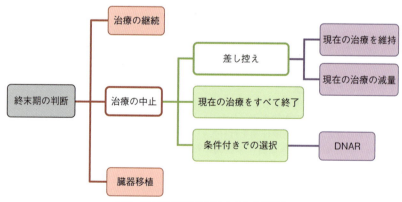

図3　終末期の判断後に与えられる選択肢

表5 終末期における治療の選択肢と実際の措置内容

選択肢			措置内容
治療の継続			あらためて終末期であることを家族に伝え，意思の再確認を行い，再確認までは現在の措置を維持する
治療の中止	差し控え	現在の治療の維持	新たな治療は差し控える
		現在の治療の減量	現在すでに実親されている治療のすべてを減量する，または一部を減量あるいは中止する
	現在の治療をすべて中止		現在行っている措置を含めてすべて終了する
	条件付きでの選択		例えば以下のうち一つまたは複数から選択する ①人工呼吸器，ペースメーカ，人工心肺装置などの生命維持装置を終了する ②人工血液透析，血液浄化などを終了する ③人工呼吸器の設定や昇圧薬の投与量など，呼吸や循環の管理方法を変更する ④水分や栄養などの補給を減量するか中止する ⑤心肺停止時に胸骨圧迫を行わない（DNAR）
臓器移植			適応基準の確認，法的脳死判定

2 小児の脳死判定基準

- 2009年7月「臓器の移植に関する法律の一部を改正する法律（いわゆる改正臓器移植法）」の成立，および2010年7月17日の同法施行により，①家族の忖度による脳死下臓器提供，②15歳未満の小児からの脳死下臓器提供，③親族への優先臓器提供の3つが可能となりました．
- 小児の法的脳死判定基準は，6歳以上の学童・青年に対しては従来からの成人用脳死判定基準（竹内基準）が適応され，6歳未満の乳幼児に対して小児用脳死判定基準（**表6**）が適用されます．成人脳死判定基準概要は**表7**に示します．

表6 6歳未満の小児法的脳死判定基準

1. 対象例
    1) 器質的脳障害により深昏睡・無呼吸を来して人工呼吸を必要とする症例
    2) 原疾患が確実に診断されている症例（頭部 CT ないし MRI 検査による画像診断は必須）
    3) 現在行いうるすべての適切な治療手段をもってしても，回復の可能性がまったくないと判断される症例
2. 除外例
    1) 年齢による除外
       修正齢12週未満（早期産児および在胎週数40週未満の正期産児）または週齢12週未満（在胎週数40週以上の正期産児および過期産児）
    2) 体温，薬物の影響による除外
       ①体温深部温 35℃未満
       ②急性薬物中毒
    3) 疾患による除外
       代謝異常，内分泌疾患
       ＊眼球損傷，内耳損傷，高位脊髄損傷のために脳幹反射の一部や無呼吸テストが実施できないときは，脳幹聴性誘発電位や脳循環検査などの補助検査を加えて総合的に脳死を判定できる可能性はあるが，当面は法的脳死判定の対象としない．
    4) 虐待の可能性による除外
       児童福祉法における「児童」の規定に従って，18歳未満の児童を対象とする．
3. 判定上の留意点
    1) 血圧：年齢不相応の低血圧を避ける
    2) 中枢神経抑制薬については，可能なかぎり血中濃度を測定して有効薬用量以下になってから，半減期などを考慮しながら総合的に判断する．筋弛緩薬使用例では，場合により神経刺激装置を用いてその残存効果がないことを確認する．
4. 必須項目
    1) 深昏睡
       Japan Coma Scale（3-3-9度方式）300，または，Glasgow Coma Scale 3
    2) 瞳孔
       両側とも固定
       瞳孔径は左右とも原則として4mm以上
    3) 脳幹反射の消失
       ・対光反射の消失　　・角膜反射の消失　　・毛様脊髄反射の消失
       ・眼球頭反射の消失　・前庭反射の消失　　・咽頭反射の消失
       ・咳反射の消　　　　・脊髄反射はあってもよい
    4) 脳波活動の消失
       大脳を広くカバーするFp1, Fp2, C3, C4, O1, O2, T3, T4およびCz（10-20国際法）の部位に電極を設置し，基準電極導出法（6導出）
       と双極導出（4-6導出）を合わせて30分以上行う．この間，基準感度10μV/mmの記録と，部分的に感度を上げて，2μV/mmの記録を行う．
    5) 自発呼吸の消失
       無呼吸テストを行う前の条件として，体温は35℃以上，PaO_2 は200 mmHg以上，$PaCO_2$ は35～45 mmHgが望ましい．テストは血圧，心電図，SpO_2 のモニター下に行う．
       方法は，あらかじめ100%酸素投与で10分間以上の人工換気を行い，患者から人工呼吸器を切り離してTーピースでの100%酸素投与（6 L/分）に切り替えて，目視と胸部聴診での呼吸音の聴取により呼吸の有無を観察する．観察終了は $PaCO_2$ が60 mmHg以上になった時点とし，その時点まで呼吸が観察されない場合はテスト結果を陽性と判定する．
5. 判定間隔
    24時間以上

表7 成人脳死判定基準概要

1. 脳死判定の前提条件
   - 器質的脳障害により深昏睡および無呼吸をきたしている症例
   - 原疾患が確実に診断されている症例（CT等の画像診断は必須）
   - 現在行いうるすべての適切な治療をもってしても回復の可能性がまったくないと判断される症例
2. 除外例
   - 脳死と類似した状態になりうる症例
     ①急性薬物中毒
     ②低体温：直腸温，食道温等の深部温が32℃以下
     ③代謝・内分泌障害
   - 15歳未満の小児
   - 知的障害者等，本人の意思表示が有効でないと思われる症例
   （当面，法的脳死判定は見合わせる）
3. 判定基準
   (1) 深昏睡：JCSで300，GCSで3
   (2) 瞳孔の固定・瞳孔径が左右とも4mm以上
   (3) 脳幹反射の消失
       対光反射，角膜反射，毛様脊髄反射，眼球頭反射，前庭反射，咽頭反射，咳反射
   (4) 脳波平坦（少なくとも4導出で30分間以上）
   (5) 自発呼吸の消失（無呼吸テスト）：(1)～(4)がすべて終了した後に行う
4. 観察期間
   2回目の検査は，第1回目の検査終了時から6時間以上経過した時点において行う
5. 判定者
   脳死判定に関して豊富な経験を有し，かつ臓器移植にかかわらない医師2名以上

（平成11年度厚生科学研究費「脳死判定手順に関する研究班」：法的脳死判定マニュアルより抜粋）

3 終末期患者・家族へのケア

● 子どもの死は両親（特に母親）にとっては「1.5人称の死」といわれており，その悲嘆の大きさは最大級に値します．終末期の子どもの家族は，子どもが死んでしまうかもしれないという事実を知ることで，危機的な状況にある中，悲嘆に向き合いながら前述のような意思決定を行っていかなければなりません．

表8 終末期の子どもの家族へのケアのポイント

	起こっていること	介入目標	留意点
危機	心のバランスの不均衡状態	以下のバランス保持要因が適切に機能しているかどうか確認し，変更・促進できるよう支援する ①出来事の正しい認識ができる ②サポート体制が整っている ③対処機構が機能できる	危機介入の5原則に則る 「ただちに（即時）」 「核心に迫る（接近）」 「孤独にさせない（繋留）」 「受け止める（委任）」 「先を予測する（見通し）」
悲嘆	悲しみ	悲嘆作業を促進させる ①現状を正しく理解できている ②感情・思いが表出できる	悲しみは減らせない 「悲しみを減らす」「気をそらす」「前向きにさせる」のではなく，喪失体験と向き合い悲嘆のプロセスをたどれるように支援する．
意思決定	代諾の責任	①事実が正しく伝わっている ②与えられた選択肢を正しく理解できている ③その子にとっての最善の選択ができる ④子どもにとっての最善のケアを実施できる	危機・悲嘆サポートと同時進行での支援が必要 ・与えられた選択肢やケアの「その子にとっての意味や価値」を医療チームと家族が共有しながらともに考えていく ・いずれを選択しても家族の思いを尊重し寄り添う

● そのため家族には，①危機サポート，②悲嘆サポート，③意思決定サポートの 3 つサポートを同時に行わなければなりません（表 8）。

4　小児のエンゼルケア

1. 目　的（表 9）

表 9　エンゼルケア

①患者の尊厳を守る	・外観を元気だった頃の状態に戻すことで，最期の時間をその子らしく過ごせるようにする．
②家族の心のケア	・容貌の大きな変化は家族に深い悲しみを与える．元気な頃とかけ離れた姿では，遺族はなかなか死を受け入れることができない． ・エンゼルケアを家族が行うことで，自分の手で最期のケアができたという満足感や納得感が得られる． ・子どもが元気だった頃の思いを語ることで，亡くなった事実に向き合う時間をつくることができる． ・子どもについて語ることは，子どもの死を受け入れるための大事なプロセスである．
③感染予防	・病原体が患者の体液や傷口から遺族・葬儀業者の他，患者に感染することを防ぐ

2. エンゼルケアの流れ

● 適宜家族の思いを汲み取りながら**表 10** に示すような流れで実施していきます．

表 10　エンゼルケアの流れ

		家　族	看護師
1.	家族との時間をつくる	抱っこなどして過ごしてもらう ※「子どもの死」という事実を認識し，受け止めていくプロセスの始まり	家族にこれからの流れについて説明し，ケアの準備をする
2.	挿入物の抜去	一旦退室してもらう ・抜去や縫合など児の苦痛になる処置があるため． ＊家族の希望があればそばにいてもらってよい．	・抜去後や縫合部，皮膚の損傷がある場合には，目立たない色のテープを貼付する．
3.	排泄物の排出		・基本的に綿球などの詰め物は行わない． ＊詰め物よりも冷却のほうが体液などの漏出予防になる．
5.	全身清拭，沐浴	家族の希望を聞きながら（誰がするか，方法も）実親する ・きょうだい，両親とともに児に触れながら実施する．	
6.	着替え	持参の服または新しい衣服に着替える ・選んだ服にも子どもとの思い出などを語りながら子どもが生きてきた時間を語る場． ・縫合部や抜去部からの排液漏出予防としてテープがはがれている場合には再度貼付し，衣類が汚れないように注意する．	
7.	メイク，整容	元気だった頃の表情に近づけられるように使用する化粧品なども家族と相談しながら施行する ・母の使用しているものを使ってよい． ・口唇の乾燥などについてはワセリンを塗布する．	
8.	合掌	自然な姿勢になるように ・体位や口の開閉についても家族の思いを聞きながら整える．	
9.	片付け	退室まで家族の時間を確保する ・急に離れることで孤独感を感じることがないよう業務的な流れや医療者がそばにいることを伝えて離れる．	

①グリーフケア
- 愛しい人と死別した家族（遺族）は，深い悲嘆（grief：グリーフ）に陥ります．死を受け入れ，悲嘆から立ち直り，再び日常生活に適応していくためにはフィンクやデーケンが示すような悲嘆のプロセスをたどるといわれています（図4）．これらのプロセスを一進一退しながら重なり合って進行し，適応するまでには数年かかるといわれています．
- 悲嘆は軽減したり治癒できるものではありません．悲嘆のプロセスを完了するためには，各段階における課題への取り組み（悲嘆作業：grief work）が必要です（表11）．
- リンデマンは急性の悲嘆症状として心身症的なストレス反応が認められ，正常な悲嘆反応の長さは悲嘆作業のあり方にかかっていると述べています．そして，悲嘆反応が遷延すると病的な症状が現れる可能性があります．
- 悲嘆反応の回復にかかる時間は悲嘆の大きさに比例するともいわれており，子どもの死を経験した人の悲嘆は病的なほど長期にわたる可能性があるため，早期からのサポートが不可欠です．

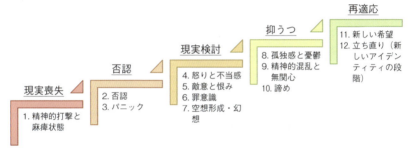

過程	家族の反応
現実喪失（ショックの時期）	情動や現実間隔の麻痺．涙も出ない，体の力が抜けるなどの身体反応．
否認（防衛的退行の時期）	否認や現実逃避などの防衛機制が働く．徐々に不安や緊張感が意識され，不快感を意識化されないために心理的防衛機制が働く．
現実検討（承認に伴う動揺の時期）	否認しながらも避けられない現実に直面する．怒りの感情．涙が止まらない．意欲減退．健康でいることの自責の念が襲ってくる．
抑うつ（承認の時期）	現実検討の作業．さまざまな葛藤を経て現実が受け入れられていく．出来事の受容に対する抑うつ感が体験される．
再適応（出発の時期）	現実を受け入れ死を悼む気持ちのみ残る．悲哀感を乗り越えて新たな方向へ向かうようになる．

図4 フィンクとデーケンによる悲嘆のプロセス
（江角弘道：グリーフケアについて．兵庫教区住職研修会資料，2010 より引用）

表11 悲哀の課題（Worden JW, 2008）
課題1 喪失の事実を受容する
課題2 喪失の苦痛を乗り越える
課題3 死者のいない環境に適応する
課題4 死者を情緒的に再配置し，生活を続ける

表12 きょうだいへのアプローチ方法
1. 子どもをありのままにみること（seeing）
2. 子どもの話を聞くこと（hearing）
3. 子どもに触れてあげること（touching）
4. 子どもと話をすること（talking）

(MaNeil JN：Communicating with surviving children.Parental loss of a child,chapter25. Research Press Company, USA (Illinois), 1986 より引用)

5 きょうだい支援

- 子どもが亡くなると遺されたきょうだいも，遊び仲間，ライバル，自分のモデルを失うこととなり，どの年齢においても大きな影響を受けます．また，両親が悲嘆にくれている姿に，無意識にいい子でいようとすることが多く，一見その変化が目に見えない場合があります．
- 両親の悲嘆反応が強いほど，きょうだいの悲嘆反応も強くなるため早期からの心理的サポート（表12）が必要です．
- きょうだいに起こりうる反応と対応のポイントを両親にも伝え，どのようにケアをするかをともに考えていきます．
- また，臨床心理士や精神科医，ホスピタル・プレイ・スペシャリスト（HPS）など院内で利用できるサポートについてもあらかじめ家族に提示し，必要なタイミングで介入できるように準備しておきます．

> **先輩からのアドバイス**
> - 終末期にある子どもにとって何が最善かを考えることはとても難しいことです．家族は常に迷い，本当にこれでよかったのかと悩みます．これまでの思い出をたどりながらその子を思って選んだその道は，どの選択肢を選んだとしても子どもたちはその家族の思いを感じ，感謝していることを伝えます．
> - 同様にして，医療者も救えなかった命に対して不全感や喪失感を感じます．医療者へのグリーフケアとしてグリーフカンファレンスなど思いを吐露できる場をつくることも大切です．

文献

1) 厚生労働科学研究費補助金厚生労働科学特別研究事業：「小児の脳死判定及び臓器提供等に関する調査研究」小児法的脳死判定基準に関する検討．平成21年度研究報告書，2010
2) 水口　雅：小児における法的脳死判定の実際．脳と発達 44：145-148，2012
3) MaNeil JN：Communicating with surviving children. Parental loss of a child, chapter25. Research Press Company, USA（Illinois），1986
4) Glaser BG, Strauss AL（木下康仁 訳）：死のアウェアネス理論と看護，死の認識と終末期ケア．医学書院，pp47-109，1988
5) 清水称喜：PICUにおける終末期チーム医療のデザイン構築にあたって．小児看護 38(6)：730-737，2015
6) 日本循環器学会，他：循環器疾患における末期医療に関する提言．2010
7) 瀬藤乃理子，他：子どもの死別と遺された家族のグリーフケア．心身医学 44(6)：395-405，2004
8) 江角弘道：グリーフケアについて．兵庫教区住職研修会資料，2010
9) 山本　力：死別と悲哀の概念と臨床．岡山県立大学保健福祉学部紀要 3(1)：5-13，1996

（坂本佳津子）

第 4 章

小児集中治療室で行われる特殊な治療とケア

1. 低体温療法
2. 体外式ペースメーカ
3. NO 吸入療法
4. 高頻度振動換気（HFOV）
5. 急性血液浄化療法
6. ECMO

第4章 小児集中治療室で行われる特殊な治療とケア

1. 低体温療法

> **ここをおさえよう！**
> - ☑ 小児における低体温療法に関するエビデンスや確立された方法はないが，高体温を回避するTTMが重要である．
> - ☑ 低体温療法の適応と判断したら，速やかな冷却，変動幅を抑えた低体温維持，緩徐な復温が重要である．
> - ☑ 低体温療法中，復温時は合併症や有害事象が生じやすいことに留意して観察していく．

1 低体温療法の目的と適応

- 低体温療法は，脳代謝を抑制し有害物質の産生を抑えることで脳神経を保護し，二次的神経組織損傷を予防することを目的としています（表1，2）．

	表1 低体温療法の目的
脳神経障害抑制	・フリーラジカル産生抑制 ・興奮性毒素（グルタミン，カルシウム）貯留抑制
酸素需要低下	・カテコラミン濃度低下 ・脳内熱貯留抑制 ・低酸素血症に対する抵抗性増大
細胞膜安定化	・脳浮腫抑制 ・頭蓋内圧亢進抑制

表2 低体温療法の適応例
・蘇生後の持続する昏睡状態 ・頭蓋内圧亢進のコントロールが困難な場合

- 小児における低体温療法の有益性に関しては，いまだ議論が続いています．院内・院外での心停止に対する低体温療法では神経学的予後や生存率の優位性は認められませんでした．一方で，新生児患者への適応では神経学的予後や生存率での優位性が認められています．
- 現段階では，高体温を避け一定の目標体温を維持する体温管理療法（targeted temperature management：TTM）のコンセンサスが得られています．

2 低体温療法の実際

- 低体温療法の適応と判断されれば，速やかに目標体温まで冷却します．目標体温に達したら，体温の変動幅を最小限に抑え維持します．24～48時間の維持後，ゆっくりと正常体温まで復温し，復温開始後72時間は正常体温を維持します（図1）．
- 患者の冷却は，循環式冷却ブランケット（メディサーム®など）や循環式冷却ジェルパッド（Arctic Sun®など）を使用します（図2）．いずれの方法でも目標体温に近づいてきたら設定温度を少しずつ上げていくことで過冷却を予防します．
- 冷却導入時の補助として，動脈が皮膚に近い部位を冷罨法する方法（図3）や，冷却輸液，冷却生理食塩水による胃洗浄などを行います．VA ECMOなどの体外循環を行っている場合は回路の熱交換器温度を下げることで調整することができます．

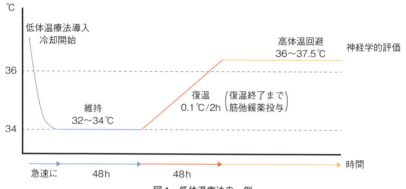

図1　低体温療法の一例

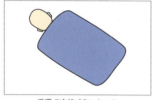
循環式冷却ブランケット
侵襲が少なく簡便

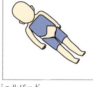
循環式冷却ジェルパッド
熱伝導に優れている

図2　循環式冷却ブランケットと循環式冷却ジェルパッド

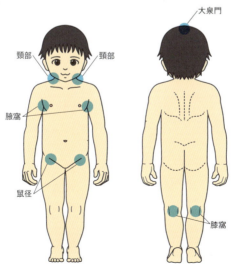

図3　補助的に行う冷罨法の部位

● 低体温療法中の体温モニタリングは，核心温に鋭敏な食道温あるいは膀胱温が望ましいと考えられますが，食道温は経管栄養の影響を受けることがあり，また尿量が著しく低下している場合には，膀胱温の信頼性が低下することに注意が必要です．直腸温は簡便ですが排便時の抜去や核心温変化に対しては鈍感で時間差に留意する必要があります．腋窩温を体表冷却中の体温モニタとして用いることはできません（図4）．

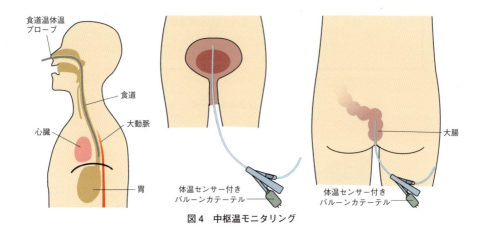

図4　中枢温モニタリング

● シバリングは，患者の苦痛を増すだけでなく，熱産生により体温調整を困難にし，酸素消費量を40～100％増大させるとされ，十分な鎮静，四肢の保温，筋弛緩薬の投与によって予防していきます．

3　低体温療法中および復温時の観察とケア

● 低体温療法中は，低カリウム血症，高血糖，低血圧，凝固障害，肺炎などの合併症が知られています（表3）．

表3　低体温療法の合併症

電解質・糖代謝異常	・低カリウム血症 ・低マグネシウム血症 ・低カルシウム血症 ・高血糖
循環障害	・循環血液量減少 ・徐脈 ・低血圧 ・不整脈
血液凝固障害	・出血
免疫抑制	・肺炎 ・敗血症
その他	・シバリング ・薬物クリアランスの低下 ・褥瘡

- ブランケットやジェルパッド，冷罨法は，末梢循環不全による皮膚障害をきたしやすいため，定期的な観察，末梢保温，除圧や皮膚保護に努めます．肺炎や無気肺形成予防のためにも，積極的に体位変換を行います．脳保護を目的に体位制限がある場合には，徒手的除圧に努めます．
- 低体温中の血液ガスは，PO_2，PCO_2 は過大評価され，pH は過少評価されます．血液ガス測定器の体温補正をしていない場合は注意が必要です（表4）．
- 復温中にも，相対的な循環血液量低下に伴う低血圧（rewarming shock）をはじめ注意すべき問題があります（表5）．

表4 37℃として測定された血液ガスの推測値

pH	0.0012/−1℃
PO_2	−5mmHg/−1℃
PCO_2	−2mmHg/−1℃

(Shankaran S, et al：Whole-boby hypothermia for neonates with hypoxic-ischemic encephalopathy. N Engl J Med 66 (22)：2085-2092, 2012 より引用)

表5 復温中に生じうる問題

- 血管拡張による相対的な循環血液量減少
- 高カリウム血症
- 低血糖
- けいれん
- 脳圧亢進
- 目標体温を超えた高体温
- シバリング

先輩からのアドバイス
- 小児では，体温低下し始めると惰性で過冷却になりがちです．モニタアラーム範囲を狭く設定し，早めかつ細やかな冷却調整が変動幅を少なくするコツです．
- 体表冷却に伴う末梢循環障害は，皮膚障害のみならず，点滴漏れを起こしやすくなることに留意して，ライン選択しましょう．

文献
1) Moler FW, et al：Therapeutic hypothermia after out-of-hospital cardiac arrest in children. N Engl J Med 372(20)：1898-1908, 2015
2) Moler FW, et al：Therapeutic Hypothermia after In-Hospital Cardiac Arrest in Children. E Engl J Med 376(4)：318-329, 2017
3) Shankaran S, et al：Whole-boby hypothermia for neonates with hypoxic-ischemic encephalopathy. N Engl J Med 353(15)：1574-1584, 2005
4) Shankran S, et al：Childhood outcomes after hypothermia for neonatal encephalopathy. E Engl J Med 66(22)：2085-2092, 2012
5) 日本蘇生協議会監：JRC 蘇生ガイドライン 2015. 医学書院，2016
6) 日本脳神経学会・日本脳神経外傷学会監：重症頭部外傷治療・管理のガイドライン，第3版．医学書院，2013
7) Knot J, et al：Therapeutic hypothermia after cardiac arrest-Part 1：Mechanism of action, techniques of cooling, and adverse events. Cor et Vasa 54(4), 2012
8) Polderman KH, et al：Therapeutic hypothermia and controlled normothermia in the intensive care unit：practical considerations, side effects, and cooling methods. Crit Care Med 37(3), 2009

（三浦規雅）

第4章 小児集中治療室で行われる特殊な治療とケア

2. 体外式ペースメーカ

ここをおさえよう！

- ☑ 一時的な不整脈に対する脈の回復を目的として挿入される．
- ☑ 脈が回復しなければ植込み式（恒久的）ペースメーカの適応となる場合がある．
- ☑ 長期挿入や体動などによるリードの位置のずれや断線などによるセンシング・ペーシング不全をきたしやすい．
- ☑ 感染のリスクがあるため刺入部の清潔操作，観察が必要である．

1 体外式ペースメーカの意義

- 刺激伝導系の働きが何らかの原因でうまく働かなくなると，心臓は有効に血液を送り出すことができなくなります．
- ペースメーカはこのような状態に対して，障害に応じた適切な電気刺激を送ることで，正常な心拍数を維持する役割があります．

2 ペースメーカの種類と適応

- 体外式（テンポラリー）と植込み式があります（表1）．
- 体格の小さな小児（20kg以下程度）や心内短絡合併例では静脈塞栓や血栓症の危険を考慮し，心外膜リードが用いられます．
- 心内膜，心外膜リードの種類はスクリューインリードとタインドリードの2種類があります（表2）．
- 通常体外式ペースメーカを装着後1〜2週間しても不整脈が回復しない場合には植込み式への変更が考慮されますが，小児の場合には体格が小さい，成長発達段階にある，長期にわたる管理が必要であるという特徴があり，慎重な検討が必要となります．

表1 ペースメーカの種類

	体外式（TPM）	植込み式（PPM）
期間	一時的（temporary）	恒久的（permanent）
ジェネレーター（本体）	体外	胸壁・鎖骨下・腹壁の皮下
リード（電極）	・心内膜（経静脈）リード ・心外膜（心筋）リード：開心術後 ・経皮電極（パッド） ・経胸壁的穿刺電極	・心内膜（経静脈）リード ・心外膜（心筋）リード
適応	①緊急に治療が必要な場合 ②経過とともに回復が見込める場合	永続的に必要とする場合
適応疾患	・開心術後や心筋炎・心筋梗塞などに伴う徐脈性不整脈や頻脈性不整脈 ・恒久的ペースメーカを植込むまでのつなぎ	・洞不全症候群 ・Ⅲ度房室ブロック ・Ⅱ度房室ブロック（モビッツⅡ型）

表2 リードの種類と特徴

	スクリューインリード	タインドリード
特 徴	コイル状の先端を心筋にねじ込む ＊心筋肥大，右心耳を結紮または切除した患者はこちらを使用 Screwvine （画像提供：日本ライフライン）	先端を肉柱（心室内にある細かい筋肉性のヒダ構造）に引っ掛ける Iso Flex™ Optim™ Lead （画像提供：アボット）
メリット	・脱落しにくい ・中隔に留置できるため心房性不整脈を抑制できる ・心尖部ペーシングより心機能低下を起こしにくい ・リードが抜去しやすい	・手技が簡便で短時間でできる
デメリット	・穿孔が起こりやすい（特に心房側）	・脱落が起こりやすい ・心房は心耳，心室は心尖部ペーシングしかできない ・リードが抜去しにくい

3 ペースメーカの機能とモード

1．ペースメーカの機能（表3）

表3 ペースメーカの機能

刺 激 pacing	・ジェネレーターが電気刺激を出す機能 ・心臓を興奮させる最小の刺激（閾値）の設定の調整が必要	
感 知 sensing	・心臓の自発的興奮をジェネレーターが心筋興奮と認識する機能 ・どの程度の波高を感知するかの感度の設定が必要	
反応様式	抑 制 inhibit	・設定心拍数の周期より早い段階で興奮を感知した場合に刺激を抑える機能 ・周期を超えて興奮が感知されない場合には刺激されるため設定数に合わせて電気刺激が出される
	同 期 trigger	・心房の興奮を感知し，タイミングを合わせて心室に電気刺激を出す機能 ・より生理的な心臓の動きに近づけるため心房収縮と心室収縮のタイミングを合わせる（VDDとDDDで可能）

2．ペースメーカのモード

- ペースメーカモードは通常図1のように示され，1文字目にペーシング部位，2文字目にセンシング部位，3文字目に心房・心室の興奮感知後の機能を表します．
- リード挿入の位置（心房，心室，心房・心室両方），疾患によりモードを設定します．主な設定と適応疾患を表4に示します．
- 生理的順次性を維持したペーシング（AAI，DDD）はオーバードライブ効果により洞不全症候群に伴う心房細動の発生を抑制するといわれています[1]．

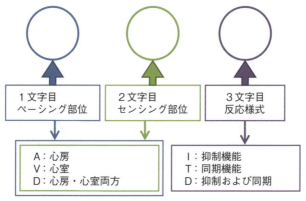

図1　ペースメーカモードの表示

表4　主なペースメーカモードと適応疾患

	AAI	VVI	DDD
ペーシング部位	心房	心室	心房＋心室
センシング部位	心房	心室	心房＋心室
反応様式	抑制	抑制	抑制＋同期
特徴	・生理的順次性が保たれる ・電極が1本なので電池の消耗が少ない	・心房と心室の収縮の順次性が保てないためDDDに比べ心拍出量は約20％低下する ・心房に逆行性に興奮が伝わることに伴う心拍出量の低下などがみられる	・生理的順次性が保たれる． ・心房・心室2本のリードが必要
適応疾患	洞不全症候群（房室伝導障害，心房細動がない場合）	房室ブロック，徐脈性心房細動，洞不全症候群	房室ブロック，洞不全症候群，低心拍出量症候群

4　体外式ペースメーカ装着中の看護のポイント

1. ペースメーカ設定の確認

●表5に示す項目（モード，レート，出力，感度，AV間隔）の設定を確認します（図2）．

表5　ペースメーカの設定

	確認のポイント
モード	児の病態に合った設定になっているか
レート	ペースメーカ挿入前の心拍数はどれくらいか
出力（output）	ペーシング不全，横隔膜ペーシングはないか ＊体外式は主に電流（mA），植込み式は電圧（V）
感度（sense）	センシング不全はないか
AV間隔	自己脈のPQ間隔時間より短くなっていないか（正常のPQ間隔は0.2秒以内）

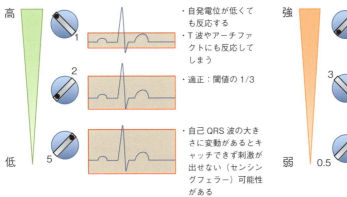
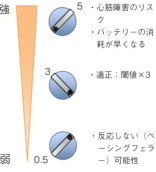

図2 感度・出力の閾値の考え方

2. ペースメーカ心電図の観察

● モードに合った有効なペーシングが行われているか，心電図を見て確認します（図3，表6）．

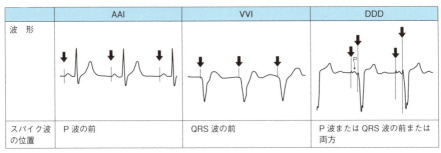

図3 正常ペーシング波形

表6 ペーシングの方法と特徴

	方　法	適　応	特　徴
経皮	・ペーシングパッドを心臓を挟むように胸骨左縁と背部左肩甲骨の下に貼る	・高度な徐脈や心拍停止よる意識消失をきたす場合	・時間の余裕がなく緊急的に実施 ・苦痛を伴うため適切な鎮痛・鎮静が必要 ・ペーシングの継続が必要な場合は経静脈的ペーシングへ移行する
経静脈	・透視下で，内頸静脈または大腿静脈にシースを挿入し，そこから電極を右心室に留置する	・高度徐脈や心停止，またはそれらの不整脈の出現リスクの高い心臓手術後 ・頻脈に対するオーバードライブ	・最もよく用いられる ・心室ペーシングであり VVI 型が主に使用される
心外膜	・電極を目的に応じて心房，心室または両方に固定される	・心臓手術後の徐脈	・主に心臓手術後や小児または心内短絡路があり静脈塞栓や血栓症のリスクがある場合に施行
経食道	・経食道的に電極を挿入する	・機能不全症候群，発作性上室頻拍症など	・非侵襲的なペーシングが施行できる ・心房ペーシングであり房室伝導障害がある場合は無効

● 以下の状態に異常がみられる場合には，患者の症状とバイタルサインを確認し，医師に報告します．ペースメーカ機能不全を示す波形を**表7**に示します．
　①波形と刺激が同調しているか
　②自己リズムか，ペーシングリズムか，混合リズムか
　③リズムは整か不整か
　④心拍数はペースメーカのレート設定に合っているか
　⑤ペーシング波（スパイク）は刺激されるべき部位に先行して規則的に出ているか

表7　ペースメーカ機能不全を示す波形

	主な要因	対応策
ペーシング不全 ・スパイクが入っているが続くべきP波，QRS波がない ・脈拍減少，アダムス・ストークス発作の出現	・出力設定が不適切 ・リードの留置位置や固定の異常 ・電池の消耗	・電池残量の確認・交換，接続部の緩みや断線の有無を確認し必要時交換する ・出力の設定を上げる
センシング不全（アンダーセンシング） ・自己の心拍と無関係にスパイクが出る ・スパイクオンT現象，VT，VFの出現	・感度設定が不適切 ・リードの留置位置や固定の異常	・電極の位置の確認 ・感度の設定を下げる ＊スパイクがT波上に出ると心室細動や心室頻拍に移行するリスクがある
センシング不全（オーバーセンシング） ・自己波以外の物（筋電図など）を誤認し必要なスパイクが出ない ・徐脈，アダムス・ストークス発作の出現	・感度設定が不適切 ・リードの留置位置や固定の異常	・感度の設定を上げる

3. 感染予防・早期発見

- 挿入部にはフィルムドレッシング材を貼付し清潔保持に努め，発赤や腫脹，滲出液の有無を観察します．
- 感染を起こした場合には，抜去の適応となります．

4. 安全管理（表8）

表8 ペーシングリード管理方法と抜去時の対処

管理上の注意点	抜去時の対処
・固定は電極カテーテル挿入部で皮膚と電極カテーテルを縫合固定する ・カテーテル自体でループを作りテンションを防止する．さらに屈曲・閉塞・動揺がないように関節可動域や動作を考慮してテープ固定する ・電極カテーテルとジェネレーター接続部は緩みやすいため固定を確実にし，ジェネレーターの重みによりカテーテルにテンションがかからないように袋に入れるか紐で吊るすなどの対応をする	・カテーテルの先端を確認し残存がないか確認する ・カテーテル抜去部の止血の確認 ・心電図モニタで脈の確認をし，経皮ペーシング用パッドを胸部に貼り，患者の状況により，ペーシングを開始する

（日本集中治療医学会看護部会：チューブ別管理方法と抜去時の対応，2010 より引用）

- 小児は発汗しやすく，また皮膚が非薄なため粘着性の弱いテープを使用せざるを得ない場合があり固定テープが外れやすいためこまめな観察が必要です．
- また，体動や引っ張ったりすることによる断線や離脱，接続が外れる可能性があるため，固定方法の工夫が必要です（図4）．

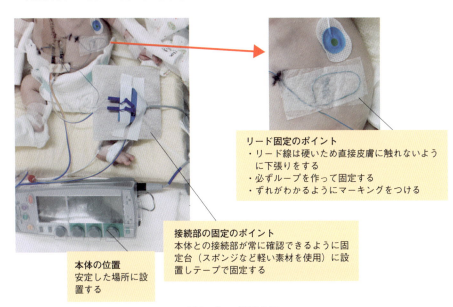

リード固定のポイント
- リード線は硬いため直接皮膚に触れないように下張りをする
- 必ずループを作って固定する
- ずれがわかるようにマーキングをつける

接続部の固定のポイント
本体との接続部が常に確認できるように固定台（スポンジなど軽い素材を使用）に設置しテープで固定する

本体の位置
安定した場所に設置する

図4 テープ固定の例

- 予定外抜去時には，体動により確実なモニタリングができなかったり，興奮状態により不整脈出現のリスクも高くなるため，安静が図れるよう発達段階に応じた精神的サポートも重要です．
- 電池の消耗は勤務ごとに確認し，交換時は医師とともに実施します（予備電池は常に準備しておく）（表9）．

表9 体外式DDDペースメーカ3085の場合の連続使用時間の目安

DDDモード（レート72ppm，8V出力，500Ω負荷）	4日間（アルカリ電池使用時）
	8日間（リチウム電池使用時）

- 誤作動防止として勤務交代時には設定の確認と合わせてロックがかかっていることを必ず確認します．

先輩からのアドバイス
- 循環血液量の不足，低酸素，電解質異常，発熱，痛みやストレスなどの術後不整脈を誘発しやすい因子を理解し，変化を予測して観察しましょう．
- 体動によりアーチファクトを生じやすいため心電図の電極を貼る位置にも注意が必要です．波形の変化に合わせて他の循環不全のサインがないか注意して観察しましょう．

文献
1) 石川利之：心房ペーシングによる心房細動予防．心臓 36(12)：883-892，2004
2) 岩本眞理：ペースメーカーのすべて 1. 日小児循環器会誌 30(5)：534-542，2014
3) 吉村 学，他：心臓ペースメーカーの原理，適応，モード選択．日臨麻会誌 32(3)：448-460，2012
4) 循環器病ガイドラインシリーズ：不整脈の非薬物治療ガイドライン（2011年改訂版）
5) 竹内大二：小児に対するペーシング治療．人工臓器 40(3)：165-169，2011
6) 小児循環器学会小児不整脈の診断・治療に関する検討委員会：小児不整脈の診断・治療ガイドライン，pp41-42，2010

（坂本佳津子）

第4章　小児集中治療室で行われる特殊な治療とケア

3. NO 吸入療法

ここをおさえよう！

- ☑ 一酸化窒素（Nitric Oxide：NO）は血管内皮細胞で生成され平滑筋細胞を弛緩させる情報伝達物質であり，経気道的に投与することで選択的に肺血管を拡張させる．
- ☑ NO 吸入療法の適応は，新生児遷延性肺高血圧症，心臓手術の周術期における肺高血圧（Pulmonary Hypertension：PH），重症呼吸不全での酸素化の改善である．
- ☑ NO 減量中の PH 症状の出現に注意する．

1　NO 吸入療法の目的

- ●肺血流の増減は肺動脈の平滑筋の収縮・弛緩によって調節されており，NO は生体内では平滑筋の弛緩など数多くの生理作用をもっています．
- ●NO 吸入により，良好に換気されている肺胞周囲の血管が拡張し血流が増加するため，肺血流は換気されていない肺胞から換気されている肺胞へ再分布され，換気血流比の不均衡が是正され酸素化が改善し，動脈血酸素分圧が上昇すると考えられています（図1, 2）．
- ●生体内でも NO はさまざまな物質と結合しやすく，適度な量ならば生命維持に不可欠な生理作用をもちますが，過剰に生成されると生体に有害な作用を起こし，細胞障害性をもつため注意が必要です．

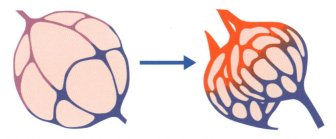

NO 吸入療法により，肺血流が増加し酸素化が促進される．NO は肺血管内でただちに不活化されるため，全身作用が少なく，肺動脈圧を選択的に下げることができる．

図1　NO による肺血管の作用

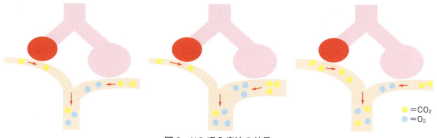

図2 NO吸入療法の効果

（宮坂勝之，他：肺循環障害とNO. CLINICIAN 43(456)：64-70, 1996 を参照して作成）

2 NO吸入療法の適応

- 2008年，医薬品「アイノフロー®吸入用800ppm」（以下，アイノフロー）の薬事承認がなされ，新生児のPHを伴う低酸素性呼吸不全の改善に対し診療報酬が算定されましたが，2015年より心臓手術の周術期におけるPHの改善も診療報酬算定の対象となりました（表1）。
- 小児の場合，主な適応対象はグレン手術後やフォンタン手術後，高肺血流性PHの心内修復術後，シャント手術後，先天性横隔膜ヘルニア修復術後などです。
- 診療報酬の対象ではありませんが，種々の重症呼吸不全で酸素化が悪い場合，NOは酸素化を改善する可能性があるため，インフォームド・コンセントを得たうえでNO吸入療法を施行します。
- NO吸入療法施行はいずれの場合も，酸素化が非常に悪く，既存の呼吸管理を強力に行っても反応が乏しい場合に限られます。

表1 NO吸入療法適応患者

NO吸入療法 （アイノフロー）	対象疾患		対象者
			新生児〜成人
診療報酬対象	新生児のPHを伴う低酸素性呼吸不全		新生児のみ○
	心臓手術の周術期におけるPH	先天性心疾患修復術	○
		補助人工心臓植込み術	○
		弁膜症手術	○
		その他	○

＊診療報酬対象外ではあるが重症呼吸不全（ARDSなど）では同意のもと使用

3 NO吸入療法のメカニズム

- 気体であるNOは経気道的に投与可能で，吸入されたNOは，肺胞から肺血管平滑筋に拡散し，グアニル酸シクラーゼ（soluble guanylate cyclase：GC）を活性化し，環状グアノ

シンーリン酸(cyclic GMP：c-GMP)濃度を上昇させることにより肺血管を拡張します(図3).
● 現在はアイノフローの投与装置である NO ガス管理システム，アイノベントおよびアイノフロー DS が主に使用されています．
● 人工呼吸器にアイノベントまたはアイノフロー DS を接続し，NO を供給します(図3〜5).
● ハイフローセラピー下の NO 投与は可能であり，約 2L/kg 以上の酸素流量であれば人工呼吸器同様に NO 濃度も安定して供給されることが報告されています（図6).

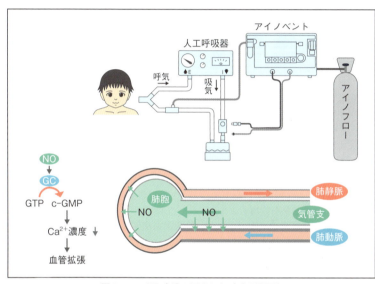

図3　NO 吸入療法の原理および呼吸器回路
（三上正記：一酸化窒素（NO）療法導入までの経緯と現状. Medical Gases 13(1)：18-20, 2011 より引用）

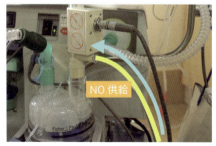

図4　NO の接続

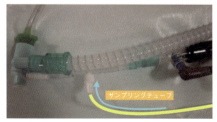

図5　サンプリングチューブの接続

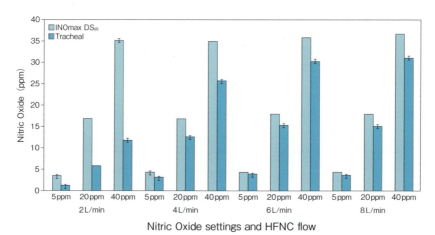

図6 3kg乳児，ハイフローセラピーにおけるNO設定値と気管NO濃度の測定
(Robert M, et al：Nitric Oxide Delivery by Neonatal Noninvasive Respiratory Support Devices. Respiratory Care 60(2)：219-230, 2015 より引用)

4 NO吸入療法中の観察点

- 吸入濃度20ppmでNO吸入療法を開始します．設定濃度の観察だけでなく，SpO_2モニタ，動脈血液ガスなどで効果を観察します．
- 急に減量・中止した場合はPHが増悪し，低酸素血症が引き起こされ，治療中止後にPHクリーゼに至ることがあります．
- NOは酸素と結びつき，二酸化窒素（NO_2）が産生されます．酸素濃度が高ければ，NO_2の生成も増加します．NO_2は強い酸化作用を示して細胞を傷害するため，気道粘膜や肺組織の障害，肺水腫などの原因となります．
- NOを吸入すると，ヘモグロビンによって解毒され，結果としてメトヘモグロビン（MetHb）が増加します．MetHbは酸素を運搬することができないため一定量（2.5％）以上に増加すると，低酸素血症を起こします（表2）．
- NOは薬物相加作用もあるため注意が必要です（表3）．

表2 NO吸入療法中の観察点

観察のポイント	対応
PH症状，PHクリーゼの予防・早期発見	酸素化，PH症状（中心静脈圧上昇，血圧低下，SpO_2低下，心拍数変化：頻脈→徐脈）の観察 リバウンド防止のため5ppm以下では1ppmずつ数時間〜1日かけて1ppmまで下げていき，最終的に中止する
NO供給機器のアラーム	接続の確認，ボンベ開栓・残量確認
MetHb血症の有無（MetHbレベル＜2.5％を保つ）	1日数回血中MetHbを測定する 吸入NO濃度を下げる
NO_2＜0.5ppmを保つ	吸入ガス中NO_2濃度を測定する 吸入NO濃度，O_2濃度を下げる
NO_2による環境汚染の懸念（個室等の場合）	換気を行う，病室中に放散させないよう排気を行う

表3　NOによる薬物相加作用

薬剤名	臨床症状
低酸素性呼吸不全の治療に用いられNOを供給する薬剤 ・ニトロプルシドナトリウム ・ニトログリセリン	相加作用により血中MetHb濃度が増加し、酸素運搬能が低下する可能性がある．併用する場合、血中MetHb濃度を十分観察する．

5　NO吸入における看護上の注意点

- 現在はNO供給機器が普及しており、機器に示されたNO濃度、NO_2濃度の観察（図7）も重要ですが、特にNO濃度減量中はPH症状のモニタリングが重要です．
- NO投与の結果、肺血流増加に伴う肺水腫が生じていないか観察する必要もあります．
- PHクリーゼや人工呼吸器異常に備え、徒手換気時にもNOを使用することのできるアイノブレンダー（NO供給機器付属）を必ずセットアップします（図8）．

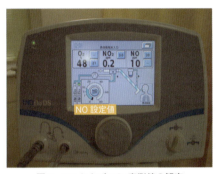

図7　NOおよびNO_2実測値の観察

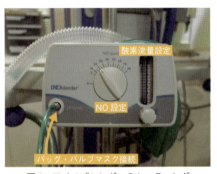

図8　アイノブレンダーのセッティング

文献

1) 三上正記：一酸化窒素（NO）療法導入までの経緯と現状．Medical Gases 13(1)：18-20, 2011
2) Robert M, et al：Nitric oxide delivery by neonatal noninvasive respiratory support devices． Respiratory Care 60(2)：219-230, 2015
3) 植田育也：NOの使用方法．呼吸器ケア 3(2)：183-188, 2005

（池辺　諒）

第4章　小児集中治療室で行われる特殊な治療とケア

4. 高頻度振動換気（HFOV）

ここをおさえよう！

- ☑ HFOVは，一般的な人工呼吸法と比較し，小さい1回換気量と高い平均気道内圧により適切な肺容量維持を目指す換気法である．
- ☑ HFOVは，気道の開通性と高い平均気道内圧（mean airway pressure：MAP）の維持が重要である．
- ☑ 高い平均気道内圧を維持することから全身に与える影響を理解し，適切な全身管理が重要である．
- ☑ HFOV装着中は，一般的に酸素化指数（oxygenation index：OI）を治療の指標として用いている．

1　HFOVの目的

● 高頻度振動換気（high-frequency oscillatory ventilation：HFOV）は急性呼吸窮迫症候群（acute respiratory distress syndrome：ARDS）などの低い肺コンプライアンス疾患に対して，比較的高いMAPと解剖学的死腔より小さい1回換気量により通常の人工呼吸管理と違い，肺損傷を抑えられると考えられています．すなわち，肺保護戦略を目的とした人工呼吸管理であるといえます．

2　HFOVの適応

● 一般的な人工呼吸器（conventional mechanical ventilation：CMV）で管理困難な重症呼吸不全の症例が適応ですが，閉塞性の肺障害などにおいては，末梢の肺胞まで振動が届かない理由から有効な換気が得られない可能性があります．OIを指標として段階的に評価・介入します．表1に導入基準の一例を示します．

表1　HFOV適応の一例

- ・OI＞20のARDSにおける救命治療（rescue therapy）
- ・間質性肺気腫（pulmonary interstitial emphysema：PIE），気胸などのair leak syndromeにおける低肺容量戦略

＊原則，OI＞20の低肺コンプライアンス疾患に適応を有し，低い平均気道内圧を保つためにあえて用いることがある．気道抵抗が高い病態は，振動効率が低下し一般的に適応はないとされる．

OI（oxygenation index）＝$100 \times mPaw \times F_iO_2/PaO_2$

（東京都立小児総合医療センター救命集中治療部）

3　HFOVのメカニズム

● HFOVは，高頻度に気流を切り替えることにより，12〜15Hz（600〜900回/min）に及ぶ換気を行います．その換気量（振動）は，気道内を伝搬する過程で徐々に減衰し，肺胞レベルでは解剖学的死腔よりも小さくなります[1]．また，振幅幅は末梢にいくにつれ減弱しますが，MAPは一定です．このことから通常の換気様式と大きく異なります．

- HFOVは従来型の人工呼吸器と比べて圧振幅が小さいまま，高い平均気道内圧（mean airway pressure：MAP）を維持できる人工呼吸療法です（**図1**）．

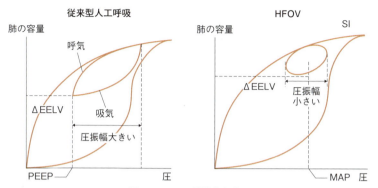

図1　HFOVの機器としくみ
（三浦規雅：小児の特殊な人工呼吸療法．"新人工呼吸ケアのすべてがわかる本"道又元裕 編．照林社，p345，2014 より引用）

- 従来型の人工呼吸器と比べて，回路口元での圧振幅は大きく，肺胞レベルでの圧振幅は非常に小さくなっていますが，一方でMAPは一定に保つことを示しています（**図2**）．

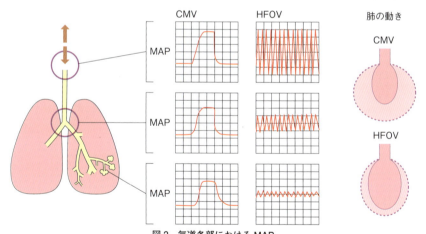

図2　気道各部におけるMAP
（三浦規雅：小児の特殊な人工呼吸療法．"新人工呼吸ケアのすべてがわかる本"道又元裕 編．照林社，p346，2014 より引用）

4　HFOVのガス交換の機序

- HFOVにおけるガス交換の機序は完全に明らかにされていませんが，主に考えられている機序を図3に示します．通常のCMVのガス交換でも関与している直接対流，分子拡散に加えてTaylor拡散，振子様ガス運動，非対称性気流速分布，心原性混合がかかわるとされています[1]．

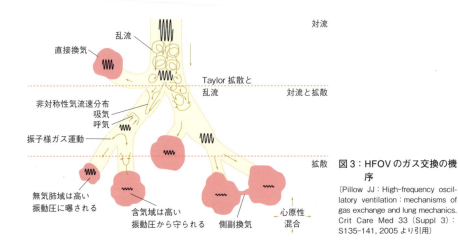

図3：HFOVのガス交換の機序

(Pillow JJ：High-frequency oscillatory ventilation：mechanisms of gas exchange and lung mechanics. Crit Care Med 33（Suppl 3）：S135-141, 2005より引用)

5 患児の観察ポイント（表2）

表2　患児の観察ポイント

観察項目	観察のポイント
胸郭，腹壁，大腿にかけての振動の減弱，左右差の有無（図4）	分泌物の貯留，回路内路結露の貯留，気管チューブや回路の屈曲などが考えられる．また，チューブ位置の変化や気胸の可能性もある．
血圧の低下，心拍数の変動，チアノーゼ，努力呼吸の出現，末梢冷感など（図5）	高い平均気道内圧をかけることで胸腔内圧が上昇し，静脈還流が減少することから血圧が低下する．特にSIをかけるときは血圧低下に注意する．
意識レベル，瞳孔不同の有無，けいれんなど	高い平均気道内圧により，脳からの静脈血の還流が阻害され，頭蓋内圧亢進症状を起こす可能性がある．
分泌物の量・性状	分泌物が多いと振動が肺胞に伝わらず，HFOVの治療効果がなくなる．
鎮痛・鎮静の評価	患児の苦痛の軽減と安全性の確保，酸素消費量の低減，肺の圧外傷を予防するため，鎮痛・鎮静スケールを使用して評価，管理する．

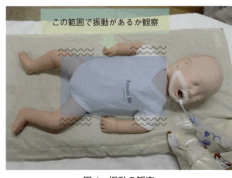

図4　振動の観察

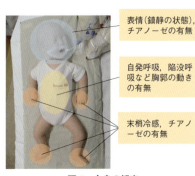

図5　全身の観察

1. HFOVの設定と実測値の定期的な観察

- 指示されたMAP, 振動数, ストロークボリュームなど設定値と実測値の観察を行い, 値に変動がある場合は, 医師に報告します.
- 呼吸回路内につくられた振動の圧（アンプリチュード）は, 口元で測定されており, 実際に伝わる振動は図6のように小さくなります. アンプリチュードの低下の原因は, 分泌物貯留の貯留・期間チューブの屈曲・回路内に結露が貯留している可能性があります.
- 一般的に振動数は表3のように導入されています.
- PaO_2と$PaCO_2$の血液ガスデータを確認し, 表4の項目で調整します.

表3 振動数の基準値
（15 Hz＝1秒間に15回の振動）

新生児	15 Hz
小 児	12 Hz
成 人	10 Hz

表4 設定調整

PaO_2の調整	平均気道内圧, F_iO_2
$PaCO_2$の調整	ストロークボリューム, 振動数

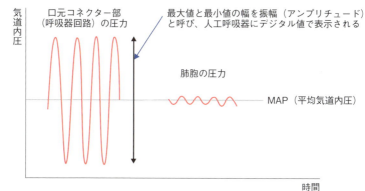

図6 HFOVの気道内圧
（松井 晃：完全版新生児・小児ME機器サポートブック. メディカ出版, p246, 2016より引用）

6 看護上の注意点（表5）

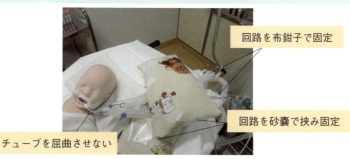

図7 回路固定方法の一例

表5 看護上のポイント

バイタルサイン測定	心音を確認する際は,振動により聴き取りにくい場合は,手動換気中などに確認する.
頭部挙上	高い平均気道内圧を維持するために,胸腔内圧の上昇,静脈還流障害による頭蓋内圧亢進,VAP予防のため頭部挙上とする.
回路の固定・屈曲に注意	HFOVの回路は振動を肺胞に伝えるため硬く,重い.気管チューブの位置のずれや屈曲に注意する.回路の固定方法には細心の注意が必要である(図7).
回路内の水の貯留に注意	回路の水の貯留は,有効な振動が得られないため定期的な観察と除去を行う.回路の水払いを行う際は,肺容量を低下させないよう注意が必要である.
体位変換	体位変換を実施する場合は,回路を管理する役割,患者の体位を整える役割など,複数のスタッフで安全に行う.
褥瘡予防・医療関連圧迫損傷予防	定期的な除圧と体格にあった体圧分散マットレスを使用するなど褥瘡予防に努める(図8).しかし,褥瘡や医療関連圧迫損傷は体圧分散マットレスやドレッシング材の使用だけでは予防できない.特に後頭部は皮下組織や筋肉が少ないため,障害が起こりやすく体幹とともに看護師の手で頻繁に除圧を行う(図9,10).回路の水の貯留は,有効な振動が得られないため,定期的な観察と挿管チューブによる口角への圧迫を避けるために皮膚保護剤の使用も考慮する.
吸 引	分泌物が貯留すると振動が減弱するため吸引のタイミングとなる.吸引回路の着脱によって,肺容量が低下するため十分な新吸気(sustained inflation:SI)(図11)を用いて肺容量を再確保する.閉鎖式吸引を行うなどを肺胞虚脱の予防に努める.

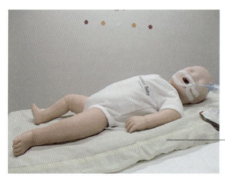
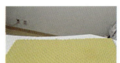

新生児・乳児・学童以上は,ソフトナース,3kgまでNケア®マットレスというように体重に合わせて適切な体圧分散マットレスを選ぶ

図8 体圧分散マットレス

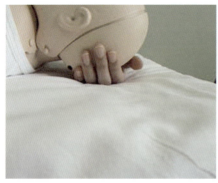

図9 後頭部の除圧

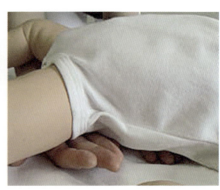

図10 臀部～背部にかけて除圧

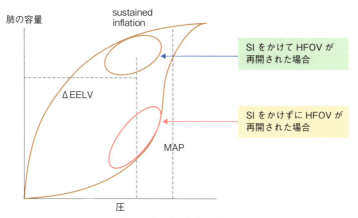

図11 深吸気(SI)の効果

(三浦規雅:小児の特殊な人工呼吸療法."新人工呼吸ケアのすべてがわかる本"道又元裕 編.照林社,p349,2014 より引用)

> **先輩からのアドバイス**
> ● HFOVは,十分な肺容量と高い平均気道内圧を維持することで換気の効果を期待します.HFOVの効果は十分か,それを妨げていないか観察することが重要です.
> ● HFOVは,一般的な人工呼吸管理とは違い平均気道内圧を維持することが重要です.小児の気道の特徴を十分理解したうえで気道管理ができるようにしましょう.治療に伴う合併症を予防し,小児にとって安全で苦痛が少ないケアを提供することが重要です.

文 献

1) 齊藤 修:小児の人工呼吸器管理.INTENSIVIST 4(3):473-487,2012
2) 齊藤 修:HFOV.救急・集中治療 22(3・4):356-363,2010
3) 三浦規雅:小児の人工呼吸管理―小児の特殊な人工呼吸療法."新人工呼吸ケアのすべてがわかる本"道又元裕 編.照林社,pp345-351,2014

(新井朋子)

第4章 小児集中治療室で行われる特殊な治療とケア

5. 急性血液浄化療法

ここをおさえよう！

- ☑ 血液浄化療法の種類は，除去したい物質や臓器障害に応じた選択がされる．
- ☑ 回路の仕組みと警報の意味を知ることで，迅速な原因検索と対応を行うことができる．
- ☑ 小児においては，循環動態や体温への影響は大きく，急激な血圧低下や体温変化を予測した対応が求められる．

1 急性血液浄化の仕組みと種類

● 血液浄化療法の種類は，除去したい物質や臓器障害に応じて選択されます．小児急性血液浄化療法では，少量ずつ持続的に透析を行うために物質の移動も緩徐で循環動態への影響も少ない持続的血液透析（continuous hemodialysis：CHD）や持続的血液透析濾過（continuous hemodiafiltration：CHDF）が多く行われます（図1～3）．

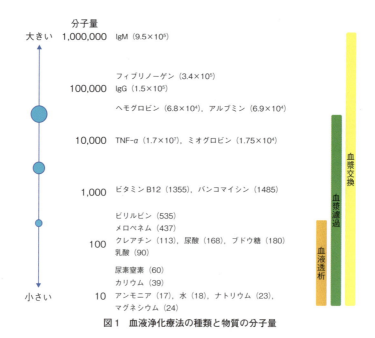

図1 血液浄化療法の種類と物質の分子量

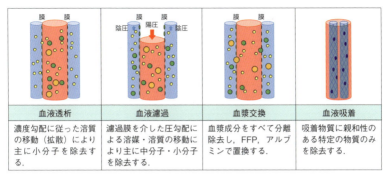

図2 血液浄化の種類と原理

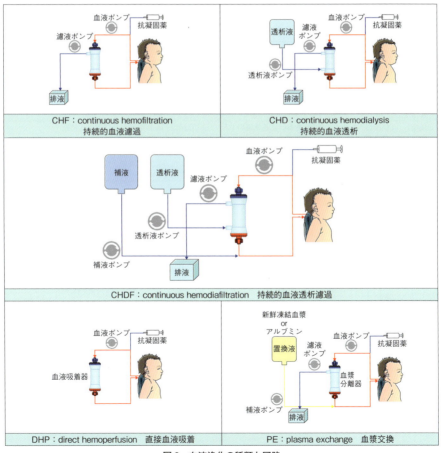

図3 血液浄化の種類と回路

2 急性血液浄化療法の適応

●急性血液浄化療法の適応として，急性腎障害（acute kidney injury：AKI）に対する腎的適応（renal indication）と非腎的適応（non-renal indication）に分けられます（**表1，2，図4**）。

表1　急性血液浄化療法の適応

renal indication	non-renal indication
・高度の電解質異常 ・酸塩基平衡異常 ・尿毒症 ・治療抵抗性の浮腫や溢水に伴う障害 ・輸液過負荷 ・輸液スペースの確保	・敗血症 ・急性心不全 ・肝不全 ・ARDS ・重症急性膵炎 ・先天性代謝異常に伴う高アンモニア血症や重度のアシドーシス

表2　AKI 診断基準と重症度分類（KDIGO ガイドライン）

定義	1. 血清クレアチニン値が 48 時間以内に 0.3mg/dL 異常上昇 2. 血清クレアチニン値が 7 日以内の基準値から 1.5 倍上昇 3. 尿量 0.5mL/kg/h 以下が 6 時間以上持続

＊上記を1つでも満たせば AKI と診断する

重症度	血清クレアチニン基準値	尿量基準
Stage1	0.3mg/dL 以上の増加，あるいは基準値の 1.5〜1.9 倍上昇	0.5mL/kg/h 未満が 6 時間以上持続
Stage2	基準値の 2.0〜2.9 倍上昇	0.5mL/kg/h 未満が 12 時間以上持続
Stage3	4.0mg/dL 以上の増加，あるいは基準値の 3.0 倍上昇あるいは腎代替療法開始	0.3mL/kg/h 未満が 24 時間以上持続あるいは 12 時間以上の無尿

＊＊血清クレアチニン値と尿量による重症度分類ではより重症度の高いほうを採用する

（KDIGO Clinical Practice Guideline for Acute Kidney Injury. Kidney Int 2：1-138，2012 より引用）

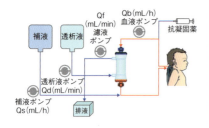

	種類	Qb (mL/kg/min)	Qd (mL/h)	Qf (mL/h)
急性腎障害	CHD	2〜5	Qb× 0.2〜0.5	—
急性肝不全	CHDF	5	Qb×1〜2	Qb の 5〜20%
先天性代謝異常	CHD	3〜10	Qb×1〜2	—
敗血症/多臓器不全	CHDF	2〜5	Qb×0.3〜1	Qb の 20% まで
薬物中毒	HP HD	2〜5 2〜5	— Qb×2	—

図4　適応に応じた初期設定の一例
（伊藤秀一，他 監：小児急性血液浄化療法ハンドブック．東京医学社，p40，2013 より引用）

3 バスキュラーアクセスとカテーテル

- バスキュラーアクセスは，血管の同定が容易な内頸静脈，あるいは大腿静脈が第一選択となります（図5）．特に，右内頸静脈は，心房までの距離が短く走行も直線的であり，血液浄化療法に適しているといえます．

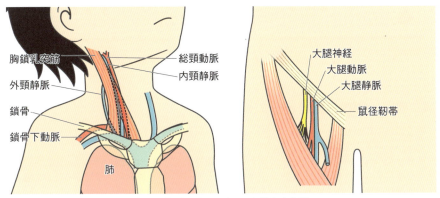

図5　バスキュラーアクセスに適した血管

- 乳幼児では頸部あるいは鼠径部の平面が短く，また，留置カテーテルが細い（表3）ため，頸部の回旋や股関節の屈曲によってカテーテルが屈曲し，透析が停止することがあります．

表3　ダブルルーメンカテーテルのサイズの目安

体重（kg）	カテーテル（Fr*）
2〜10	68
10〜20	8
20〜40	10
40〜	12

*1Fr=1/3mm（0.33mm）
（伊藤秀一，他 監：小児急性血液浄化療法ハンドブック．東京医学社，p40，2013 より引用）

- 大腿静脈では，内頸静脈よりもカテーテル関連血流感染（catheter related blood stream infection：CRBSI）の発生率が高いとされています．
- 透析に用いられるダブルルーメンカテーテルには，サイドホール型とエンドホール型があります（図6）．

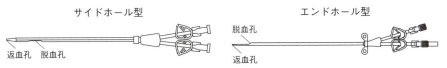

図6　ダブルルーメンカテーテルの種類

- 循環血液量が不十分であったり，脱血孔と血管壁が接することで，脱血不良となり透析が停止することがあります．場合によっては，送血ラインと脱血ラインの接続を入れ替えることによって，脱血しやすい状態にすることもあります（図7）．

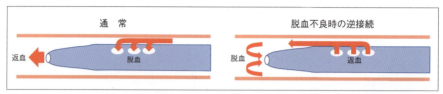

図7　送血-脱血ラインの入れ替え（サイドホール型の例）

4　回路・機器の観察とモニタリング

- 透析回路の観察は，バスキュラーアクセスから回路を追っていき，チャンバー，接続部を確認していきます（表4）．
- 透析回路には各所の圧をモニタリングするためのチャンバーが配置されています．各所の圧をモニタリングし経時的変化を把握することで，異常の早期発見につながります（図8）．
- 各種警報の原因と対応を図9に示します．
- 各種警報の中でも，ブラッドアクセス異常（脱血不良）は日常よく生じる警報です．血液ポンプの停止は回路内での血液凝固をきたし，回路内の血液の損失をもたらすため，速やかな対応と原因検索が求められます（図10）．

表4　透析回路の観察ポイント

バスキュラーアクセス	固定用テープによる固定状態が十分か，出血の有無（あれば出血量）
回　路	屈曲がないか，血栓形成がないか，適度なゆとりがあるか，ベッドなどへの回路固定ができているか，接続部の緩みがないか，三方活栓が確実に閉じているか，亀裂などの外観異常がないか
圧トランスデューサー	血液の引き込みはないか，フィルターの凝血塊の蓄積状態
ポンプ設定・圧モニター	各種ポンプ流量は指示通りか，各種圧変動がないか，ピローの膨らみ程度の変化
透析液，補液	残量は十分か，外観異常はないか，接続部の緩みはないか
抗凝固剤	抗凝固剤流量は指示通りか，ACT値は目標範囲か
加温器設定	温度設定が目標体温に対して適切か
電　源	無停電コンセントにつながっているか

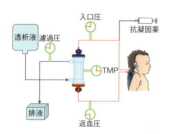

入口圧	回路入口部に生じている圧
濾過圧	濾過に要している圧
TMP*	膜（ヘモフィルター）内外の圧力差
返血圧	回路から患者へ返血する圧

＊TMP＝（入口圧＋返血圧）/2－濾過圧

図8　透析回路各圧のモニタリング

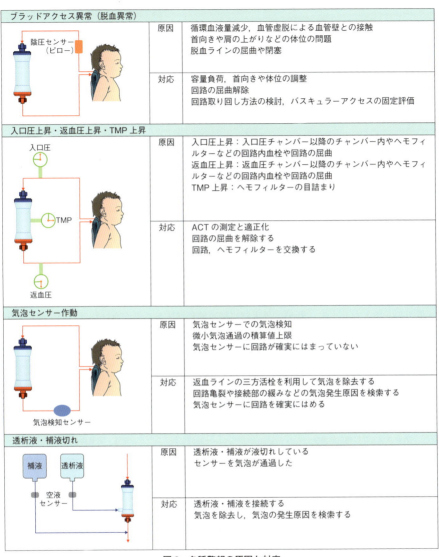

図9 各種警報の原因と対応

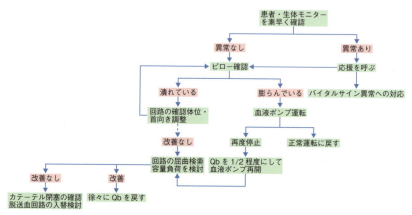

図10　ブラッドアクセス異常（脱血不良）への対応の一例

5 患者観察とケア

● 透析回路とヘモフィルターのプライミングボリュームは，100〜200mL程度となり，乳幼児では循環血液量に比して大きな割合を占めることになります．導入時の血圧低下や体温低下の一因となります（表5）．導入時に観血的動脈圧モニタがなければ，間欠的に血圧を測定します．また，血圧低下に備えて容量負荷用の輸液や投与ラインの準備，グルコン酸カルシウムの準備などを行います．体温低下に対しては，回路の加温器使用のほか，露出を少なくし，ラジエントウォーマーを活用するなどして保温に努めます．乳幼児では，持続的中枢温モニタリングを行います．

表5　血液浄化療法導入時の血圧低下の原因と対策

回路充填液による血液希釈	濃厚赤血球やアルブミンによるプライミング＊
回路内EOG残留	回路内の生理食塩水洗浄
カテコラミンの相対的減少	一時的なカテコラミン増量，容量負荷
クエン酸によるカルシウムのキレート＊＊	グルコン酸カルシウムの回路内添加

＊プライミングボリューム＞循環血液量（体重×0.08）の10％
＊＊血液プライミングや血漿交換時

● 血液浄化療法中は，抗凝固薬（表6）により回路内凝固を予防しますが，同時に患者は易出血状態となるため，注意深く全身を観察します（図11）．抗凝固薬は，一般的には未分画ヘパリンが用いられ，周術期やすでに凝固障害がある患者ではメシル酸ナファモスタットが用いられます．

表6　抗凝固薬の種類と特徴

抗凝固薬の種類	半減期	目標ACT＊	注意点
未分画ヘパリン	1〜1.5時間	160〜180	ヘパリン起因性血小板減少症を生じる可能性
メシル酸ナファモスタット	5〜8分	200前後	ヘモフィルターやチャンバーの目詰まりが起こりやすい

＊ACT（activated clotting time：活性化全血凝固時間）基準値100〜200秒

● 小児のバスキュラーアクセスは，心房までの距離が短く直線的な右内頸静脈アプローチが第一選択となることが多いですが，小児の頸部は短く，頭部も大きく重く後頭部が張り出

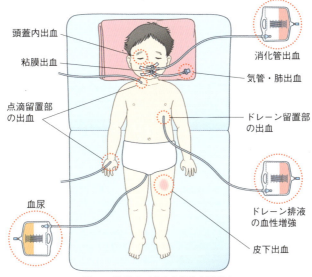

図11 注意すべき出血部位と観察点

しているために屈曲が生じやすくなります．そのため，ブラッドアクセス異常（脱血不良）警報を生じやすく，体位や回路の取り回しに工夫が必要です（図12）．

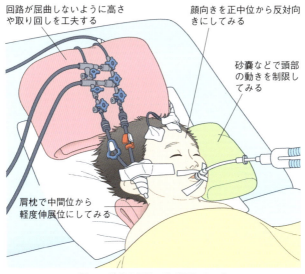

図12 体位や回路の取り回しの工夫

> **先輩からのアドバイス**
> - 血液浄化療法導入時や除水中は循環への影響が大きいため，十分にモニタリングしましょう．特に，除水による循環血液量減少をフィジカルアセスメントから予測してその徴候を医師に報告しましょう．
> - 体位や首向きに制限が出ることもありますが，あらかじめどの程度までの体位変換で脱血不良が生じるのか把握しておくことで，安全に行うことができる範囲を知ることができます．また複数名で行うことで停止時の対応もスムーズに行うことができます．可能な限り除圧や体位変換に努めて皮膚損傷を予防しましょう．

文 献

1) 伊藤秀一，他 監：小児急性血液浄化療法ハンドブック．東京医学社，2013
2) 伊藤克己 監：小児急性血液浄化療法マニュアル．医学図書出版，2002
3) 北山浩嗣，他：小児での（C）RRT. INTENSIVIST 2(2)：399-410, 2010
4) KDIGO clinical practice guidelines for acute kidney injury. Kidny Int suppl 2：1-138, 2012
5) 日本麻酔科学会：安全な中心静脈カテーテル挿入・管理のためのプラクティカルガイド 2017
6) Lorente L, et al：Central venous catheter-related infection in a prospective and observational study of 2,595 catheters. Crit Care 9(6)：R631-635, 2005

（三浦規雅）

第4章　小児集中治療室で行われる特殊な治療とケア

6. ECMO

ここをおさえよう！

- ☑ VA ECMO は心肺機能，VV ECMO は肺機能の一部もしくは全部を補助することができる．
- ☑ 回路特性と各回路内圧変化の意味を知り，患者への影響と関連づけてアセスメントすることが重要である．
- ☑ ECMO 中は徹底した肺保護戦略を行い，自己肺の改善に努めることが重要である．

1　回路の基本構成

- ECMO（extracorporeal membrane oxygenation）は，膜型人工肺を用いた体外循環により一時的に肺機能・心臓機能の一部もしくはすべてを補助する装置です（図1）．

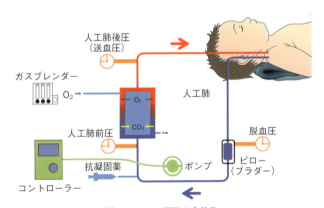

図1　ECMO 回路の全体像

2　ECMO の適応

- VA ECMO では完全に心肺機能を代替することが，VV ECMO では肺機能を代替することが可能となります（表1）．

表1　ECMO 適応の一例	
循環補助	内科的療法に反応しない可逆性の循環不全 心臓術後や心筋炎などの急性循環不全
呼吸補助	HFOV や NO 吸入療法によっても改善しない可逆性の呼吸不全
体外循環式心肺蘇生法（ECPR）	発見時より有効な CPR が継続されている院内心停止

3 VA ECMO と VV ECMO

●脱血路と送血路の違いにより，venoarterial（VA）ECMO（静脈脱血～動脈送血）と venovenous（VV）ECMO（静脈脱血～静脈送血）があります（図2，表2～4）．

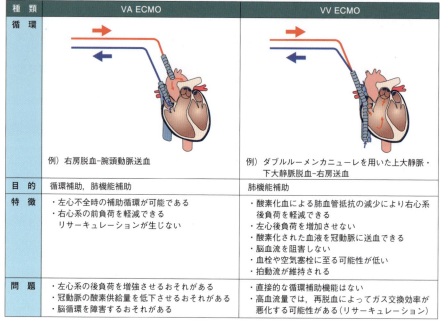

種類	VA ECMO	VV ECMO
循環	例）右房脱血-腕頭動脈送血	例）ダブルルーメンカニューレを用いた上大静脈・下大静脈脱血-右房送血
目的	循環補助，肺機能補助	肺機能補助
特徴	・左心不全時の補助循環が可能である ・右心系の前負荷を軽減できる 　リサーキュレーションが生じない	・酸素化血による肺血管抵抗の減少により右心系後負荷を軽減できる ・左心後負荷を増加させない ・酸素化された血液を冠動脈に送血できる ・脳血流を阻害しない ・血栓や空気塞栓に至る可能性が低い ・拍動流が維持される
問題	・左心系の後負荷を増強させるおそれがある ・冠動脈の酸素供給量を低下させるおそれがある ・脳循環を障害するおそれがある	・直接的な循環補助機能はない ・高血流量では，再脱血によってガス交換効率が悪化する可能性がある（リサーキュレーション）

図2　VA ECMO と VV ECMO の違い

表2　lung rest が得られる流量

新生児	100 mL/kg/h
小児	80 mL/kg/h
成人	60 mL/kg/h
＊単心室循環	150～200 mL/kg/h

表3　ECMO 管理指標の一例

VA ECMO	SaO_2	>95%
	$S\bar{v}O_2$	>75%
VV ECMO	SaO_2	>85%
	$S\bar{v}O_2$	>65%
ヘモグロビン		14～15 g/dL
ヘマトクリット		>40%
ACT（ヘパリン投与時）		180～220 秒
ガス流量：血流量		1:1

表4　ECMO 中の換気条件の一例

F_IO_2	<40%
PIP	<30 cmH$_2$O
PEEP	10～15 cmH$_2$O
換気回数	10 回/min

●VA ECMO では，血液流量を増加させることにより組織灌流量を維持することができます．ただし，組織灌流量の維持に十分な血液流量を確保するためには，それに見合った循環血液量とカニューレ径が必要となります．
●VA ECMO，VV ECMO ともに，血液流量を増やすか輸血によりヘモグロビン値を上げ

ることによって酸素付加量を上げることができます．また，スウィープガス流量を増やすか人工肺膜面積を大きくすることで，二酸化炭素排出量を増やすことができます（表5）．

表5　ECMOにおけるガス交換	
酸素付加量を増やす	・血液流量を上げる ・ヘモグロビン値を上げる
二酸化炭素排出量を増やす	・スウィープガス流量を上げる ・膜面積の大きな人工肺に交換する ・酸素フラッシュをする（膜の結露の場合） ・人工肺を交換する（膜の劣化の場合）

●スウィープガス流量 1L/min に対して，0.044 mL の水分が蒸泄されます．つまり，63.4 mL/day の水分が不感蒸泄として失われます（温度37℃，湿度100％の場合）．水分出納を評価するうえで小児において大きな要素となります（表6）．

表6　人工肺での水分蒸泄量の目安（37℃の場合）		
スウィープガス流量（L/min）	水分蒸泄量（mL/h）	水分蒸泄量（mL/day）
1	3	63
2	5	127
3	8	190
4	11	253
5	13	317

●VA ECMO では，送血管留置部位によってポンプにより送血された血液と左心室から駆出された血液との混ぜ合わさる位置（mixing zone）が変わってきます（図3）．また，心機能の回復やポンプによる送血流量の増減によっても変化します．

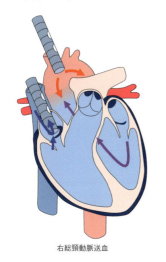
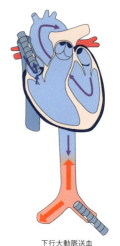

右総頸動脈送血　　　下行大動脈送血　　　下行大動脈送血
　　　　　　　　　（心機能低・送血流量高い）　（心機能高い・送血流量低い）

図3　mixing zone の変化

●正常な血管走行であれば右手動脈血が最も左心室から駆出された血液を反映した血液ガスとなり，自己肺でのガス交換能を評価するのに適しています．
●VV ECMO では，ガス交換されて送血された血液を再度脱血してしまうリサーキュレー

ションが生じることがあります．リサーキュレーションは，カニューラ送血口の位置の問題や，循環血液量に対して血液流量が多い場合などで起こり，脱血側酸素飽和度の高値で気づくことができます．

4 ローラーポンプと遠心ポンプ

● 血液を脱送血するためのポンプは，その駆動方式によりローラーポンプと遠心ポンプがあります（図4）．

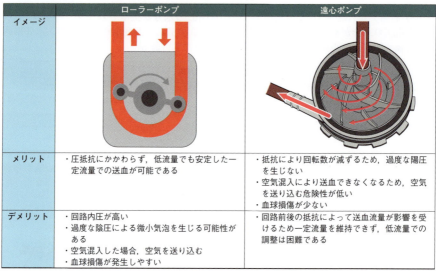

	ローラーポンプ	遠心ポンプ
イメージ		
メリット	・圧抵抗にかかわらず，低流量でも安定した一定流量での送血が可能である	・抵抗により回転数が減ずるため，過度な陽圧を生じない ・空気混入により送血できなくなるため，空気を送り込む危険性が低い ・血球損傷が少ない
デメリット	・回路内圧が高い ・過度な陰圧による微小気泡を生じる可能性がある ・空気混入した場合，空気を送り込む ・血球損傷が発生しやすい	・回路前後の抵抗によって送血流量が影響を受けるため一定流量を維持できず，低流量での調整は困難である

＊機種による特性があるため一般的なものを記載

図4 ローラーポンプと遠心ポンプ

5 ECMO回路・機器の観察とモニタリング

● ECMO回路の観察は，脱血カニューレ留置部位から回路を追っていき，ポンプ，人工肺を経由して送血カニューレ留置部位までたどりながら行います（表7）．

表7 ECMO回路の観察ポイント	
脱血カニューレ	固定用テープによる固定状態が十分か，出血の有無（あれば出血量）
回　路	屈曲がないか，血栓（図5）形成がないか，適度なゆとりがあるか，ベッドなどへの回路固定ができているか，三方活栓が確実に閉じているか，亀裂などの外観異常はないか
ポンプ	異音がしないか，血栓形成がないか
人工肺	結露はないか，血漿成分のリークはないか，接続部位のゆるみはないか
送血カニューレ	固定用テープによる固定状態が十分か，出血の有無（あれば出血量）
ポンプ設定・圧モニタ	流量設定・回転数設定は指示通りか，各種圧変動がないか
スウィープガス設定	F_iO_2，酸素流量，二酸化炭素流量は指示通りか
加温器設定	水温設定が目標血液温に対して適切か
電　源	無停電コンセントにつながっているか

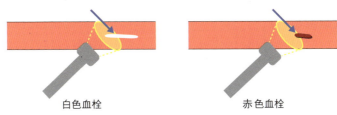

図5 白色血栓検索

● 回路には各所の圧をモニタリングするための枝が付いており，それらは異常の早期発見，早期対応に活用されます．脱血圧は通常0〜−30mmHg程度です（表8）．

表8 回路内圧変化のアセスメント

送血流量 （遠心ポンプ）	脱血圧	人工肺前圧	送血圧 （人工肺後圧）	原因
↓	↑	↑	↑	送血不良（送血カニューレ屈曲，位置異常，血栓，血圧上昇）
↓	↑	↑	↘	人工肺の凝血
↓	↓	↓	↓	脱血不良（脱血カニューレ屈曲，位置異常，循環血液量減少）
↑	↘	↓	↓	送血側のリーク（回路亀裂，回路外れ，送血カテーテル抜去）

↑：上昇，↓：低下，↘：低下傾向

● 人工肺は，結露（wet lung）や血漿リーク（plasma leak）によってガス交換能が低下します（図6）．

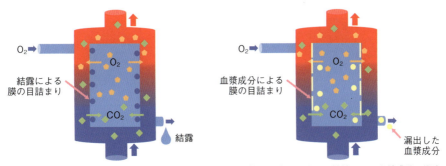

冷たいガスと温かい血液の接触による結露　　長期の使用や高い送血圧の持続による血漿成分の漏出

図6 wet lung と plasma leak

● wet lung は，一時的にスウィープガス流量が増加すること（酸素フラッシュ）によって結露を飛ばすことで予防・改善させることができます．推奨される酸素フラッシュの方法は定まっていませんが，急速なPCO_2低下や体温低下をきたすためごく短時間（10L/minで数秒〜30秒程度）にとどめ，生体モニタを監視しながら行います．特に，先天性心疾患で並列循環（BT shunt, Norwood など）となっている患者では注意が必要です．
● plasma leak をきたしている人工肺は交換を検討するほかありません．膜性能は，人工肺後の血液ガス分析により評価することができます．人工肺の機能が十分であればPO_2 300mmHg 以上となります．

6 患者観察とケア

●肺保護のために，必要最小限の気管吸引とし，不必要に肺胞虚脱を招かないためにも閉鎖式吸引で行います．荷重側肺障害を防ぐためにも，体位変換を行い，人員が満たされていれば腹臥位も取り入れます（図7）．

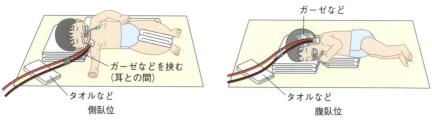

図7　側臥位と腹臥位

●出血のコントロール不良や，脱血不良などによって十分な体位変換が行えない場合でも，褥瘡予防のために除圧や，褥瘡好発部位の皮膚観察に努めます（図8）．胸壁アプローチであれば体位による不安定さは減少され，患者の状態と人員次第では，坐位や離床も可能となります（図9）．

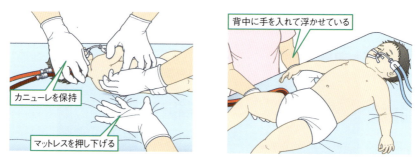

図8　除圧と観察

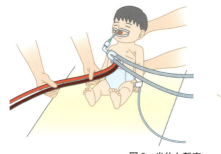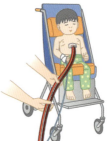

図9　坐位と離床

- 小児の体外循環では，回路のプライミングボリュームが相対的に大きくなるため，極めて体温が低下しやすい状態にあります．通常，回路内の熱交換器での加温によく反応するため，中枢温モニタリング下に適切な温度調整を行います．また，不必要な露出を避け，末梢の保温にも留意します（図10）．

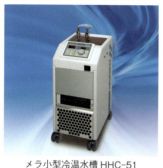
メラ小型冷温水槽 HHC-51
（画像提供：泉工医科工業）

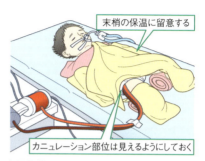
末梢の保温に留意する
カニュレーション部位は見えるようにしておく

図10　加温と保温

7　ウィーニングと離脱

- 自己心肺機能の回復は，送血管の位置によっても変わってきますが，以下のことから評価することができます（表9）．

表9　自己心肺機能の回復過程の評価

VA ECMO	・心エコーによる評価 ・動脈血の拍動流表出（血圧上昇，脈圧の増大） ・$ETCO_2$ 波形表出 ・左手や下肢の SpO_2 低下（動脈血ガス PO_2 低下）[*] ・尿量増加や浮腫などの臨床症状の改善
VV ECMO	・胸部X線画像による評価 ・肺コンプライアンスの改善 ・動脈血液ガスの改善 ・尿量増加や浮腫などの臨床症状の改善

[*] mixing zone の移動，送血部位により評価は異なる

- VA ECMO では，動脈波形は無拍動流であり脈圧はほとんどなく灌流圧として評価されます（10mmHg 程度あれば肺-心臓間に連続的な血流があると考えられます）．不定期に左心室が気管支静脈やテベジウス静脈などからの還流で満たされ拍出されると，大きな拍動として表出されます．心機能の回復やポンプ送血流量の減量に合わせて拍動流となり，脈圧も出てきます（図11）．

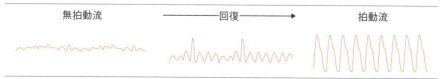
無拍動流　　　　——回復——→　　　　拍動流

図11　拍動

- 回復の徴候が確認されれば離脱に向かいウィーニングしていきます(**図12**)．ウィーニング中はバイタルサインや各種モニタ値の変化に注意して，増悪徴候があれば速やかに医師に報告します．

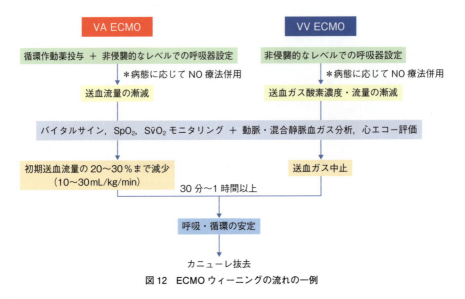

図12　ECMOウィーニングの流れの一例

> **先輩からのアドバイス**
> - ECMO中の体位変換は，体位変換を行う担当，カニューレを把持する担当，ECMO圧を監視する担当など複数名で役割分担することで安全に行うことができます．同時に後頭部や背部の観察をするとよいでしょう．
> - 医療用吸水シーツなどを利用してシーツ汚染時に汚染部位だけを交換することができるようにしておくことで，清潔環境を維持することができます．
> - 穿刺部が出血していると，あまり触れたくないものですが，固定用テープが血液で粘着力を失っていることもしばしば経験します．カニューレを把持する担当，テープ交換する担当など複数名で再固定を行い，計画外抜去を予防しましょう．

文献

1) Gail A, et al（市場晋吾，他 訳）：ECMO Extracorporeal Cardiopulmonary Support in Critical Care 4th Edition　日本語版．ECMOプロジェクト，2015
2) 金子幸裕 監：小児体外循環ハンドブック．東京医学社，2015
3) 氏家良人 監：やさしくわかるECMOの基本．羊土社，2018

（三浦規雅）

索 引

■ A
- A-aDO$_2$　40
- ABP　55
- A/C　178
- ACS　210
- AED　15
- aEEG　202
- AEIOU TIPS　78
- AKI　272
- APP　212
- ARDS　41, 264
- ARDS 診断基準　41
- ATP　19
- AVPU 小児反応スケール　74

■ B
- bilevel PAP　193
- BMR　121
- BP　211
- BPS　150
- BT　91, 119

■ C
- CAPD　159
- CAUTI　117
- CBF　200
- cEEG　202
- CHD　270
- CHDF　270
- CHEOPS　150
- CIM　163
- CINM　163
- CIP　163
- CMV　264
- CO$_2$ ナルコーシス　47
- cold shock　68
- COMFORT Behavior Scale　154
- COMFORT Scale　154
- CPAP　178, 193
- CPOT-J　151
- CPP　198
- CPR　13
- CRBSI　116, 128, 273
- CRT　59
- Cushing sign　77
- CVP　57

■ D
- DESIGN-R　108
- dicrotic notch　56
- dicrotic wave　56
- DOPE　187

■ E
- EC クランプ法　15
- ECMO　31, 279
- ECPR　31
- EN　125
- EPAP　193
- EPTS　202
- ETCO$_2$　42

■ F
- FCC　225
- FLACC　150
- Forrester 分類　59
- FRC　49
- FRS　149

■ G
- GCS　74

■ H
- Harris-Benedict の式　121
- HFNC　46
- HFOV　264
- HME　181

■ I
- IAH　210
- IAH/ACS マネジメントアルゴリズム　214
- IAP モニタリング　210
- IC　238
- ICP モニタリング　82, 198
- ICT　116
- ICU-AW　163
- ICU における身体拘束（抑制）ガイドライン　101
- IHI 人工呼吸器バンドル　184
- IPAP　193
- IPPV　172, 191

■ J
- JCS　74
- Jolt accentuation　77

■ M
- MAP　264
- MDRPU　104
- mixing zone　281
- MRC スコア　165

■ N
- NCS　202
- NEC　94
- Nohria-Stevenson 分類　59
- NO 吸入療法　47, 259
- NPC/N　124
- NPPV　191
- NPUAP 分類　108
- NRS　149
- NSAIDs　143
- NST　137

■ O
- OI　40, 264

■ P
- PaCO$_2$　42
- PALS　9, 17
- PaO$_2$　40
- PBLS　9
- PC モード　193
- pCAM-ICU　159
- PCO$_2$　200
- PCPC　5
- PCV　177
- PEA　16
- PEEP　51, 173
- P/F ratio　40
- PGE$_1$ 製剤　70
- PH　259
- PH クリーゼ　262
- PH crisis　70
- PICS　163, 220
- PICS-F　225
- plasma leak　283
- PN　125
- POPC　5
- PPN　125
- primary ACS　210
- PS　178

■ R
- RASS　183
- recurrent ACS　210
- ROM-Ex　170
- ROSC　16
- RVEDP　57

■ S
- S モード　193
- SAMPLE　2
- SaO$_2$　39
- SBS　154, 184
- SBT　179, 188
- ScvO$_2$　57
- SDD　91
- secondary ACS　210
- sedation 係数　123
- SGD　22
- SIMV　178
- SIRS　66, 139
- SOFA スコア　66, 139
- SOS-PD　159
- SPN　125
- SpO$_2$　39
- SpO$_2$ 低下　187
- S/T モード　193
- State Behavioral Scale　154, 184
- SvO$_2$　57

■ T
- T モード　193
- tcpCO$_2$　43

TPN　125
TTM　248

■ V ■
VA ECMO　280
VAP　117, 182
VAS　149
VCV　177
VV ECMO　280

■ W ■
warm shock　68
WAT-1　158
West症候群　205
wet lung　283

■ 数字 ■
1回拍出量　52
2本指圧迫法　14
6H5T　18

■ ギリシア文字 ■
Ω貼り　107

■ あ ■
悪性高熱　140
アシデミア　39
アセトアミノフェン　143
遊び　218
圧規定換気　177
圧痛　86
圧トランスデューサー　211
圧トリガー　179
圧補助　178
アデノシン三リン酸　19
アドレナリン　18
アミオダロン　18, 19
アルカレミア　39
安静保持　45
安全確保　98
安全弁　193
アンダーセンシング　256
安楽な体位　45

■ い ■
胃　85, 90
胃液　89
育児用ミルク　130
医原性低体温　139
意識障害　78
易刺激性　77
意思決定　237
意思決定サポート　244
異常屈曲位　75
異常伸展位　75
痛み　147
痛みの悪循環　148
一次性脳障害　79
一酸化窒素　259
胃膨張　14

医療関連機器圧迫創傷　104, 106
イレウス　93
胃瘻　125
インテンショナルリーク　192
院内感染対策　117
インフォームド・コンセント　238

■ う ■
ウィーニング　188, 285
右室拡張末期圧　57
右心不全　59

■ え ■
エアリーク　189
栄養管理　119
栄養評価　119, 121
壊死性腸炎　94
エネルギー必要量　122
遠心ポンプ　282
エンゼルケア　244

■ お ■
横隔膜　35
オーバーセンシング　256
悪心・嘔吐　77
おむつかぶれ　109
おむつ皮膚炎　109

■ か ■
外核温　137
外傷　232
解剖学的死腔　264
加温・加湿　181
加湿加温器　181
下顎挙上法　11
化学的刺激　112
過換気　14
下気道閉塞　45
拡散障害　42
核心温　137
拡張期血圧　55
隔離　4
ガス交換　265
家族ケア　224
家族システム理論　225
家族ストレス理論　225
家族のニード　224
家族背景　4
家族発達理論　225
家族歴　4
カテーテル関連血流感染　273
カテーテル関連尿路感染　117
カテーテルの屈曲　128
カテコラミン　62
カフ圧　175
カプノメータ　43
カルディオバージョン　25
換気血流不均衡　42
肝機能障害　96

換気の指標　42
換気不全　20, 43
換気モード　177, 193
環境調整　99
関節拘縮　169
感染管理　113
感染症接触歴　4
感染徴候　128
肝臓　85, 90
間代性けいれん　79
浣腸　92
肝不全　95
陥没呼吸　37

■ き ■
機械的イレウス　93
機械的刺激　110
気管吸引　51
気管挿管　28
気管挿管困難　22
気管チューブ　29, 174
気管チューブの固定　175
危機　224
危機サポート　244
気胸　38, 128
気道　7
気道確保　11, 21
気道狭窄　44
気道抵抗　44
気道閉塞　34, 35
機能的イレウス　93
機能的残気量　49
偽膜性腸炎　94
吸引　51
吸収性無気肺　47
急性血液浄化療法　270
急性硬膜外血腫　81
急性硬膜下血腫　81
急性呼吸窮迫症候群　264
急性腎障害　272
急性腹症　94
吸入療法　48
胸郭コンプライアンス　34
胸郭包み込み両母指圧迫法　14
胸骨圧迫　14
胸水　38
強制換気　180
きょうだい支援　246
強直間代性けいれん　79
強直性けいれん　79
胸部単純X線画像　37
筋硬直　86
筋性防御　86

■ く ■
空気感染　114
偶発性低体温　139
くも膜下出血　77, 81
グラフィック　177
グリーフケア　245

■ け

- ケアバンドル　116
- 計画外抜去　186
- 経口エアウェイ　21, 191
- 経口摂取　136
- 経静脈栄養　125
- 経静脈栄養剤　135
- 経腸栄養　119, 125, 127
- 経腸栄養剤　132
- 頸椎保護　83
- 経鼻エアウェイ　21, 191
- 経皮的酸素飽和度　39
- 経皮的二酸化炭素分圧　43
- 経皮ペーシング　20
- 傾眠　77
- けいれん　79, 202
- けいれん時の初期対応　80
- けいれん重積　202
- 経路別予防策　113
- 外科的気道確保　22
- 血液温　138
- 血液ガス分析　38
- 血液吸着　271
- 血液透析　271
- 血液分布異常性ショック　64
- 血液濾過　271
- 血胸　128
- 血行動態　19
- 血腫　128
- 血漿交換　271
- 血漿リーク　283
- 血中乳酸値　39
- 血流障害　91
- 結露　48, 181, 283
- 解熱剤　201
- 解熱療法　142
- 下痢　88, 127
- ケルニッヒ徴候　77
- 減圧開頭術　83

■ こ

- 交感神経の緊張　201
- 抗凝固薬　276
- 口腔ケア　184
- 抗けいれん薬　143, 208
- 高血糖　129
- 甲状腺クリーゼ　140
- 高体温　140, 201
- 喉頭鏡　29
- 高度な気道確保　18
- 高濃度酸素投与　47
- 高肺血流量性ショック　70
- 高頻度振動換気　264
- 後負荷　52
- 項部硬直　77
- 興奮・不穏状態　152
- 肛門周囲皮膚炎　110
- 呼気終末二酸化炭素分圧　42
- 呼気終末陽圧　51, 173

- 呼吸　7
- 呼吸音　36
- 呼吸窮迫　44
- 呼吸筋疲労　34, 43, 188
- 呼吸原性心停止　9
- 呼吸仕事量　43
- 呼吸障害のタイプ　45
- 呼吸数　34
- 呼吸調節障害　45
- 呼吸努力のサイン　37
- 呼吸の確認　11
- 呼吸評価　34
- 呼吸不全　44, 191
- 呼吸様式　34
- 骨髄針　22
- 混合静脈血酸素飽和度　57

■ さ

- サーベイランス　116
- サイクルオフ　180
- 左心不全　59
- 擦式アルコール製剤　113
- 酸塩基平衡　39
- 酸化ヘモグロビン　39
- 酸素化　46
- 酸素解離曲線　40
- 酸素化指数　264
- 酸素化の改善　259
- 酸素化の指標　39
- 酸素需給バランス　57
- 酸素消費量　45, 57
- 酸素中毒　47
- 酸素投与　20
- 酸素飽和度　40
- 酸素療法　46

■ し

- シーソー呼吸　37
- 自己心拍再開　16
- 脂質　124
- 四肢麻痺　164
- 死戦期呼吸　11
- 持続気道陽圧　178, 193
- 持続的血液透析　270
- 持続的血液透析濾過　270
- 持続脳波モニタリング　202
- 児童虐待　228
- 児童虐待のスクリーニング　228
- 児童虐待防止医療機関ネットワーク　234
- 児童相談所　234
- 自発呼吸トライアル　179, 188
- 縮瞳期血圧　55
- シバリング　137, 250
- 社会心理的支援　226
- 社会的苦痛　148
- 若年ミオクロニーてんかん　207
- 収縮期血圧　55
- 重症呼吸不全　259
- 集中治療後症候群　163
- 集中治療室の環境　98

- 終末期ケア　236
- 手指衛生　113
- 循環　7
- 循環血液量減少性ショック　64
- 循環式冷却ジェルパッド　248
- 循環式冷却ブランケット　248
- 循環の確認　13
- 循環評価　52
- 循環不全　53, 91
- 除圧　107
- 消化管壊死　91
- 消化管の機能　90
- 消化器系の評価　85
- 上気道閉塞　45
- 小腸　90
- 小児ARDS診断基準　41
- 小児一次救命処置　9
- 小児欠神てんかん　205
- 小児神経救急　202
- 小児二次救命処置　9
- 小児の気管チューブのサイズ選択　174
- 小児の血圧　55
- 小児の人工呼吸の適応　172
- 小児の体液組成　58
- 小児の尿量と不感蒸泄　58
- 小児の脳死判定基準　241
- 小児の必要水分量　58
- 小児用SOFAスコア　66
- 静脈栄養　125, 128
- 静脈血栓症　128
- 上腕動脈　13
- 褥瘡　104, 209
- 食道　85, 90
- 食道温　138, 250
- 徐呼吸　36
- ショック　61
- 除脳硬直　75
- 除皮質硬直　75
- 徐脈　20, 53
- 徐脈性不整脈　54
- シルエットサイン陽性　37
- 心外閉塞・拘束性ショック　64
- 心外膜リード　252
- 呻吟　37
- 神経学的評価　7
- 心原性ショック　64
- 人工呼吸　14
- 人工呼吸管理　172, 176, 264
- 人工呼吸器関連肺炎　117, 182
- 人工呼吸中の体位　183
- 人工鼻　49, 181
- 心収縮力　52
- 侵襲的陽圧換気療法　172, 191
- 心静止　16
- 新生児壊死性腸炎　94
- 新生児遷延性肺高血圧症　259
- 身体拘束の三原則　100
- 身体拘束予防ガイドライン　100
- 身体測定　121

身体的虐待　228
身体的苦痛　148
心停止アルゴリズム　17
心停止の判断　11
心停止を起こす原因　17
腎の適応　272
浸軟　112
シンバイオティクス　91
心拍出量　52
心拍出量低下　70
心拍数　52
心不全　59
心理・社会的発達　217
心理的虐待　228

す

膵臓　90
髄膜炎　77
髄膜刺激症状　77
スタイレット　29
ストレス係数　123
スパズム発作　205
スピリチュアルペイン　148

せ

精神運動発達退行　205
精神的苦痛　148
成人と乳幼児の喉頭の違い　35
成長曲線　121
成長発達段階　3
成長発達の原則　216
性的虐待　228
生命維持に必要な基礎代謝量　121
声門上気道デバイス　22
赤色血栓　283
接触感染　114
セットポイント　137
背抜き　107
全身観察　7
センシング不全　256
全身性炎症反応症候群　66
全人的苦痛　148
選択的消化管除菌　91
先天性心奇形　72
先天性心疾患　70
前負荷　52
せん妄　159
せん妄のリスク要因　159
せん妄評価スケール　159

そ

早期リハビリテーション　166, 169
喪失　224
側彎　169
粗大運動　3

た

ターミネーションクライテリア　180
体位ドレナージ　49
体位変換　49
体温管理　137
体温管理療法　248
体温調節中枢　137
体温モニタリング　250
体外式ペースメーカ　252
体外循環　279
対光反射　76
代償性ショック　61
大泉門膨隆・緊張　77
大腿静脈　273
大腿動脈　13
代諾　225
大腸　90
体表クーリング　143
脱気　92
脱血不良　274
脱水　58
胆管　90
単純X線画像　87
胆嚢　90
蛋白質　123
ダンピング症候群　127

ち

チアノーゼ　43
中心加温　141
中心静脈圧　57
中心静脈栄養　125
中心静脈血酸素飽和度　57
中枢性チアノーゼ　44
チューブの閉塞　127
腸液　89
腸蠕動　86
直腸温　138
鎮静管理　152
鎮静評価スケール　154
鎮静薬　153
鎮痛・鎮静管理　45
鎮痛・鎮静の目的　145
鎮痛管理　147
鎮痛評価スケール　152
鎮痛薬　149

つ

ツルゴール　59

て

低血圧性ショック　61
低血糖　128
低酸素　20
低酸素血症　34, 42, 53, 70, 262
低体温　139
低体温療法　248
低体温療法の合併症　250
低濃度酸素吸入療法　47
てんかん　80
てんかん症候群　205
電気ショック　18
電気的除細動　25
電極パドル　25
点滴漏れ　112

と

頭囲　82
頭蓋内圧　198
頭蓋内圧亢進症状　77
頭蓋内圧モニタリング　198
同期式間欠的強制換気　177
同期電気ショック　25
瞳孔所見　76
瞳孔の異常所見　76
疼痛管理　147
頭部外傷　81
頭部外傷後早期けいれん　202
頭部後屈あご先挙上法　11
動脈圧　55
動脈管性ショック　70
動脈血酸素分圧　40
動脈血酸素飽和度　39
トータルフェイスマスク　192
トータルペイン　148
特殊ミルク　130
トリガー異常　180

な

内頸静脈　273

に

二次性脳障害　79
二相式気道陽圧　193
入院前自立度評価　5
入室時評価　7

ね

ネグレクト　228
熱性けいれん　80, 143
熱中症　140
ネブライザー　48

の

脳炎　77
脳灌流圧　198
脳血流量　200
脳挫傷　81
脳室ドレナージ　83
脳神経系の評価　74
脳波検査　202
脳浮腫　83

は

肺胸郭コンプライアンス　43, 177
敗血症　66, 139
敗血症性ショック　56, 66
肺高血圧　259
肺高血圧クライシス　70

肺コンプライアンス　34
肺実質病変　45
肺傷害　47
肺体血流比　70
バイタルサイン　150
肺瘀水位　49
肺内シャント　42
排便　88
肺胞気－動脈血酸素分圧較差　40
肺胞低換気　42
肺保護戦略　264, 279
白色血栓　283
バクテリアルトランスロケーション
　91, 119
バスキュラーアクセス　273
抜管　189
バッグ・マスク換気　20
発熱　139
パルスオキシメータ　39
反跳痛　86

ひ

非けいれん性発作　80
鼻腔・口腔吸引　51
微細運動　3
非症候性けいれん発作　202
非侵襲的陽圧換気療法　191
非腎的適応　272
非ステロイド性抗炎症薬　143
非代償性ショック　61
悲嘆　224, 245
悲嘆サポート　244
非蛋白質カロリー/窒素比　124
皮膚障害　195, 251
ヒプスアリスミア　205
皮膚のバリア機能　110
皮膚保護剤　108
非ふるえ熱産生　137
飛沫感染　114
びまん性軸索損傷　81
標準予防策　113
表面加温　141
鼻翼呼吸　37
びらん　127
頻呼吸　36, 181
頻拍　18
頻脈性不整脈　54

ふ

ファイティング　181
フェイスマスク　192
腹臥位療法　49

腹腔内圧亢進　210
腹腔内圧モニタリング　210
腹腔内容積　210
副雑音の分類　37
腹部灌流圧　212
腹部コンパートメント症候群
　210
腹部臓器障害　212
腹部の4分割　87
腹部膨満　92
腹膜炎　86
腹膜刺激症状　86
ブジー　92
不整脈薬　18
物理的抑制　101
ブラッドアクセス異常　274
ブリストルスケール　88
ブルジンスキー徴候　77
ブルンベルグ徴候　86
ブレーデンQスケール　106
プレパレーション　102, 221
フロートリガー　179
プロカインアミド　19
プロバイオティクス　91

へ

平均気道内圧　264
閉鎖式吸引　51, 284
ペーシング　255
ペーシング不全　256
ペースメーカ機能不全　256
ペースメーカの設定　254
便秘　88, 127

ほ

膀胱温　138, 250
膀胱内圧　211
ポータブル式脳波検査　202
保温　141
補完的中心静脈栄養　125
ポジショニング　45, 107, 166
補助/調整換気　178
発赤　127
母乳　130

ま

膜型人工肺　279
マスクの選択　15
末梢血管収縮　137
末梢静脈栄養　125
末梢性チアノーゼ　44
麻痺性イレウス　86

み

未分画ヘパリン　276
脈拍の確認　13
ミルク　130

む

無気肺　38
無呼吸　36
無脈性電気活動　16

め

メシル酸ナファモスタット　276
メトヘモグロビン　262
免疫機能　114

も

毛細血管再充満時間　59
毛様体脊髄反射　76

や

薬剤投与　18
薬物解熱　143
薬物的抑制　101

ゆ

輸液　62

よ

陽圧呼吸　56
抑制　100
予防接種歴　4

り

リーク　175
リサーキュレーション　281
離脱症候群　157
リドカイン　18
流行性ウイルス性疾患　114
量規定換気　177
輪状甲状膜穿刺・切開　22
倫理的葛藤　225

れ

冷罨法　248
冷却解熱　142
冷却生理食塩水　248
冷却輸液　248
霊的苦痛　148

ろ

ローラーポンプ　282

重症小児患者ケア ガイドブック

2018 年 10 月 20 日発行　　　　　　　　第 1 版第 1 刷
2021 年 7 月 10 日発行　　　　　　　　　第 1 版第 2 刷 ⓒ

監修者　道又元裕（みちまた ゆきひろ）

編集者　三浦規雅（みうら のりまさ）

発行者　渡辺嘉之

発行所　株式会社 総合医学社

〒101-0061　東京都千代田区神田三崎町 1-1-4
電話 03-3219-2920　FAX 03-3219-0410
URL：http://www.sogo-igaku.co.jp

Printed in Japan　　　　　　　　シナノ印刷株式会社
ISBN978-4-88378-667-1

・本書に掲載する著作物の複製権・翻訳権・上映権・譲渡権・公衆送信権（送信可能化権を含む）は株式会社総合医学社が保有します。
・JCOPY ＜（社）出版者著作権管理機構 委託出版物＞
本書を無断で複製する行為（コピー，スキャン，デジタルデータ化など）は，「私的使用のための複製」など著作権法上の限られた例外を除き禁じられています．大学，病院，企業などにおいて，業務上使用する目的（診療，研究活動を含む）で上記の行為を行うことは，その使用範囲が内部的であっても，私的利用には該当せず，違法です．また私的使用に該当する場合であっても，代行業者等の第三者に依頼して上記の行為を行うことは違法となります．複写される場合は，そのつど事前に，JCOPY（社）出版者著作権管理機構（電話 03-5244-5088, FAX 03-5244-5089, e-mail：info@jcopy.or.jp）の許諾を得てください．